E9
卓越大学出版联盟
学术出版精品工程

北京理工大学出版社
BEIJING INSTITUTE OF TECHNOLOGY PRESS

重庆大学出版社
CHONGQING UNIVERSITY PRESS

大连理工大学出版社
DALIAN UNIVERSITY OF TECHNOLOGY PRESS

东南大学出版社
SOUTHEAST UNIVERSITY PRESS

哈爾濱工業大學出版社
HARBIN INSTITUTE OF TECHNOLOGY PRESS

華南理工大學出版社
SOUTH CHINA UNIVERSITY OF TECHNOLOGY PRESS

天津大學出版社
TIANJIN UNIVERSITY PRESS

同濟大學出版社
TONGJI UNIVERSITY PRESS

西北工業大學出版社
NORTHWESTERN POLYTECHNICAL UNIVERSITY PRESS

军队涉核岗位人员放射性个人剂量管理若干问题研究

尚爱国　编著

西北工業大學出版社

图书在版编目(CIP)数据

军队涉核岗位人员放射性个人剂量管理若干问题研究/尚爱国编著.—西安：西北工业大学出版社，2015.8

ISBN 978-7-5612-4517-0

Ⅰ.①军… Ⅱ.①尚… Ⅲ.①辐射剂量—核安全保障规章—研究—中国 Ⅳ.①R144.1 ②TL364

中国版本图书馆 CIP 数据核字(2015)第 190598 号

出版发行：西北工业大学出版社
通信地址：西安市友谊西路 127 号　　**邮编**：710072
电　　话：(029)88493844　88491757
网　　址：www.nwpup.com
印 刷 者：陕西向阳印务有限公司
开　　本：787 mm×1 092 mm　1/16
印　　张：15.25
字　　数：274 千字
版　　次：2015 年 8 月第 1 版　2015 年 8 月第 1 次印刷
定　　价：48.00 元

前　言

军队涉核人员，特别是核武器研制使用管理的军队人员，在服役过程和退役之后的放射性职业管理是一个特殊的问题，具有特殊地位和作用。随着我国经济社会的发展也出现了一些新情况新问题。如由于历史原因，在20世纪80年代以来，在社会层面出现的军队涉核岗位退役人员上访问题。为解决这一社会问题，国家和军队出台了一系列政策，关心和解决军队涉核岗位退役人员的现实生活困难等问题，对社会稳定起到了重要作用，但涉核岗位军队退役人员上访所引发的问题也需要进一步引起新的思考。为了进一步加强研究军队涉核人员在服役过程和退役之后的放射性职业管理这一问题，本书重点对国家近年来对军队涉核岗位退役人员上访问题的处理政策（第1章）、电离辐射致生物效应综述（第2章）、国家部分法规和标准汇编（第3章）、核导弹部队涉核岗位人员剂量监测与评价（第4章）、放射性疾病与相关赔偿问题（第5章）等内容进行了综合研究分析。

本书编写目的主要是希望相关管理机构加强对军队涉核岗位人员个人剂量监测工作。由于部分内容来自有关材料，对所参考各类文件材料的单位和作者在此一并表示衷心致谢。

由于研究时间有限，能力水平不足等原因，对军队涉核人员放射性职业管理研究内容的完整性和深入性研究还存在不足，敬请读者批评指正。

编著者

2015年2月23日于西安

目　录

第1章 国家近年来对军队涉核岗位退役人员上访问题的处理政策

我国战略核武器的研制发展经历了一个非常曲折复杂的过程。目前，核武器已成为我国大国地位象征和利器。在我国战略核武器的研制发展过程中，广大军队退役人员特别是军队涉核岗位退役人员为国防科研事业贡献了青春，为我国国防和军队建设作出了重要而特殊的贡献。但由于历史原因，在20世纪80年代以来，在社会层面出现了军队涉核岗位退役人员上访问题。为解决这一社会问题，国家和军队出台了一系列政策，关心和解决军队涉核岗位退役人员现实生活困难问题，对社会稳定起到了重要作用。但涉核岗位军队退役人员上访所引发的问题还需要进一步引起高度重视，以期在今后工作中进一步研究并制定有关政策。为此，本章重点收集网上公布的军队涉核岗位退役人员的国家相关文件并以此为分析基点，以供了解参考。

1.1 我国军队涉核岗位退役人员上访问题的历史由来

我国军队涉核岗位退役人员上访问题起始于20世纪70年代末。1979年12月，国务院、中央军委同意了国防科委《关于妥善处理退伍战士反映受放射性损害问题的请示报告》(国发[1979]300号)。进入21世纪，随着原8023部队退役军人上访问题的进一步发展，2003年民政部、财政部、人事部、劳动和社会保障部等部门联合以民函[2003]117号文件复函甘肃省人民政府《关于解决原8023部队退役军人生活医疗困难问题的复函》，文件提出对在核武器研制工作中因核辐射致病，尚未达到评残条件的退役军人，有工作单位的，治疗放射性疾病期间享受所在单位因公(工)伤残人员的保险福利待遇，无工作单位的，按带病回乡退伍军人补助标准发给生活补助费，所需补助经费和治疗放射性疾病发生的医疗费由地方财政解决。对在核武器研制工作中因核放射造成残疾的其他人员，由有关部门按现行政策予以评残和抚恤。此后，国家针对原8023部队退役人员有关问题出台了多个文件，包括民发(2005)57号民政部《关于原8023部队退役军人致残致病医学鉴定和评残补助问题的通知》、劳社部发(2006)17号《关于认真做好部分军队退役人员劳动和社会保障工作有关问题的通知》、民发(2006)32号民政部、财政部、人事部、卫生部、劳动和社会保障部《关于做好原8023部队退役人员有关工作的通知》、民发(2006)51号民政部、卫生部关于印发《原8023部队退役人员体检有关问题解答提纲》的通知、民函(2006)194号民政部《关于做好原8023部队退役人员先天性残疾子女手术康复和生活补助工作的通知》、劳社部发(2007)28号《关于进一步落实部分军队退役人员劳动保障政策的通知》、民发〔2007〕99号民政部、财政部《关于贯彻落实调整部分优抚对象抚恤补助标准的通知》。

2007年,随着军队涉核岗位退役人员上访问题的进一步发展,民政部、财政部、人事部、劳动和社会保障部、卫生部等部门联合以民发(2007)100号发文《关于做好部分原8023部队及其他参加核试验军队退役人员有关工作的通知》,文件第一次提出对其他参加核试验的军队退役人员,比照原8023部队退役人员进行体检,并按照规定落实相关政策待遇。民发(2007)102号《关于落实优抚对象和部分军队退役人员有关政策的实施意见》中对有关对象及其范围的界定中进一步明确,指出原8023部队军队退役人员是指在原8023部队服役人员,原8023部队是原国防科工委21试验基地20世纪六七十年代的代号,从1964年至1996年,多次执行核试验任务。其他参加核试验军队退役人员包括参加过核试验效应试验的退役人员,执行过核试验保障任务的退役人员、参加过核爆炸条件下军事演习的退役人员,与原8023部队驻同一区域部队的退役人员、曾在核导弹、核潜艇部队涉核岗位服役的退役人员等。此后,各省市区根据国家要求,为妥善解决部分原8023部队及其他参加核试验军队退役人员有关问题开展了大量的工作,包括对其他参加核试验军队退役人员进行核查认定、组织体检、数据统计,落实相关抚恤补助待遇等工作。

国家部分相关文件目录(自网上下载):

国发(1979)300号国务院、中央军委同意国防科委《关于妥善处理退伍战士反映受放射性损害问题的请示报告》。

民函(2003)117号国务院四部委《民政部、财政部、人事部、劳动和社会保障部关于解决原8023部队退役军员生活医疗困难问题的复函》。

民发(2005)57号民政部《关于原8023部队退役军人致残致病医学鉴定和评残补助问题的通知》。

劳社部发(2006)17号《关于认真做好部分军队退役人员劳动和社会保障工作有关问题的通知》。

民发(2006)32号国家民政部、财政部、人事部、卫生部、劳动和社会保障部《关于做好原8023部队退役人员有关工作的通知》。

民发(2006)51号民政部、卫生部关于印发《原8023部队退役人员体检有关问题解答提纲》的通知。

民函(2006)194 号民政部《关于做好原 8023 部队退役人员先天性残疾子女手术康复和生活补助工作的通知》。

劳社部发(2007)28 号《关于进一步落实部分军队退役人员劳动保障政策的通知》。

民发〔2007〕99 号民政部、财政部《关于贯彻落实调整部分优抚对象抚恤补助标准的通知》。

民发(2007)100 号民政部、财政部、人事部、劳动和社会保障部、卫生部《关于做好部分原 8023 部队及其他参加核试验军队退役人员有关工作的通知》。

民发(2007)101 号《关于优抚对象医疗保障办法》。

民发(2007)102 号《关于落实优抚对象和部分军队退役人员有关政策的实施意见》。

中宣发〔2007〕9 号《关于进一步做好优抚对象和军队退役人员有关工作的宣传教育提纲》的通知。

建住房〔2007〕172 号《关于进一步落实和完善 1993 年至 1999 年军队复员干部住房政策和做好生活救助工作的通知》。

民发〔2008〕152 号民政部、人力资源社会保障部、卫生部、财政部《关于进一步加强优抚对象医疗保障工作的通知》。

民发(2009)135 号民政部、财政部《关于调整部分优抚对象等人员抚恤和生活补助标准的通知》。

1.2　部分涉核岗位军队退役人员国家相关文件内容

国务院、中央军委同意国防科委《关于妥善处理退伍战士反映受放射性损害问题的请示报告》

(国发[1979]300 号)

各省、市、自治区革命委员会(人民政府),财政部、民政局、卫生部、二机部、国防工办、国家劳动总局,各大军区、省军区,各总部、各军兵种、国防科委、军事科学院、军委直属各院校:

国务院、中央军委同意国防科委《关于妥善处理退伍战士反映受放射性损害问题的请示报告》现转发给你们,望按照执行。

从事放射性工作的单位,要深入开展放射性防护科学知识和安全常识的宣传教育工作,大力加强防护措施,严防事故发生,切实保障工作人员的安全与健康。

二机部等有关部门可参照这个报告的精神，结合具体情况，拟定对受放射性损害人员的处理办法。

中华人民共和国国务院
中国共产党中央委员会
中华人民共和国军事委员会
一九七九年十二月二十五日

关于妥善处理退伍战士反映受放射性损害问题的请示报告（摘录）

基地退伍战士，虽然目前绝大多数不存在受超容许计量的照射问题，但切实改进安全防护与照射计量的监督工作，应十分重视。为了做好从事核试验人员的保健工作，和妥善解决确系受放射性超容许剂量照射人员的安置问题，拟采取以下措施：

1.凡一次受全身外照射达5雷姆至9雷姆者，或在从事放射性工作期间平均每年累积计量超过5雷姆者，转业、复员退伍、退休、退职时，根据计量大小由所在部队增发100元以下的营养补助费。已复转地方者不再补发。

2.凡全身照射依次计量达10雷姆至100雷姆者，或摄入放射性落下灰，致使甲状腺受内照射计量大于60雷姆者，皮肤受急性辐射损伤达二度以上者，留部队观察四年，每年收容住院检查一次。四年后如复转地方，不论干部、战士、职工均予就近安置到城镇企、事业单位工作。由指定专业机构每二年复查一次。自受照射之日起观察十五年。

3.已确诊为急性放射病者（剂量为100雷姆以上的）及慢性放射病者，应及时治疗。痊愈后可在工作岗位上进行终身医学观察和必要的治疗；一般每一至二年收容住院检查一次。如复转地方时就近安置在城镇企业、事业单位工作，由专业机构进行医学观察。

4.凡参加放射性工作的人员，转业、复员、退伍、退休、退职时均进行一次体格检查，并填写健康检查登记表和剂量卡片。此卡片一式二份，一份随健康登记表存放于本人档案内，一份交本人保存。受照10雷姆以上的观察人员另填一份，交指定检查身体的专业机构。每次复查身体时，由机构通知本人所在单位前往检查。

5.急性放射病、慢性放射病由解放军军事医学科学院第五四六医院负责治疗与体格复查。

6.全身受外照射一次剂量达10雷姆以上～100雷姆以下或甲状腺受内照射剂量大于60雷姆者，转业、复员、退伍、退休、退职到地方后由所在省、市、自治区卫生局指定的专业机构进行医学观察。此项工作请卫生部协助安排；观察中遇到的问题，地方上解决不了的，仍由国防科委负责解决。

7. 总后勤部军事医学科学院和卫生部工业卫生实验所为观察工作的技术牵头单位，负责收集、整理、分析、总结观察资料，定期向卫生部和国防科委提出报告。

8. 被指定承担体格复查任务的专业机构，应按规定对本地区体格复查对象定期复查，认真做好这一工作。其体格复查项目、要求，由技术牵头单位发给，检查结果邮寄给技术牵头单位，以便综合整理分析上报。

9. 进行体格复查的人员，所需路费、住宿费，在本单位经费内报销，所需体检费在公费医疗经费和劳保医疗费内报销，复查期间工资照发。经确诊为放射病者，在规定范围内享受的保健补助费，可随同工资关系转到所分配单位开支。

10. 每次执行核试验任务前，要对进入核试验辐射场执行侦察、回收等任务的人员，进行一次体格检查；外单位赴核试验场区执行测试、效应、演习等任务的人员，必须在本单位进行体格检查。体检中发现不适应症者，不宜参加此项工作。

11. 基地所有体检档案、剂量档案、辐射监测档案，均应有专门机构保管，定期进行分析、评价，上报主管部门参考与备案。

12. 放射病诊断（包括急性与慢性），应由指定的专门医疗机构按国家诊断标准及所受照射剂量确定。

13. 军内调动的干部、战士、职工受超容量照射者，可参照执行。

14. 今后有关部门对新兵进行入伍军政训练时，要增加“原子武器性能及防护和放射医学”方面科学普及知识教育，在复员教育亦应设置与此有关的内容。上述规定，已征求了安徽、四川、河南三省有关部门和民政部、卫生部、三机部、财政部、国家劳动总局及后勤部军事医学科学院等单位的意见。以上报告如无妥，请批转有关部门执行。

（编者说明：文中雷姆是剂量当量的旧单位，现为希沃特，1 希沃特＝100 雷姆。另文中有关“计量”现应为“剂量”）。

民政部、财政部、人事部劳动和社会保障部

《关于解决原 8023 部队退役军人生活医疗困难问题的复函》

民函[2003]117 号

甘肃省人民政府：

根据国务院领导同志对你省《关于请求解决原 8023 部队转业退伍军人生活医疗困难问题的请示》（甘政发[2002]78 号）的批示精神，经反复研究，现就有关问题答复如下：

一、对在核武器研制工作中因核辐射造成残疾，残情达到以上的退役军人，由民政部门按《伤残抚恤管理暂行办法》的有关规定评残，并享受相应待遇。所需伤残抚恤（保健）经费，按现行政策由中央财政解决。

二、对在核武器研制工作中因核辐射致病，尚未达到评残条件的退役军人，有工作单位的，治疗放射性疾病期间享受所在单位因公(工)伤残人员的保险福利待遇，无工作单位的，按带病回乡退伍军人补助标准发给生活补助费，所需补助经费和治疗放射性疾病发生的医疗费由地方财政解决。

对在核武器研制工作中因核放射造成残疾的其他人员，由有关部门按现行政策予以评残和抚恤。

此复。

二〇〇三年六月六日

关于原 8023 部队退役军人致残致病医学鉴定和评残补助问题的通知

民发[2005]57 号

各省、自治区、直辖市民政厅(局)、卫生厅(局)，计划单列市民政局、卫生局，新疆生产建设兵团民政局、卫生局：

2003 年 6 月，民政部、财政部、人事部、劳动和社会保障部以答复甘肃省人民政府并抄送各省、自治区、直辖市民政、财政、人事、劳动保障厅(局)的形式下发了《关于原 8023 部队退役军人生活医疗困难问题的复函》(民函[2003]117 号)。文件下发后，各省、自治区、直辖市卫生行政部门积极配合，为退役军人因核辐射致残致病的医学鉴定做了大量工作。为进一步贯彻落实文件精神，使医学鉴定和评残补助工作顺利进行，现就有关问题通知如下：

一、相关省、自治区、直辖市卫生行政部门要确定并积极协调有资质的医疗卫生机构承担检查和医学鉴定任务。

二、医疗卫生机构按照《国家职业卫生标准》进行检查和鉴定，对能明确诊断或不能排除诊断的，要尽快作出结论。对其中残情达到民政部、劳动和社会保障部、卫生部、总后勤部关于《军人残疾等级评定标准(试行)》的，出具残疾等级医学鉴定意见。此项工作于 2005 年 8 月底前完成。

三、民政部门根据医疗卫生机构出具的残疾等级医学鉴定意见，于 2005 年 10 月底前评定残疾等级；对医疗卫生机构确定或不能排除因核辐射致病、但尚未达到评残标准的，按照民函[2003]117 号文件的规定落实补助。

中华人民共和国民政部

中华人民共和国卫生部

二 00 五年四月二十五日

关于认真做好部分军队退役人员劳动和社会保障工作有关问题的通知

劳社部发[2006]17 号

各省、自治区、直辖市劳动和社会保障、民政、财政、卫生、国税、地税、工商、国有资产监督管理厅(局、委):

现就认真做好部分军队退役人员劳动和社会保障工作有关问题通知如下:

一、关于适用范围

本通知适用于安置在企业的转业志愿兵(士官)、参加过对越自卫反击战二次入伍退役士兵、城镇复员士官、原 8023 部队退役人员、残疾军人和 1954 年 10 月 31 日前入伍的在乡老复员军人(以下简称"部分军队退役人员")。

二、关于解决企业拖欠部分军队退役人员工资的问题

各级劳动保障部门要依法督促各类企业切实履行解决拖欠工资问题责任主体的责任,维护军队退役人员的劳动报酬权益。对恶意拖欠军队退役人员工资的行为,劳动保障部门要责令企业限期发放拖欠的工资;对拒不整改的,依法进行处理。对国有企业拖欠军队退役人员工资问题,各级国有资产监督管理部门和相关主管部门要指导、督促所监管企业采取切实措施限期解决。

三、关于部分军队退役人员就业和再就业问题

各地要积极做好军队退役人员的就业和再就业工作,加强就业服务和职业培训,落实就业再就业政策,采取多种措施促进军队退役人员就业再就业。军队退役人员下岗失业后,符合《国务院关于进一步加强就业再就业工作的通知》(国发[2005]36 号)规定条件的要发放《再就业优惠证》,享受再就业扶持政策。其他就业后失业或未就业的军队退役人员,在公共就业服务机构登记失业后,可享受相应就业再就业政策,实现自谋职业和自主创业,或通过企业吸纳实现就业。

四、关于安置在企业的部分军队退役人员基本养老保险、基本医疗保险和失业保险问题

(一)基本养老保险问题

军队退役人员退出现役,安置在企业工作的,应按照国家有关规定参加基本养老保险,其军龄视同缴费年限,并与实际缴费年限合并计算。对一直未参保缴费或参保后又中断缴费的,属于个人缴费部分由个人负担,单位缴费部分确有困难的,可由军队退役人员所在企业与当地社会保险经办机构共同协商,签定缓缴或补缴协议,使其能够参保并接续基本养老保险关系。各地要按照属地管理的原则,切实将军队退役人员按规定纳入基本养老保险范围,地方财政特别是省级财政要调整

支出结构,缓解基本养老保险基金支出压力。中央财政在安排养老保险专项转移支付资金时,对财政确有困难的中西部地区和老工业基地,以及接收军队退役人员人数较多的地区,予以适当支持。

(二)基本医疗保险问题

军队退役人员应随所在企业参加基本医疗保险。所在企业尚未参保的,地方政府要督促企业尽快参保;对生产经营困难的企业,可通过降低缴费率,不建个人帐户、单建统筹基金的办法,将其纳入基本医疗保险。以灵活方式就业的军队退役人员,可按照当地灵活就业人员的参保办法参加基本医疗保险。未参保军队退役人员发生的医疗费用,有单位的由企业按规定负责解决;企业解决确有困难及本人和家庭无力支付的,纳入城市医疗救助体系,未建立城市医疗救助制度的地区可通过临时救助等办法予以解决。

(三)失业保险问题

在企业工作的军队退役人员应随所在的企业参加失业保险,其失业时,对符合《失业保险条例》规定条件的,失业保险经办机构要及时办理有关手续,按时足额发放失业保险金,并按规定提供职业培训和职业介绍,促进他们再就业。

对因生产经营不正常、长期停产半停产欠缴失业保险费的企业,在签定补缴协议后,失业保险经办机构可为该企业失业的军队退役人员发放失业保险金,并提供相应的再就业服务。

企业关闭、破产时,要按有关规定在资产变现收入中优先清偿企业欠缴的失业保险费。无法完全清偿部分,经有关部门审核并报当地省级人民政府批准后予以核销,切实维护企业军队退役人员按规定享受失业保险待遇的权利。

五、关于残疾军人和在乡老复员军人医疗问题

各地要按照《军人抚恤优待条例》的规定,妥善解决残疾军人和 1954 年 10 月 31 日前入伍的在乡老复员军人(以下简称在乡老复员军人)的医疗问题。对一级至六级残疾军人的医疗费用按照民政部、财政部、劳动和社会保障部印发的《一至六级残疾军人医疗保障办法》(民发[2005]199 号)的规定予以保障。七级至十级残疾军人旧伤复发的医疗费用,已经参加工伤保险的,由工伤保险基金支付,未参加工伤保险,有工作的由工作单位解决,没有工作的由当地县级以上地方人民政府负责解决;七级至十级残疾军人旧伤复发以外的医疗费用,未参加医疗保险且本人支付有困难的,由当地县级以上地方人民政府酌情给予补助。

关于在乡老复员军人医疗问题,各地要结合实际,制定具体办法,帮助在乡老复员军人解决医疗困难问题。要积极研究和制定医疗费用减免的具体办法,把符合条件在乡老复员军人纳入优抚对象医疗补助和农村医疗救助范围；已开展新型农村合作医疗试点的地区，要按照有关政策规定，切实帮助符合条件的在乡老复员军人解决参加新型农村合作医疗缴费问题，将其纳入新型农村合作医疗试点范围。

中央财政对包括残疾军人、在乡老复员军人在内的抚恤优待对象较多的困难地区给予适当补助，用于帮助解决抚恤优待对象的医疗费用困难问题。

六、关于残疾军人等级与工伤职工残疾等级的衔接问题

《军人残疾等级评定标准（试行）》（民发［2004］195号）与《职工工伤与职业病致残程度》（GB/T16180—1996）的主要判定依据基本相同，按照两个标准评定的等级可视为对应。

地方和军队有关部门要相互配合，各负其责，加强军队退役人员的思想教育，进一步做好劳动和社会保障工作，加大督促落实各项政策的力度，妥善解决部分军队退役人员的实际困难，切实维护社会稳定。

关于做好原8023部队退役人员有关工作的通知

民发〔2006〕32号

各省、自治区、直辖市民政、财政、人事、劳动和社会保障、卫生厅（局），新疆生产建设兵团民政、财务、人事、劳动和社会保障、卫生局：

原8023部队退役人员曾在艰苦条件下参与国防科研工作，为国家做出了贡献。他们中的部分同志退出现役后，在生活、医疗等方面存在一定困难。对此，国家曾多次制定专门政策，解决他们的实际困难。为进一步做好原8023部队退役人员有关工作，按照党中央、国务院的指示精神，现将有关问题通知如下：

一、认真做好体检和评残工作。各地要按照《关于原8023部队退役军人致残致病医学鉴定和评残补助问题的通知》（民发〔2005〕57号）要求，抓紧完成残情鉴定和残疾等级评定工作。经体检，凡符合评残或带病回乡但补助条件尚未落实相关待遇的人员，从2005年11月1日起享受残疾军人抚恤或带病回乡退伍军人生活补助。今后，如原8023部队退役人员再次提出体检要求，均可按有关规定到指定医疗机构体检并预交费用，经体检确认符合评残或带病回乡补助条件的，由本人所在地的县（市、区）人民政府负责核报体检费用，并从批准之日起落实有关待遇，特殊困难县（市、区）由上级财政给予补助；经体检不符合评残或带病回乡补助条件的，体检费用自理。

二、落实不够评残条件退役人员的待遇。根据《关于解决原8023部队退役军人生活医疗困难问题的复函》（民函〔2003〕117号）和民发〔2005〕57号文件精神，经体检确认患病但不够评残条件的原8023部队退役人员，有工作单位的，在治病期间，视同所在单位工伤人员，享受相关福利待遇；无工作单位的，享受带病回乡退伍军人生活补助。各地要按照每人每月不低于70元、不高于十级残疾军人抚恤金标准的原则，提高带病回乡退伍军人的生活补助标准。中央财政对各地给予适当补助。

三、对本人患病医疗费负担较重人员实施医疗救助。各地要将患病、个人负担医疗费较重且影响其家庭生活的原8023部队退役人员，纳入城乡医疗救助体系，按规定帮助他们解决个人负担医疗费过高的困难。

四、给先天性残疾子女发放生活补助。各地要给原8023部队退役人员的先天性残疾子女适当补助。生活补助的标准，按照当地维持基本生活所必需的费用确定。对可以医治的残疾子女，纳入民政部门组织实施的"明天计划"，予以治疗。

五、将特别困难家庭纳入城乡社会救助体系给予救济。各地要认真落实《关于进一步做好社会救助工作的通知》(民办函〔2005〕77号)规定，在对原8023部队退役人员(含遗属)家庭进行逐人逐户排查、摸清底数的基础上，将特别困难的纳入城乡社会救助体系，按规定给予救助，尽最大努力解决他们的生活困难。

做好原8023部队退役人员的有关工作是各级党委、政府的重要责任。各地要切实加强组织领导，结合当地实际，制定具体措施，跟踪督促检查。有关部门要各司其职，各负其责，相互配合，共同抓好落实。要坚持思想政治工作与解决实际问题相结合，在不折不扣落实有关政策的同时，采取有效形式，切实做好政策宣传和思想疏导工作，教育原8023部队退役人员正确认识党和政府为解决他们的实际困难所做出的努力，继续发扬人民军队的优良传统，自觉遵纪守法，以实际行动维护来之不易的安定团结局面。

中华人民共和国民政部
中华人民共和国财政部
中华人民共和国人事部
中华人民共和国卫生部
中华人民共和国劳动和社会保障部
二〇〇六年二月二十二日

关于印发《原 8023 部队退役人员体检有关问题解答提纲》的通知

民发［2006］51 号

各省、自治区、直辖市民政厅(局)、卫生厅(局)、计划单列市民政局、卫生局、新疆生产建设兵团民政局、卫生局：

经中央处理信访突出问题及群体性事件联席会议批准，现将《原 8023 部队退役人员体检有关问题解答提纲》(以下简称《解答提纲》)印发你们，供处理原 8023 部队退役人员上访问题时参考使用。各地在接待上访时，要注意把握以下三点：一是严格按照《解答提纲》的精神答复有关问题。如有新问题，及时上报研究，不随意表态。二是鉴于《解答提纲》涉及一些专业知识，各地可邀请有关专业人士耐心做好解释工作，坚决防止因态度不好和解答不细致引发不必要的问题。三是接谈时要注意做好思想政治工作，引导上访人员依法有序反映问题，防止被别有用心的人所利用。

附：原 8023 部队退役人员体检有关问题解答提纲

中华人民共和国民政部

中华人民共和国卫生部

二 OO 六年三月二十七日

附件

原 8023 部队退役人员体检有关问题解答提纲

一、关于检查机构和检查人员的资质

参加此次体检的原 8023 部队的退役人员，绝大多数只是在可能有一定的放射性沾染和辐射的环境中工作过，并无明确的受照史和受照剂量，无法进行职业性放射性疾病诊断，因此，这次体检属职业健康检查。参照《中华人民共和国职业病防治法》《职业健康监护管理办法》和《职业病诊断与鉴定管理办法》的有关规定，职业健康检查和职业病诊断应当由省级人民政府卫生行政部门批准的医疗机构承担，同时该医疗机构被批准的项目中应有“放射性有害因素作业人员”的职业健康检查和“职业性放射性疾病”的诊断资质，出具临床诊断结论的应当是经注册的医师。此次体检，医疗机构和检查人员都具有相应的资质。

二、确定体检项目的依据是什么？具体检查项目有哪些？

确定体检项目依据《职业健康监护管理办法》(卫生部令第 23 号)附表 1“职业健康检查项目”的规定。基本检查项目包括内科、皮肤科、眼科、血常规、尿常规、肾功能、肝功能、心电图、腹部 B 超、胸部 X 线摄片。可选检查项目是淋巴细胞染色体畸变率、微核率等。

三、这次体检只有外照射项目，没有内照射项目，是否影响检查结果的准确性？

本次体检只有外照射项目，不会影响检查结果的准确性。所谓外照射是指人体受到的来自身体外部辐射的照射，内照射是指人员因呼吸或食用沾染放射性物质的食品、水使放射性物质进入体内造成的照射。外照射、内照射检查项目基本一致，(具体项目见问题二)，内照射检查还可以包括对尿和粪便中放射性物质的检验，但核试验已经过去多年，已不可能从尿和粪便中检验到放射性物质。如果能够提供受照情况的原始档案记载或其他证明，可以根据需要增加内照射检查项目。

四、现行国家职业病目录规定的法定职业性放射性疾病有哪些？

现行纳入卫生部、劳动和社会保障部 2002 年 4 月 18 日发布的《职业病目录》(卫法监发[2002]108 号)的职业性放射性疾病 12 项：外照射急性放射病、外照射亚急性放射病、外照射慢性放射病、内照射放射病、放射性皮肤疾病、放射性白内障、放射性肿瘤、放射性骨损伤、放射性甲状腺疾病、放射性性腺疾病、放射复合伤、根据《职业性放射性疾病诊断标准(总则)》(GBZ112－2002)可以诊断的其他放射性损伤。

五、因核辐射致病或不排除因核辐射致病的诊断标准是什么？

我国发布的有关放射性疾病诊断的主要标准见表 1.1。

表 1.1

序号	标准编号	标准名称
1	GB/T18201—2000	放射性疾病名单
2	GBZ95—2002	放射性白内障诊断标准
3	GBZ96—2002	内照射放射病诊断标准
4	GBZ97—2002	放射性肿瘤诊断标准
5	GBZ98—2002	放射工作人员健康标准
6	GBZ99—2002	外照射亚急性放射病诊断标准

续表

序号	标准编号	标准名称
7	GBZ100—2002	外照射放射性骨损伤诊断标准
8	GBZ101—2002	放射性甲状腺疾病诊断标准
9	GBZ102—2002	放冲复合伤诊断标准
10	GBZ103—2002	放烧复合伤诊断标准
11	GBZ104—2002	外照射急性放射病诊断标准
12	GBZ105—2002	外照射慢性放射病诊断标准
13	GBZ106—2002	放射性皮肤疾病诊断标准
14	GBZ107—2002	放射性性腺疾病诊断标准
15	GBZ108—2002	急性铀中毒诊断标准
16	GBZ109—2002	放射性膀胱疾病诊断标准
17	GBZ110—2002	急性放射性肺炎诊断标准
18	GBZ111—2002	放射性直肠炎诊断标准
19	GBZ112—2002	职业性放射性疾病诊断标准(总则)

六、体检后为什么不能马上出结果？

体检结果不能马上出来的原因主要有以下三条：

1.《职业健康监护管理办法》(卫生部令第 23 号)规定的体检项目中有外周血淋巴细胞染色体畸变和微核率的检验。采血后，将血样送到合格的实验室。血液在实验室至少培养三天，制片一天，通过特殊的显微镜阅片，每阅一张片需要 2～3 小时。因此外周血淋巴细胞微核率的检验需要时间较长。

2. 此次属于群体体检，处理需要较长时间。

3. 体检结果需集体判定，逐级审核。

七、接触核辐射是否得病取决于两方面因素：一是照射剂量，一般来讲，小剂量不会引起身体的变化，只有达到一定程度，才能出现某些症状和体征，所以职业性放射疾病诊断特别强调接触照射剂量的多少，二是个体对辐射的敏感性，由于个体之间存在一定的差异，有的人接触一定剂量的辐射后就会有异常变化，而有的人接触相同剂量后不会出现异常变化。

八、为什么有的同志没有进入辐射区或从事一般后勤服务工作，但此次却划分为不排除核辐射致病？

有的同志没有进入辐射区或从事一般后勤服务工作，但此次却诊断为不排除核辐射所致损伤人员，这是因为：(1)此次健康检查将原 8023 部队退役人员，均按参加了核武器研制工作人员对待；(2)参加体检人员如检查出不正常的身体指标，有可能不是核辐射造成的，而是其他原因造成的；也有可能是核辐射造成的，因此划分为不排除。

九、此次体检未发现异常，以后出现异常怎么办？

原 8023 部队退役人员本人感觉不适经当地医院检查发现可能因核辐射致病异常情形，可由本人再次向户口所在地的县(市、区)民政部门提出申请，户口所在地县(市、区)民政部门收到申请后，通知其到指定的医疗卫生机构进行体检。体检诊断结论由体检机构邮寄至其户口所在地县(市、区)民政部门，凡本人要求体检，但没有被确认是因核辐射致病或不排除核辐射致病的，其体检费用处理。

民政部关于做好原 8023 部队退役人员先天性残疾子女手术康复和生活补助工作的通知

民函〔2006〕194 号

各省、自治区、直辖市民政厅(局)，计划单列市民政局，新疆生产建设兵团民政局：

为贯彻落实民政部、财政部、人事部、劳动和社会保障部、卫生部《关于做好原 8023 部队退役人员有关工作的通知》(民发〔2006〕32 号)精神，做好原 8023 部队退役人员先天性残疾子女的手术康复和生活补助工作，现就有关问题通知如下：

一、关于先天性残疾子女手术康复

(一)民发〔2006〕32 号文件规定："对可以医治的原 8023 部队退役人员先天性残疾子女，纳入民政部门组织实施的'明天计划'，予以治疗。""明天计划"实施手术矫治和康复的主要疾病类型：

1. 五官：唇腭裂、耳廓畸形、白内障、青光眼、角膜白斑、角膜移植、眼睑下垂、眼部肿瘤、斜视。

2. 先心病：各类先天性心脏病。

3. 外科：疝气、隐睾、肛瘘、直肠瘘、肛门闭锁、尿道下裂、两性畸形、幽门梗阻、巨结肠、血管瘤、骨肿瘤、脑积水、脑瘫后遗症、四肢(关节)畸形、手足畸形、足内外翻、脊柱侧弯、脊柱裂、脑脊膜膨出、斜颈、髋关节脱位、疤痕挛缩、小儿麻痹后遗症。

4. 矫形康复:假肢、矫形器、轮椅。

(二)按照"明天计划"的有关规定,对原 8023 部队退役人员先天性残疾子女实施五官科、先天性心脏病、外科及矫形康复四大类疾病手术时,仍实行统一的经费标准:五官科 12 万元,先天性心脏病 3 万元,外科 22 万元,矫形康复 8 万元。手术经费由部、省两级分担,分担比例为东部省份 4∶6,中部省份 5∶5,西部省份7∶3。民政部"明天计划"办公室根据上述标准下拨民政部应承担的手术康复经费给各省(自治区、直辖市),由各省(自治区、直辖市)包干使用,不支付给先天性残疾子女本人。单例手术实际发生费用低于包干经费标准的,可用结余经费对患者本人交通、康复营养费酌情予以补贴,最高不得超过 1000 元。

按照医疗服务合作协议的规定,凡是在部级定点医院进行手术治疗的,先由民政部与定点医院统一进行结算,然后按照《关于印发〈"残疾孤儿手术康复明天计划"项目管理补充规定〉的通知》(民发〔2005〕46 号)确定的手术包干标准和部、省两级分担比例,计算部级资助资金数量。部级资助资金高于定点医院结算费用的,节余部分仍下拨地方;不足的由部级资金先行垫付,由省级分担资金支付。

(三)原 8023 部退役人员的先天性残疾子女患有上述疾病(可根据以往病例初步判断),并提出手术治疗申请的,当地民政部门要向其讲清"明天计划"实施手术康复的基本情况,以及能够减免的费用。经先天性残疾子女本人或其监护人签字同意后,由各级民政部门逐级报至省(自治区、直辖市)"明天计划"办公室,经审核、汇总后,将病例报送相应的"明天计划"部、省手术定点医院。

(四)"明天计划"手术定点医院对报送的病例进行审核,初步筛选出具有手术适应症的先天性残疾子女,由各省(自治区、直辖市)"明天计划"办公室通知其到定点医院进行体检,最终确定符合手术治疗条件的人员,并按实施"明天计划"手术矫治和康复的有关规定和程序进行治疗。

(五)此项工作第一阶段实施时间为 2006 年 6 月至 2007 年 6 月底。

二、关于先天性残疾子女生活补助

按照民发〔2006〕32 号文件"给原 8023 部队退役人员的先天性残疾子女适当生活补助"的要求,各地对持有当地残联核发的《残疾人证》的原 8023 部队退役人员先天性残疾子女,按照当地城乡最低生活保障标准发给生活补助;农村尚未建立低保制度的地方,按照当地特困户救济标准发给补助。

对已持有《残疾人证》的先天性残疾子女,从 2006 年 2 月起发给补助,以后持有《残疾人证》的先天性残疾子女，从残联核发《残疾人证》当月起发给补助。先天性残疾子女经手术治疗康复后，不再符合残疾人条件的，不再发给补助。

2006 年 6 月 29 日

关于进一步落实部分军队退役人员劳动保障政策的通知

劳社部发[2007]28号

各省、自治区、直辖市劳动和社会保障厅(局)、民政厅(局)，财政厅(局)，新疆建设兵团劳动和社会保障局、民政局、财政局：

现就进一步落实劳动和社会保障部、民政部、财政部等部门联合下发的《关于认真做好军队复员干部就业再就业和社会保障工作有关问题的通知》(劳社部发〔2005〕17 号)和《关于认真做好部分军队退役人员劳动和社会保障工作有关问题的通知》(劳社部发〔2006〕17 号)(以下简称两个“17 号文件”)的各项劳动保障政策有关问题，通知如下：

一、进一步落实部分军队退役人员劳动保障政策

(一)落实再就业扶持政策

对失业且有再就业愿望的部分军队退役人员，凭退役证、身份证到劳动保障部门办理求职登记，符合〈国务院关于进一步加强就业再就业工作的通知〉(国发〔2005〕36 号)规定条件的，办理《再就业优惠证》，享受相应的再就业扶持政策。

(二)解决基本养老保险接续问题

1. 部分军队退役人员和军队复员干部尚未参保缴费的，可持有效证明到当地社会保障经办机构办理登记军龄手续，原有军龄可视同缴费年限，达到法定退休年龄和缴费年限(含视同缴费年限的军龄)满 15 年的，可按月享受基本养老保险待遇。对已办理登记军龄手续后按规定缴费的，其实际缴费年限与原有军龄合并计算为缴费年限。

2. 部分军队退役人员和军队复员干部，处于失业状态的，由所在参保地的社会保险经办机构保留养老保险关系，达到法定退休年龄和缴费年限(含视同缴费年限的军龄)满 15 年的，可按月享受基本养老保险待遇。在领取失业保险金期间不缴纳养老保险费。

3. 对部分军队退役人员和军队复员干部未与企业解除劳动关系的人员，个人按规定缴费，企业缴费确有困难的，可由军队退役人员所在企业与当地社会保险经办机构共同协商，签订缓缴或补缴协议，使其能够参保并接续基本养老保险关系。

4. 对实现再就业继续参保缴费的部分军队退役人员和军队复员干部，社会保险经办机关要及时受理并做好基本养老保险关系接续工作。

5. 对以个体工商户或灵活就业人员身份参保缴费的部分军队退役人员和军队复员干部，按当地上年度在岗职工平均工资为基数缴费。

（三）解决基本医疗保险接续问题

按照《失业保险条例》规定，参加失业保险的人员在领取失业保险金期间，可以按规定享受医疗补助。不符合失业保险金领取条件以及领取失业保险金期满的军队退役人员和军队复员干部，可以按照灵活就业人员参保的有关政策参加医疗保险，接续医疗保险关系，按规定享受相应的医疗保险待遇，其军龄视同缴费年限。对未与企业解除劳动关系的军队退役人员和军队复员干部，地方政府要督促企业及个人按照规定参保缴费，对于确有困难的企业，各地要通过多渠道筹资，帮助其所在企业参加医疗保险。对无力参加医疗保险以及参加医疗保险后个人医疗费用负担沉重的军队退役人员和军队复员干部，要按规定将其纳入医疗救助范围，保障其基本医疗待遇。

其他安置在企业的 1954 年 11 月 1 日以后入伍并参加过为抵制外来侵略，完成祖国统一，捍卫国家领土和主权完整，保卫国家安全而进行的武力打击或抗击敌方的军事行动，迄今已经从军队退役的人员（简称参战退役人员）和参加过核试验的军队退役人员，按照劳社部发〔2006〕17 号文件和本通知规定解决有关劳动和社会保障问题。

二、加强部门协调配合

各级劳动和社会保障、民政、财政部门要严格履行中央明确的落实有关政策职责分工，进一步做好信息交流，情况通报等资源共享工作，形成协调联动工作机制。

（一）各级劳动保障部门要加强与当地民政部门的沟通与配合，做好从民政部门接收复员退伍军人资料工作，并组织专门力量进行核实。要充分发挥街道社区劳动保障平台作用，深入开展排查工作，摸清底数，力求不留死角。要进一步加强对军队退役人员的就业服务和职业培训工作，优先推荐就业岗位，按规定落实各项就业再就业扶持政策。要做好部分军队退役人员军龄登记工作，准确核实视同缴费年限，主动宣讲养老保险和医疗保险政策规定，认真做好社会保险关系接续工作，为军队退役人员参保缴费、待遇支付提供方便、快捷的服务。要采取适当形式正确宣传两个“17 号文件”精神，使军队退役人员了解和掌握相关政策，增强自身就业和参保意识。

（二）民政部门要以区（县）为单位，将掌握的本地区属于两个“17 号文件”范围内的复员退伍军人资料，按规定时限全部提供给同级劳动保障部门和财政部门。

对情况不清楚的，相关部门要主动配合核实。

（三）各级财政部门要按照劳社部发〔2006〕17号文件要求，将中央财政转移支付资金及时核拨到位。

三、加强督导检查

各省（自治区、直辖市）有关部门要跟踪，掌握所属市县的工作情况，及时研究解决工作中出现的情况和问题。要结合本地工作进展情况，加大对基层部门工作的督查指导力度，确保各项政策落实到位。各地在落实政策中遇到的突出问题，要及时上报。国务院各有关部门要加强工作指导，适时对有关政策落实情况进行督查。

劳动和社会保障部
民政部
财政部
二〇〇七年七月六日

民政部、财政部《关于调整部分优抚对象抚恤补助标准的通知》
（民发[2007]99号）文件

各省、自治区、直辖市民政厅（局）、财政厅（局），新疆生产建设兵团民政局、财务局：

现就调整部分优抚对象抚恤补助标准，同时给部分1954年11月1日以后入伍并参加过为抵御外来侵略、完成祖国统一、捍卫国家领土和主权完整、保卫国家安全而进行的武力打击或抗击敌方的军事行动，迄今已经从军队退役的人员（以下简称参战退役人员）发放生活补助有关问题，通知如下：

一、提高残疾军人（含伤残人民警察、伤残国家机关工作人员、伤残民兵民工）的残疾抚恤金、烈属（含因公牺牲军人遗属、病故军人遗属）的定期抚恤金、在乡退伍红军老战士（含在乡西路军红军老战士、红军失散人员）的生活补助标准，调整后的标准见附表。

二、各地要按照《军人抚恤优待条例》规定，适当提高在乡老复员军人的生活补助标准，使其生活达到当地农村居民平均生活水平。中央财政在现行补助标准的基础上，每人每月增加50元。不足部分由地方财政负责落实。

三、各地要按照每人每月不低于100元、不高于十级残疾军人抚恤金标准的原则，制定带病回乡退伍军人生活补助标准。中央财政对北京、天津、上海、江苏、浙江、福建、广东、山东、辽宁等9个省（直辖市）按照每人每月40元安排补助资金，对河北、山西、吉林、黑龙江、安徽、江西、河南、湖北、湖南、海南等10个省按照每人每月

60 元安排补助资金，对内蒙古、广西、重庆、四川、贵州、云南、西藏、陕西、甘肃、青海、宁夏、新疆等 12 个省(自治区、直辖市)按照每人每月 80 元安排补助资金，对新疆生产建设兵团按照每人每月 100 元安排补助资金。不足部分由地方财政负责落实。

四、对在农村的和城镇无工作单位且家庭生活困难的参战退役人员，每人每月补助 100 元。中央财政对北京、天津、上海、江苏、浙江、福建、广东、山东、辽宁等 9 个省(直辖市)按照每人每月 40 元安排补助资金，对河北、山西、吉林、黑龙江、安徽、江西、河南、湖北、湖南、海南等 10 个省按照每人每月 60 元安排补助资金，对内蒙古、广西、重庆、四川、贵州、云南、西藏、陕西、甘肃、青海、宁夏、新疆等 12 个省(自治区、直辖市)按照每人每月 80 元安排补助资金，对新疆生产建设兵团按照每人每月 100 元安排补助资金。不足部分由地方财政负责落实。

五、调整优抚对象抚恤补助标准和给参战退役人员发放生活补助所需中央财政负担的经费，由中央财政核拨专款另行下达。各级民政、财政部门要结合地方的资金安排，切实加强资金管理，保证及时、准确、足额地把抚恤补助金发放到优抚对象手中。

六、本通知自 2007 年 8 月 1 日起执行。

附表：1. 残疾军人、伤残人民警察、伤残国家机关工作人员、伤残民兵民工残疾抚恤金标准表。2. 烈属、因公牺牲军人遗属、病故军人遗属定期抚恤金标准表。3. 在乡退伍红军老战士、在乡西路军红军老战士、红军失散人员生活补助标准表。

民政部

财政部

二〇〇七年七月六日

附表 1　残疾军人、伤残人民警察、伤残国家机关工作人员、伤残民兵民工残疾抚恤金标准表

(从 2007 年 8 月 1 日起执行)　　单位：元/年

残疾等级	残疾性质	抚恤金标准	残疾性质	抚恤金标准	残疾性质	抚恤金标准
一级	因战	18900	因公	18300	因病	17700
二级	因战	17100	因公	16200	因病	15600
三级	因战	15000	因公	14100	因病	13200
四级	因战	12300	因公	11100	因病	10200
五级	因战	9600	因公	8400	因病	7800

续表

残疾等级	残疾性质	抚恤金标准	残疾性质	抚恤金标准	残疾性质	抚恤金标准
六级	因战	7500	因公	7080	因病	6000
七级	因战	5700	因公	5100	—	—
八级	因战	3600	因公	3300	—	—
九级	因战	3000	因公	2400	—	—
十级	因战	2100	因公	1800	—	—

附表 2　烈属、因公牺牲军人遗属、病故军人遗属定期抚恤金标准表

（从 2007 年 8 月 1 日起执行）　　单位：元/年

类型	烈属	因公牺牲军人遗属	病故军人遗属
城镇	6000	5400	5100
农村	3600	3420	3300

附表 3　在乡退伍红军老战士、在乡西路军红军老战士、红军失散人员生活补助标准表

（从 2007 年 8 月 1 日起执行）　　单位：元/年

在乡退伍红军老战士	13680	在乡西路军红军老战士	12240	红军失散人员	4080

民发〔2007〕100 号关于做好部分原 8023 部队及其他参加核试验军队退役人员有关工作的通知

民发〔2007〕100 号

各省、自治区、直辖市民政厅（局）、财政厅（局）、人事厅（局）、劳动和社会保障厅（局）、卫生厅（局），新疆生产建设兵团民政局、财务局、人事局、劳动和社会保障局、卫生局：

现就做好部分原 8023 部队及其他参加核试验军队退役人员有关工作，通知如下：

一、按照《民政部、财政部、人事部、劳动和社会保障部关于解决原 8023 部队退役军人生活医疗困难问题的复函》（民函[2003]117 号）、《民政部、卫生部关于原 8023 部队退役军人致残致病医学鉴定和评残补助问题的通知》）（民发[2005]57

号)、《民政部、财政部、人事部、劳动和社会保障部、卫生部关于做好原8023部队退役人员有关工作的通知》(民发〔2006〕32号)等有关文件的规定,经体检,凡符合评残或带病回乡退伍军人补助条件的原8023部队退役人员,仍然执行现行规定。

二、对不符合评残和享受带病回乡退伍军人生活补助条件,但患病或生活困难的农村和城镇无工作单位的原8023部队退役人员,每人每月补助100元。中央财政对北京、天津、上海、江苏、浙江、福建、广东、山东、辽宁等9个省(直辖市)按照每人每月40元安排补助资金,对河北、山西、吉林、黑龙江、安徽、江西、河南、湖北、湖南、海南等10个省按照每人每月60元安排补助资金,对内蒙古、广西、重庆、四川、贵州、云南、西藏、陕西、甘肃、青海、宁夏、新疆等12个省(自治区、直辖市)按照每人每月80元安排补助资金,对新疆生产建设兵团按照每人每月100元安排补助资金。不足部分由地方财政负责落实。

三、对其他参加核试验的军队退役人员,比照原8023部队退役人员进行体检,并按照规定落实相关政策待遇。

四、本通知自2007年8月1日起执行。

民政部、财政部、劳动和社会保障部、卫生部

《关于印发优抚对象医疗保障办法的通知》

(民发〔2007〕101号)

各省、自治区、直辖市民政厅(局)、财政厅(局)、劳动和社会保障厅(局)、卫生厅(局),新疆生产建设兵团民政局、财务局、劳动和社会保障局、卫生局:

现将《优抚对象医疗保障办法》印发给你们,请遵照执行

民政部　财政部　劳动和社会保障部　卫生部

二〇〇七年七月六日

优抚对象医疗保障办法

第一条　为保障优抚对象医疗待遇,切实解决优抚对象医疗困难问题,根据《军人抚恤优待条例》和其他有关规定,制定本办法。

第二条　本办法适用于退出现役的残疾军人、在乡复员军人、带病回乡退伍军人,以及享受国家抚恤和生活补助的烈士遗属、因公牺牲军人遗属、病故军人遗属、参战退役人员。以上对象除一至六级残疾军人外,在本办法中简称其他优抚对象。

第三条　优抚对象按照属地原则相应参加城镇职工基本医疗保险、城镇居民基本医疗保险和新型农村合作医疗等城乡基本医疗保障制度;建立优抚对象医疗补助制度,保障水平应与当地经济发展水平和财政负担能力相适应,并保证优抚对象现有医疗待遇不降低;给予优抚对象医疗服务优惠和照顾。

第四条　国家对一至六级残疾军人的医疗费用予以保障。一至六级残疾军人参加城镇职工基本医疗保险，并在此基础上享受优抚对象医疗补助，具体办法按照《民政部、财政部、劳动和社会保障部关于印发〈一至六级残疾军人医疗保障办法〉的通知》（民发〔2005〕199号）规定执行。

第五条　在城镇就业的其他优抚对象，参加城镇职工基本医疗保险，按规定缴费。地方政府应督促优抚对象所在单位按规定缴费参保，所在单位确有困难的，各地应通过多渠道筹资帮助其参保。

第六条　不属于城镇职工基本医疗保险制度范围内的城镇其他优抚对象，可按规定参加城镇居民基本医疗保险；居住在农村的其他优抚对象，参加新型农村合作医疗。对确有困难的，由优抚对象所在地民政部门通过城乡医疗救助基金等帮助其缴费参保。

第七条　未参加城镇职工基本医疗保险、城镇居民基本医疗保险和新型农村合作医疗等基本医疗保障制度的，以及参加上述基本医疗保障制度但个人医疗费用负担较重的其他优抚对象，享受城乡医疗救助和优抚对象医疗补助。

第八条　各地应通过财政预算安排、福利彩票公益金，以及吸收社会捐赠等多种渠道，筹集优抚对象医疗补助资金，主要用于：一至六级残疾军人医疗补助，对规定范围内的、起付标准以下、最高支付限额以上，以及个人共付的医疗费用给予适当补助；对所在单位无力支付和无工作单位的七至十级残疾军人旧伤复发的医疗费用给予补助；对未参加城镇职工基本医疗保险、城镇居民基本医疗保险、新型农村合作医疗以及享受城乡基本医疗保障制度规定待遇后个人医疗费用负担较重的其他优抚对象给予补助。中央财政对优抚对象人数较多的困难地区给予适当补助。

第九条　七至十级残疾军人旧伤复发的医疗费用，已经参加工伤保险的，由工伤保险基金支付；未参加工伤保险的，有工作的由工作单位解决；所在单位无力支付和无工作单位的，由当地政府从优抚对象医疗补助资金中解决。

第十条　优抚对象到医疗机构就医时凭证件优先挂号、优先就诊、优先取药、优先住院；支持、鼓励和引导医疗机构自愿减免有关医疗服务费用。

第十一条　医疗机构应公开对优抚对象优先、优惠的医疗服务项目；应完善并落实各项诊疗规范和管理制度，合理检查、合理用药、合理收费。定点医疗机构应按照规定的用药目录、诊疗项目目录和医疗服务设施目录为优抚对象提供医疗服务。

第十二条　优抚对象医疗保障工作由民政、财政、劳动保障卫生等部门管理并组织实施，各部门应密切配合，切实履行各自职责。

第十三条　民政部门应将符合条件的优抚对象纳入城乡医疗救助制度；统一办理无工作单位一至六级残疾军人参加城镇职工基本医疗保险等手续；协调有关部门研究处理医疗保障工作中遇到的具体问题；按预算管理要求编制年度优抚对象医疗补助资金预算，报同级财政部门审核；采取有效措施，确保优抚对象医疗补助资金专款专用。

第十四条　财政部门应合理安排优抚对象医疗补助资金，并会同有关部门加强资金管理和监督检查。优抚对象医疗补助资金管理办法，由财政部、民政部、劳动保障部、卫生部另行制定。

第十五条　劳动保障部门应将符合条件的优抚对象纳入城镇职工基本医疗保险、城镇居民基本医疗保险；做好已参保优抚对象的医疗保险服务管理工作，按规定保障参保优抚对象享受相应的医疗保险待遇。

第十六条　卫生部门应将符合条件的优抚对象纳入新型农村合作医疗；组织医疗机构为优抚对象提供优质医疗服务；加强对医疗机构的监督管理，规范医疗服务，提高服务质量，保障医疗安全；支持、鼓励和引导医疗机构制定相关优惠服务政策，落实优质服务措施。

第十七条　有关单位、组织和个人应如实提供所需情况，积极配合优抚对象医疗保障工作的调查核实。

第十八条　各省、自治区、直辖市民政、财政、劳动和社会保障、卫生部门应根据本办法并结合本地区实际制定具体实施办法，切实保障优抚对象医疗待遇的落实。具有双重或多重身份的优抚对象，按照就高原则享受医疗待遇。

第十九条　本办法所称参战退役人员，是指1954年11月1日以后入伍并参加过为抵御外来侵略、完成祖国统一、捍卫国家领土和主权完整、保卫国家安全而进行的武力打击或抗击敌方的军事行动，迄今已经从军队退役的在农村的和城镇无工作单位且家庭生活困难的人员。

第二十条　本办法由民政部会同财政部、劳动和社会保障部、卫生部解释。

第二十一条　本办法自2007年8月1日起实施。

主题词：民政 优抚 医疗 通知

民政部办公厅

二00七年七月九日

民政部关于落实优抚对象和部分军队退役人员有关政策的实施意见

民发[2007]102号

各省、自治区、直辖市民政厅（局）、计划单列 市民政局、新疆生产建设兵团民政局：

为贯彻落实中央有关文件精神，切实做好优抚对象和部分军队退役人员相关政策的完善落实工作，提出如下实施意见：

一、民政部门的主要职责

(一)围绕民政部门牵头负责的调整部分优抚对象抚恤补助标准，向部分参战退役人员、原8023部队及其他参加核试验军队退役人员发放生活补助，以及实施《优抚对象医疗保障办法》等3个政策，民政部门的职责有四项：

1. 落实对烈属(含因公牺牲军人遗属、病故军人遗属)、残疾军人(含伤残人民警察、伤残国家机关工作人员、伤残民兵民工)、在乡退伍红军老战士、在乡复员军人、带病回乡退伍军人提高抚恤补助标准工作。

2. 对部分参战退役人员进行核查认定、数据统计，做好在农村的和城镇无工作单位且生活困难的参战退役人员生活补助发放工作。

3. 对原8023部队退役人员中不符合评残和享受带病回乡退伍军人生活补助条件，但患病或生活困难的农村和城镇无工作单位的人员，发放生活补助；对其他参加核试验军队退役人员进行核查认定、组织体检、数据统计，落实相关抚恤补助待遇。

4. 各省、自治区、直辖市民政部门会同财政、劳动保障、卫生部门制定优抚对象医疗保障具体实施办法，落实有关医疗保障政策。

(二)统筹研究，做好生活有特殊困难的1993年至1999年军队复员干部的救助工作。

(三)积极配合有关部门落实1993年至1999年军队复员干部住房政策、部分军队退役人员劳动保障政策等两项政策，以区(县)为单位，将掌握的本地区复员退伍军人有关资料及时提供给相关部门。

二、参战退役人员及参加核试验退役人员的核查认定

核查认定工作按照属地原则组织实施，由参战、参试人员本人户籍地村(居)委会、乡(镇、街道)和县(市、区)民政部门统一组织调查、申报和审定。

(一)有关对象及其范围的界定

1. 参战退役人员

参战退役人员是指曾在军队服役并参加过作战的退役人员。作战是指武装力量打击或抗击敌方的军事行动，具体界定为：我军为抵御外来侵略，完成祖国统一，为捍卫国家领土和主权完整，保卫国家安全而进行的武力打击和抗击敌方的军事行动，主要包括自卫还击作战、防御作战、对逃离大陆的国民党军队的作战、出国支援作战、平息地区性武装叛乱作战，以及军委、总部认定的其他作战行动。参战退役人员包括直接参加战斗的人员和作战指挥人员、作战保障人员。

1954年11月1日以来，我军的主要作战有：

(1)解放一江山岛作战(1954年11月至1955年2月)。

(2)川甘青藏滇地区平叛作战(1955年12月至1982年12月)。

(3)炮击金门作战(1953年8月23日至1959年1月7日，1960年6月17日至19日)。

(4)中缅边境勘界警卫作战(1960年11月22日至1961年2月9日)。

(5)中印边境自卫反击(1962年10月20日至11月21日)。

(6)八六海战(1965年8月6日)。

(7)崇武以东海战(1985年11月13日至14日)。

(8)援越抗美作战(1965年6月至1973年8月)。

(9)援老抗美作战(1968年1月至1978年5月)。

(10)珍宝岛自卫反击作战(1969年3月)。

(11)西沙群岛自卫反击作战(1974年1月)。

(12)中越边境自卫还击作战(1979年2月17日至3月16日)。

(15)老山耆阴山地区对越防御作战(1979年10月至1989年10月)。

(14)南沙群岛自卫反击作战(1988年3月)。

2. 原8093部队和其他参加核试验军队退役人员

8023部队是原国防科工委21试验基地20世纪六七十年代的代号，从1964年至1996年，多次执行核试验任务。现为总装备部21基地，驻地在新疆马兰。

其他参加核试验军队退役人员：包括参加过核试验效应试验的退役人员，执行过核试验保障任务的退役人员、参加过核爆炸条件下军事演习的退役人员，与原8023部队驻同一区域部队的退役人员、曾在核导弹、核潜艇部队涉核岗位服役的退役人员等。

民政部门根据有关部门提供的情况组织调查、申报和审定。

(二)申报登记和初审程序

相关人员携带本人身份证、户口簿、退伍证、参战立功、授奖证件等相关证明材料(凡个人向原所在部队索取的证明材料无效)，向本人户籍所在地村(居)委会提出申请并办理登记手续，填写有关登记审核表。村(居)委会进行初审后上报乡(镇、街道)。

乡(镇、街道)向申请人所在部门、单位调阅本人档案，以个人档案原始记载为依据，认真核实其身份，并做好登记工作。对符合条件和签署意见后，将有关登记审核表、人员花名册和个人有关资料复印件、以及个人档案等材料上报县级民政部门。对不符合条件的，书面说明理由并告知本人。

(三)会审认定和建立档案

县级民政部门对上报的材料，组织专门人员进行集体审核，逐一审定。对经审定符合条件的，由申请人所在单位和村(居)委会张榜公示。对公示期间及以后有异议的，县级民政部门要组织调查核实。经查实不符合条件的，应书面通知本人并说明理由，调查后有疑义的，应请示省级民政部门。

对上述所有申报登记人员的资料，县级民政部门要建立健全档案和数据库，并认真做好日常管理工作。

申报登记和核查审定工作在8月底前完成。

申报登记和核查审定过程中需相关人员填写的表格，由各地根本心想事成地情况自行制作，但表格内容应包括民政部制发的《部分军队退役人员信息采集表》(附件1)中的项目。审定工作结束后，省级民政部门应将符合条件的人员信息填入《部分军队退役人员信息采集表》，待今年底明年初民政部优抚信息管理系统升级改造完成后，统一录入系统，并与其他重点优抚对象一样，形成每年定期更新机制。

三、数据统计和资金拨付

审批工作结束后，县级民政部门要及时统计核实相关数据，逐级汇总，并抄报同级财政部门复审，省级民政部门应于2007年9月15日前将本地区参战退役人员、原6023部队及其他参加核试验军队退役人员的统计结果分别填入《部分军队参战退役人员情况统计表》(附件2)和《部分参加核试验军队退役人员情况统计表》(附件3)，送同级财政部门复审后报民政部。民政部根据审定的实际人数编制资金预算，及时向财政部报送有关情况，商请财政部下达有关补助经费。各地要采取有效措施，在认真审核基础上，及时安排应由地方负担的抚恤补助资金，统筹拨付使用上级补助资金，按时足额把抚恤补助费发到个人手中，同时逐级建立数据统计审核的长效机制，定期汇总上报。

四、工作要求

(一)统一思想认识，强化组织领导。各级民政部门一定要从构建社会主义和谐社会、加强国防和军队建设，维护改革发展稳定大局的高度，充分认识做好这项工作的重要性和紧迫性，把思想和行动切实统一到中央精神上来。要将这项工作作为当前重要的政治任务，提上即力日程，认真组织、周密部署、精心安排，主动提供有关情况，及时协调解决工作中遇到的问题，共同做好有关工作。

(二)加强宣传教育，开展检查监督。各地要通过各种形式，认真做好政策的宣传、解释工作，增加工作的透明度。要把党和政府对这部分人员的关心爱护宣传到位，把政策内容宣传到位，做到家喻户晓。同时，要坚持解决实际问题和做好思想工作相结合，教育引导他们继续保持革命军人的优良品质，努力提高社会主义市场经济条件下的适应能力和竞争能力，教育引导他们增强法制观念，增强大局意识，以实际行动自觉维护改革发展稳定大局。要加强督促检查，对发现的问题及时予以解决。

附件：1、《部分军队退役人员信息采集表》。2、《部分军队参战退役人员情况统计表》。3、《部分参加核试验军队退役人员情况统计表》(略)。

民政部办公厅
二00七年七月九日

印发《关于进一步做好优抚对象和军队退役人员有关工作的宣传教育提纲》的通知

各省、自治区、直辖市、新疆生产建设兵团党委宣传部，民政、财政、人事、劳动保障、建设、卫生厅(局)，中央和国家机关各部委，解放军各总部、各大单位政治部、各省军区：

现将《关于进一步做好优抚对象和军队退役人员有关工作的宣传教育提纲》印发你们，请结合实际，认真 做好有关政策宣传

中共中央宣传部
民政部
财政部
人事部
劳动和社会保障部
建设部
卫生部
解放军总政治部
二00七年七月十七日

关于进一步做好优抚对象和军队退役人员有关工作的宣传教育提纲

今年是中国人民解放军建军 80 周年。经党中央、国务院批准，最近，国家有关部门针对当前优抚对象和部分 军队退役人员存在的实际困难，本着需要解决而又能够解决的原则，统筹研究出台了提高优抚对象抚恤补助标准、给予部分参加作战和核试验军队退役人员生活补助、完善优抚对象医疗保障以及部分军队退役人员再就业、住房、社会保险接续等方面的政策措施。这是党中央、国务院审时度势、统揽全局做出的一项重大决策，是我们党坚持以人为本执政理念、深入贯彻落实科学发展观、构建社会主义和谐社会的一项重要举措，也是党和政府一贯重视和关爱

广大优抚对象和军队退役人员的又一具体体现。贯彻落实国家有关政策，对进一步弘扬拥军优属、拥政爱民的优良传统，激发广大优抚对象和军队退役人员建设中国特色社会主义事业的积极性，激发全社会爱国拥军的政治热情，密切军政军民关系，促进国防和军队现代化建设，促进社会和谐稳定，必将产生重大而深远的影响。

一、对广大优抚对象和军队退役人员做出的积极贡献应予充分肯定

伴随着我军诞生、成长、壮大的80年光辉历程，广大优抚对象和军队退役人员为民族独立解放和新中国的创 建、为捍卫国家领土完整和维护主权统一、为保卫国家和人民生命财产安全做出了积极贡献。

革命战争年代，广大优抚对象和军队退役人员在党的领导下，同日本帝国主义、封建势力和国民党反动派进行了英勇顽强、艰苦卓绝的斗争，南征北战，出生入死，经过半个多世纪血与火的洗礼，取得了国家独立和民族解放的丰功伟绩，建立了卓越功勋。

新中国成立后，广大优抚对象和军队退役人员坚决履行《宪法》赋予的神圣职责，担负起保卫祖国、抵御外 来侵略等急难险重任务，在历次作战中，他们不怕牺牲、冲锋陷阵，打出了中国军人的志气和威风，夺取了一次又一次伟大胜利；在雪域高原、边防海哨，他们舍小家、顾大家，恪尽职守、无私奉献，带来了祖国和人民的生活安定祥和；在研制“两弹一星”过程中，他们扎根戈壁荒滩，艰苦创业，为国防科研事业贡献了青春，极大地提高了我国的国际地位；在开拓边疆、建设边疆、保卫边疆的奋战中，他们舍已为国、舍家为民、为国家为人民做出了卓越的贡献。

改革开放以来，广大优抚对象和军队退役人员始终牢记党的教诲和部队的培养，不计名利，不计得失，坚决服从组织安排，顺利实现由国家安全捍卫者向国家经济建设者的转变，为地方的经济社会发展注入了新的生机和活力。在各自工作岗位上，他们继续保持和发扬我党我军的优良传统，发奋图强，努力学习，扎实工作，为我国改革开放和社会主义现代化建设做出了应有的贡献。

事实证明，无论在革命战争年代，在和平建设时期，还是在改革开放的今天，广大优抚对象和军队退役人员都是党和人民培养的优秀儿女，都是国家和军队建设与发展的重要力量。在我军建军80周年之际，大力弘扬优抚对象和军队退役人员身上所体现的自强不息飞勇往直前、英勇奋战的革命精神，顾全大局、珍惜荣誉、为国分忧的思想境界，无私奉献、全心全意为人民服务的优良品质，是社会主义精神文明建设的重要内容，对推动社会主义和谐社会建设具有重要意义。

二、党和政府历来高度重视做好优抚对象和军队退役人员工作

做好优抚对象和军队退役人员工作，是一项直接为国防和军队现代化建设服务的重要工作，是党和政府一项长期的重要政治任务。党中央、国务院、中央军委历来高度重视做好优抚对象和军队退役人员工作，政治上予以关心，待遇上予以照顾，使他们得到妥善安置，基本保障了他们退役后的生活和就业。改革开放以来，中央财政先后 14 次提高残疾军人抚恤金标准，17 次提高烈属定期抚恤金标准和在乡退伍红军老战士生活补助标准，5 次提高在乡复员军人的定期定量补助标准，各级财政部门不断加大资金投入；出台完善了《军人抚恤优待条例》《烈士褒扬条例》等政策文件；开展了“爱心献功臣行动”和“关爱功臣活动”等一系列全社会大行动。

近年来，随着改革开放的不断深入和社会主义市场经济的不断发展，优抚对象和军队退役人员的生活水平不断改善和提高。但由于多种原因，他们在生活、医疗、就业、社会保障等方面还面临一些实际困难。对此，党中央、国务院、中央军委再次做出重大决策，集中出台了体现从优抚恤、关怀照顾要求的相关政策文件，使他们切实享受到改革发展的成果。

一是再次提高了部分优抚对象抚恤补助标准。从 2007 年 8 月 1 日起，在现行补助标准的基础上，在乡老复员军人生活补助标准每人每月增加 50 元，带病回乡退伍军人生活补助标准每人每月增加 30 元，残疾军人的残疾抚恤金标准提高 30％，城镇和农村烈属的定期抚恤金标准分别提高 20％和 15％，在乡退伍红军老战士（含在乡西路军红军老战士、红军失散人员）的生活补助标准提高 20％。同时，要求各地根据《军人抚恤优待条例》规定，保障优抚对象的生活不低于当地的平均生活水平。

二是对部分 1954 年 11 月 1 日后入伍并参战的军队退役人员发给生活补助。从 2007 年 8 月 1 日起，对在农村的和城镇无工作单位且家庭生活困难的 1954 年 11 月 1 日后入伍并参战的退役人员，按照每人每月 100 元的标准发给生活补助。

三是完善了参加核试验退役人员生活补助政策。从 2007 年 8 月 1 日起，对参加核试验的退役人员，经体检，不符合评残和享受带病回乡退伍军人生活补助条件，但患病或生活困难的农村和城镇无工作单位的，每人每月发给 100 元生活补助。

四是完善了优抚对象医疗保障政策。新出台的《优抚对象医疗保障办法》主要内容是：国家对一至六级残疾军人的医疗费用予以保障。一至六级残疾军人按照属地原则参加城镇职工基本医疗保险，享受残疾军人医疗补 助，保障现有的医疗待遇不降低。地方各级人民政府应采取切实措施，将七至十级残疾军人、在乡复员军人、带病回乡退伍军人和烈士遗属、因公牺牲军人遗属、病故军人遗属、参战退役人员等，纳入城镇职工基本医疗保险、城镇居民基本医疗保险、新型农村合作医疗和城乡医疗救助体系，并按规定给予缴费补助；对个人负担较重的，从优抚对象医疗补助资金中予以补助；鼓励各级各类医疗机构对优抚对象就医予以优先和照顾。

五是完善了落实部分军队退役人员有关劳动和社会保障政策的措施。针对各地在落实部分军队退役人员有关劳动和社会保障政策中存在的问题，按照权利和义务相对等原则，明确企业和个人必须按规定缴费，企业缴费确有困难的，可由军队退役人员所在企业与当地社会保险经办机构共同协商，签订缓缴或补缴协议，使军队退役人员能够参保并接续基本养老保险关系。同时规定，军队退役人员的军龄可视同缴费年限，达到法定退休年龄并缴费年限（含视同缴费年限的军龄）满 15 年的，退休后可按月发给基本养老金。按部分军队退役人员有关劳动和社会保障政策规定，对符合《国务院关于进一步加强就业再就业工作的通知》（国发（2005）36 号）规定条件的军队退役人员发给《再就业优惠证》，并享受相应的再就业优惠政策。在基本医疗保险关系接续工作中，军龄视同缴费年限，地方政府要多渠道筹资，帮助部分军队退役人员所在的困难企业参加基本医疗保险。部分安置在企业的 1954 年 11 月 1 日后入伍并参战的退役人员、参加核试验退役人员，纳入部分军队退役人员有关劳动和社会保障政策，解决有关劳动和社会保障问题。

六是完善了落实部分复员干部住房和生活救助政策的措施。针对目前部分 1993 年至 1999 年复员的军队干部无 固定经济收入、无力购买经济适用房，多数地区廉租住房制度覆盖范围小，部分租住公有住房的租金及取暖费用高、无力承担等问题，对以往的政策规定作了进一步细化，增强了贯彻落实的可操作性。针对这部分复员干部存在的生活困难，明确对生活有特殊困难的复员干部家庭，地方各级人民政府要根据实际情况，统筹研究，妥善解决。

关于部分企业军转干部，各地要继续贯彻落实中办发[2003] 29 号文件精神，随着当地职工平均工资和基本养老金水平的调整，相应调整企业军转干部的工资水平和基本养老金水平时，要继续向企业退休军转干部倾斜。

三、尊重关爱优抚对象和军队退役人员是全社会的共同责任

尊重、关爱优抚对象和军队退役人员，是党和政府的一贯方针，是全社会的共同责任。各级党委和政府要从深入贯彻落实科学发展观、构建社会主义和谐社会的高度，从密切党同人民群众血肉联系、实现国家长治久安的高度，从激发全社会爱国拥军热情、促进国防和军队现代化建设的高度，充分认识做好优抚对象和军队退役人员工作的重要意义，进一步增强政治意识、大局意识、责任意识，自觉把思想和行动统一到中央的部署和要求上来，把各项工作做细做实做好。

要认真落实国家制定的一系列政策措施，尤其是国家最近出台的有关政策。

要按照中央精神，准确把握政策实质，紧密结合本地实际，制定切实可行的工作方案和落实措施。要加大资金的投入，积极筹措资金，并连同中央财政安排的相关补助资金，及时补助到位。各级党委、政府和军地有关部门要按照属地管理、分工协作的原则，加强领导，精心组织，严格实行领导责任制和工作责任制，确保有关政策按时限要求落实到位，把事情办好，把实事办实，取得良好的社会效果。要加大督促检查和指导力度，认真分析研究和协调解决政策落实过程中出现的问题。

要对优抚对象和军队退役人员的生活、医疗、住房、就业和社会保险等情况进行调查摸底，广泛动员社会力 量，积极开展以为优抚对象和部分军队退役人员解决实际困难为主要内容的"关爱功臣活动"。要走访慰问优抚对象和军队退役人员中的特困人员，及时将其纳入相应的社会保障体系予以帮助扶持，充分借助社会救济、社会福利、慈善事业的力量，给予他们更多的关爱和优待。要把开展"关爱功臣活动"、为优抚对象和部分军队退役人员排忧解难的情况，列为评比表彰双拥模范城(县)的重要内容。要采取多种形式开展国防教育和爱国主义教育，大力宣传优抚对象和军队退役人员为国防和军队现代化建设做出的突出贡献，进一步增强全民国防观念和拥军优属意识，不断激发社会各界关心爱护、扶持帮助优抚对象和军队退役人员的热情，营造拥军优属的良好氛围。

四、发挥优抚对象和军队退役人员在经济社会发展中的积极作用

优抚对象为加强国防和军队现代化建设做出了贡献和牺牲，是国家的宝贵财富。军队退役人员多年受党和军队的教育培养，具有良好的政治素质、纪律观念和较强的吃苦精神、适应能力，是国家建设的重要人才资源。他们都是国家现代化建设的重要力量。

各级党委和政府要积极采取措施，为优抚对象和军队退役人员在经济社会发展中充分发挥作用创造有利条件，进一步在全社会形成尊重、关爱、支持、帮助优抚对象和军队退役人员的良好氛围。要把做好优抚对象和军队退役人员就业再就业工作，作为一项长期的重要任务认真抓好，积极为他们提供施展才华的机会和平台，尽可能使他们各得其所、各尽其才。要加大就业培训力度，帮助具备劳动能力的优抚对象和军队退役人员不断提高社会主义市场经济条件下的就业能力和适应能力。要善于发挥优抚对象和军队退役人员的特长和优势，引导和组织他们参与城乡基层管理、社区服务和矛盾纠纷排查化解工作，引导他们在平安创建活动中起到模范带头作用，真正成为促发展、促稳定、促和谐的积极力量。

五、做好优抚对象和军队退役人员组织管理与思想政治工作

加强对优抚对象和军队退役人员的组织管理与思想政治工作，确保他们在政

治上、思想上、行动上自觉与党中央保持一致，是政治上关心他们的具体体现，是做好优抚对象和军队退役人员工作的一项重要任务。各级党委和政府要按照属地管理、分级负责的原则，结合贯彻落实有关政策，对优抚对象和军队退役人员的组织关系、组织生活等情况，进行一次全面、认真的调查摸底，针对存在的问题研究制定加强组织管理的具体措施，建立健全依靠基层组织进行有效管理的长效工作机制。

要坚持不懈地做好优抚对象和军队退役人员的思想政治工作，深入细致地开展政策宣传和思想教育，把党和政府的关心爱护原原本本传达到每一个优抚对象和军队退役人员，帮助他们认清形势、理解政策，真切了解党和政府对他们的特殊关爱和为他们解决实际困难所做出的不懈努力。要教育、引导广大优抚对象和军队退役人员识大体、顾大局，继续保持革命军人的优良品质，正确对待改革中的利益关系调整；要鼓励、支持他们努力学习、不断进取，掌握新的本领，自立自强、创业致富，继续发挥模范带头作用，真正使落实政策的过程成为教育人、团结人、凝聚人、鼓舞人的过程，促进全社会的和谐稳定。

当前，我国政治安定、社会进步、民族团结，国民经济继续保持较快增长势头，大好形势来之不易，需要倍加珍惜和维护。广大优抚对象和军队退役人员受党培养教育和部队大学校锻炼多年，具有较高的思想觉悟和全面过硬的素质。希望广大优抚对象和军队退役人员继续发扬人民军队的优良传统，珍惜和保持自己的光荣历史和荣誉，讲政治、讲团结、顾大局，正确处理个人利益与国家利益、眼前利益与长远利益的关系。要保持清醒头脑，坚定政治信念，明辨是非，带头遵纪守法，抵制各种不利于社会和谐稳定的言行自觉维护社会稳定。要继续保持革命军人甘愿牺牲、乐于奉献的高尚品质，自觉发扬自强不息、艰苦奋斗的优良作风，积极投身经济建设大潮，努力为全面建设小康社会、构建社会主义和谐社会做出更大的贡献。

主题词：优抚对象 军队退役人员宣传教育提纲通知

报：中央政治局委员、候补委员，中央书记处书记，国务院总理、副总理、国务委员，中央军委主席、副主席、军委委员

送：中央办公厅、国务院办公厅、中央军委办公厅

中央宣传部办公厅秘书处

二〇〇七年七月十七日

民政部、人力资源社会保障部、卫生部、财政部关于进一步加强优抚对象医疗保障工作的通知

民发〔2008〕152号

各省、自治区、直辖市民政厅(局)、劳动保障厅(局)、卫生厅(局)、财政厅(局)，新疆

生产建设兵团民政局、劳动保障局、卫生局、财务局：

民政部、财政部、原劳动和社会保障部、卫生部《关于印发〈优抚对象医疗保障办法〉的通知》（民发〔2007〕101号，以下简称《办法》）下发一年来，各地各部门认真贯彻，扎实推进优抚对象医疗保障工作，大部分省、自治区、直辖市制定了具体实施办法，加大了资金投入，提高了优抚对象医疗保障水平。但从全国情况看，仍存在地区工作进展不够平衡、配套政策不够具体、服务程序不够简便、资金投入不够充足等问题。为全面落实中央领导同志关于"抓好已有政策的落实以解决当前问题，加快完善法制以解决长远问题"的指示精神，进一步加强优抚对象医疗保障工作，现就有关事项通知如下：

一、加快工作进度，及时出台实施办法

各地要根据《办法》的要求，结合本地区实际抓紧制定具体实施办法，在2009年9月底前，要普遍建立完善政策体系，切实保障优抚对象医疗待遇的落实。各地应进一步增强责任感和紧迫感，采取有效措施，加快贯彻落实步伐，切实把这项工作抓紧、抓好、抓实。省级实施办法制定工作原则上在2008年年底前完成；市（州）级实施办法制定工作原则上在2009年3月底前完成；县级实施办法制定工作原则上在2009年9月底前完成。已出台实施办法的地方，要进一步完善相关政策，并明确落实措施，增强工作的针对性和实效性。不能按时完成工作目标的，由民政部门会同劳动保障、卫生、财政部门逐级上报有关情况，说明原因。省级民政部门要会同有关部门抓好部署与督导，及时上报本地区各级实施办法出台、资金投入、制度建设等工作进展情况，民政部将会同有关部门定期通报。

二、明确任务目标，确保优抚对象医疗待遇

各地有关部门要密切配合，切实履行各自职责，确保优抚对象按照属地原则相应参加城镇职工基本医疗保险、城镇居民基本医疗保险或新型农村合作医疗。民政部门要为无工作单位的一至六级残疾军人统一办理参加城镇职工基本医疗保险等手续，并会同劳动保障、卫生、财政部门共同做好帮助困难优抚对象参加城镇居民基本医疗保险和新型农村合作医疗工作。要保障优抚对象在享受相应基本医疗保障待遇的基础上，按规定享受城乡医疗救助和优抚对象医疗补助。各地要引导医疗卫生机构按照当地有关规定，制定针对优抚对象的具体医疗服务优惠和照顾政策，在挂号、就诊、取药、住院等服务环节中体现对优抚对象的优先。通过社会基本医疗保障体系报销、优抚对象医疗补助和医疗机构优惠减免等多种措施，保证优抚对象现有医疗待遇不降低，保证同属别优抚对象待遇大致相当，保障优抚对象医疗待遇水平与当地经济社会发展水平相适应。

三、加大投入力度，为优抚对象医疗保障工作提供资金保障

各地要按照财政部、民政部、原劳动和社会保障部《关于优抚对象医疗补助资金使用管理有关问题的通知》(财社〔2008〕35 号)规定，进一步加大投入，拓宽资金筹集渠道，缓解资金供需矛盾。各地财政部门要把优抚对象医疗保障资金纳入预算安排，同时，统筹考虑，合理安排优抚对象医疗保障工作经费，对相关工作给予必要的支持。各级财政部门在安排优抚对象医疗补助资金时，应加大对下级优抚对象人数较多的困难地区的倾斜力度。另外，各地应从民政部门使用的彩票公益金中合理安排部分资金用于优抚对象医疗保障。要进一步规范资金使用管理，专款专用；各地民政部门要会同有关部门，结合民政统计工作，及时、准确上报享受各种医疗保障的优抚对象人数、优抚对象医疗补助资金支付等优抚对象医疗保障工作进展情况数据。各地工作成效将作为财政部、民政部分配中央财政优抚对象医疗补助资金的重要因素。

四、简化操作程序，尽力方便优抚对象看病就医

各地民政、劳动保障、卫生、财政等有关部门要加强协调配合，实现优抚对象医疗费用信息共享，按照方便、快捷的原则，尽可能减少结算环节，简化操作程序，推行优抚对象医疗费“一站式”结算服务，对优抚对象医疗费中非个人自付部分，应在其医疗终结时同步结算；对患危急重病的优抚对象，应实行先就医后结算等医前救助措施。

五、统一思想、提高认识，切实加强对优抚医疗保障工作的领导

优抚对象医疗保障是一项惠及广大革命功臣的重要工作，各地要从学习实践科学发展观、构建社会主义和谐社会的高度，充分认识做好这项工作的重要性和紧迫性，把加快优抚对象医疗保障制度建设列入重要议事日程。各级民政、劳动保障、卫生、财政等部门要按照属地管理、各负其责的原则，进一步完善和落实优抚对象医疗保障的政策措施。各地要加强基层优抚工作队伍建设，经常开展业务培训、理论研讨和经验交流，不断提高服务管理能力。要综合运用行政和法律手段管理监督优抚对象医疗保障工作，满足各类优抚对象的不同医疗需求，促进优抚对象医疗保障工作健康发展。

民政部　人力资源社会保障部　卫生部　财政部

二〇〇八年十月二十日

民政部、财政部关于调整部分优抚对象等人员抚恤和生活补助标准的通知

民发[2009]135 号

各省、自治区、直辖市民政厅(局)、财政厅(局)，新疆生产建设兵团民政局、财务局：

经研究，决定从 2009 年 10 月 1 日起调整部分优抚对象等人员抚恤和生活补助标准，现就有关问题通知如下：

一、提高残疾军人(含伤残人民警察、伤残国家机关工作人员、伤残民兵民工)的残疾抚恤金、烈属(含因公牺牲军人遗属、病故军人遗属)的定期抚恤金、在乡退伍红军老战士(含在乡西路军红军老战士、红军失散人员)的生活补助标准，调整后的标准见附表。

二、各地要按照《军人抚恤优待条例》规定，适当提高在乡老复员军人的生活补助标准，使其生活达到当地农村居民平均生活水平。中央财政在现行补助标准的基础上，每人每月增加 70 元。

三、各地要按照每人每月不低于 200 元、不高于十级残疾军人抚恤金标准的原则，调整带病回乡退伍军人生活补助标准，每人每月提高标准不低于 70 元。中央财政对北京、天津、上海、江苏、浙江、福建、广东、山东、辽宁等 9 个省(直辖市)，补助标准调整为每人每月 80 元；对河北、山西、吉林、黑龙江、安徽、江西、河南、湖北、湖南、海南等 10 个省，补助标准调整为每人每月 120 元；对内蒙古、广西、重庆、四川、贵州、云南、西藏、陕西、甘肃、青海、宁夏、新疆等 12 个省(自治区、直辖市)，补助标准调整为每人每月 160 元；对新疆生产建设兵团补助标准调整为每人每月 200 元。

四、对在农村的和城镇无工作单位且家庭生活困难的参战退役人员提高生活补助标准，每人每月提高 70 元，达到每人每月 200 元。中央财政对北京、天津、上海、江苏、浙江、福建、广东、山东、辽宁等 9 个省(直辖市)，补助标准调整为每人每月 80 元；对河北、山西、吉林、黑龙江、安徽、江西、河南、湖北、湖南、海南等 10 个省，补助标准调整为每人每月 120 元；对内蒙古、广西、重庆、四川、贵州、云南、西藏、陕西、甘肃、青海、宁夏、新疆等 12 个省(自治区、直辖市)，补助标准调整为每人每月 160 元；对新疆生产建设兵团补助标准调整为每人每月 200 元。

五、对不符合评残和享受带病回乡退伍军人生活补助条件，但患病或生活困难的农村和城镇无工作单位的原 8023 部队退役人员，以及其他参加核试验军队退役人员提高生活补助标准，每人每月提高 70 元，达到每人每月 200 元。中央财政对北京、天津、上海、江苏、浙江、福建、广东、山东、辽宁等 9 个省(直辖市)，补助标准

调整为每人每月80元；对河北、山西、吉林、黑龙江、安徽、江西、河南、湖北、湖南、海南等10个省，补助标准调整为每人每月120元；对内蒙古、广西、重庆、四川、贵州、云南、西藏、陕西、甘肃、青海、宁夏、新疆等12个省(自治区、直辖市)，补助标准调整为每人每月160元；对新疆生产建设兵团补助标准调整为每人每月200元。

六、对建国前加入中国共产党的农村老党员和未享受离退休待遇的城镇老党员调整生活补贴标准，每人每月提高70元，补助标准调整为：1937年7月6日前入党，达到每人每月370元；1937年7月7日至1945年9月2日入党的，达到每人每月310元；1945年9月3日至1949年9月30日入党的，达到每人每月230元。已享受优抚对象抚恤补助的老党员，不执行上述补贴标准，仍按每人每月50元标准发给生活补贴。已对老党员实行定额补贴的地方，补贴标准低于上述标准的，按照补差原则发给补贴；补贴标准高于上述标准的，仍按原补贴标准发给补贴。中央对北京、天津、上海、江苏、浙江、福建、广东等7省(直辖市)，按上述补助标准的25%安排补助资金；对其他省(自治区、直辖市)按上述补助标准的50%安排补助资金。

七、此次调整所需中央补助经费，由中央财政核拨专款另行下达。地方各级民政、财政部门要落实地方应安排的资金，切实加强资金管理，保证及时、准确、足额地把抚恤金和生活补助费发放到优抚对象等人员手中。

附件1.残疾军人、伤残人民警察、伤残国家机关工作人员、伤残民兵民工残疾抚恤金标准表。2.烈属、因公牺牲军人遗属、病故军人遗属定期抚恤金标准表。3.在乡退伍红军老战士、在乡西路军红军老战士、红军失散人员生活补助标准表(略)

民政部
财政部
二〇〇九年九月二十七日

1.3 涉核岗位军队退役人员上访问题的教训和启发

我国核武器研制起步于20世纪50年代，我国涉核岗位军队退役人员上访问题则起始于20世纪70年代末。涉核岗位军队退役人员上访问题的解决也经历了一个长期的过程。对我国涉核岗位军队退役人员上访问题的原因、过程和解决办法以及经验教训进行分析研究，不仅对做好现实的涉核岗位军队退役人员上访问题工作的理解，而且对于研究做好现役涉核岗位军队人员和后续涉核岗位军队人员退役人员有关工作都具有重要作用和指导意义。

第一、各级政府和军队还要加强对部分原8023部队及其他参加核试验军队退役人员有关问题的妥善解决。部分原 8023 部队及其他参加核试验军队退役人员有关问题既是一个历史问题，也是一个现实问题。正如国家有关文件指出的，一方面要充分肯定广大优抚对象和军队退役人员的历史功绩。无论在革命战争年代，在和平建设时期，还是在改革开放的今天，广大优抚对象和军队退役人员都是党和人民培养的优秀儿女，都是国家和军队建设与发展的重要力量。大力弘扬优抚对象和军队退役人员身上所体现的自强不息、勇往直前、英勇奋战的革命精神，顾全大局、珍惜荣誉、为国分忧的思想境界，无私奉献、全心全意为人民服务的优良品质，是社会主义精神文明建设的重要内容，对推动社会主义和谐社会建设具有重要意义。另一方面，党和政府把做好优抚对象和军队退役人员工作作为一项直接为国防和军队现代化建设服务的重要工作，是党和政府一项长期的重要政治任务。党中央、国务院、中央军委高度重视做好优抚对象和军队退役人员工作，政治上予以关心，待遇上予以照顾，使他们得到妥善安置，基本保障了他们退役后生活和就业。改革开放以来，中央财政先后 14 次提高残疾军人抚恤金标准，17 次提高烈属定期抚恤金标准和在乡退伍红军老战士生活补助标准，5 次提高在乡复员军人的定期定量补助标准，各级财政部门不断加大资金投入；出台完善了《军人抚恤优待条例》、《烈士褒扬条例》等政策文件；开展了“爱心献功臣行动”和“关爱功臣活动”等一系列全社会大行动。

军人退役后，属于一个特殊的群体，应该有其特殊的保障，它是由于军人在从军期间保家卫国，承担着作战及其他急难险重任务，作出了常人难以做到的贡献，需要国家从社会保障的角度给予补偿。其特殊保障为：①维护退役军人在退役后相应的生活水平不低于或略高于社会总体水平，②保障退役军人的生活待遇略高于当地的平均生活水平，③最重要、最核心的是看退役军人的经济收入，通过特殊保障和必要的优待使退役军人尽快达到或者高于未服兵役的公民的生活水平。因此，对部分原 8023 部队及其他参加核试验军队退役人员有关问题的解决还需要各级政府根据国家有关要求开展大量的工作，对涉核军队退役人员的核查认定、组织体检、数据统计、落实相关抚恤补助待遇等方面不断地开展有效工作。

第二、涉核岗位军队退役人员上访问题的教训和启发。涉核岗位军队退役人员上访问题的出现有其深刻的历史原因。既有对核辐射危害的科学认识问题，也有涉核岗位军队（包括退役）人员的管理问题。早在国发[1979]300 号国务院、中央军委同意国防科委《关于妥善处理退伍战士反映受放射性损害问题的请示报告》就指出，从事放射性工作的单位，要深入开展放射性防护科学知识和安全常识的宣传教育工作，大力加强防护措施，严防事故发生，切实保障工作人员的安全与健康。涉核岗位军队退役人员上访问题的出现一方面反映了在核武器研制和试验过程对核辐射危害的科学认识不够的问题，可能存在核试验过程中防护和管理不够的问题；另一方面反映随着国家经济社会的发展，特别是在我国社会转型期，对涉核岗位军队退役人员的困难生活保障等的研究和落实不够的问题，表现在政策的连续和稳定性方面不够。目前，涉核岗位军队退役人员上访问题的解决过程还反映了一些需要注意的问题，一是民发(2007)102号《关于落实优抚对象和部分军队退役人员有关政策的实施意见》中对有关对象及其范围的界定的其他参加核试验军队退役人员包括参加过核试验效应试验的退役人员、执行过核试验保障任务的退役人员、参加过核爆炸条件下军事演习的退役人员，与原8023部队驻同一区域部队的退役人员、曾在核导弹、核潜艇部队涉核岗位服役的退役人员等，但在实际工作中可能存在人员范围扩大的问题，因为曾在核导弹、核潜艇部队涉核岗位服役的界定可能因为部队单位的变更、档案资料的缺失、工作岗位的界定等原因在实际中存在一定困难。二是涉核岗位军队退役人员上访除了涉及到各级政府和军队有关部门，还大量地将有关信息上网公布，存在有关国家保密问题，特别是涉核保密的管理问题。因此，从涉核岗位军队退役人员上访问题得到的启发是应当从系统和全面的角度考虑涉核岗位军队人员管理问题，从各个方面对基础问题和政策问题进行研究解决。

第 2 章　电离辐射致生物效应研究综述

电离辐射(简称辐射、射线等)是指可以使原子、分子发生电离、激发效应的辐射。电离辐射致生物效应是指电离辐射作用于生命体的生物大分子、细胞、组织器官、系统及整体等不同层面所产生的各种生物学效应。人类对电离辐射致生物效应的认识起始于伦琴 1895 年发现 X 射线及其应用之后,而对电离辐射致生物效应及其危害的全面认识则经历了慢长的过程。今天,随着核科学技术发展和人类社会发展需要,电离辐射及其致生物效应更加受到人类高度重视。研究电离辐射作用于生命体后所产生的生物效应,可以掌握电离辐射对生物机体作用的特点和规律,对于进一步认识生命体结构功能、电离辐射致生物效应应用、开展辐射损伤诊断治疗、制订辐射防护标准、开展辐射防护工作等都具有重要的作用。因此,本章对电离辐射致生物效应进行简要综述。

2.1　电离辐射致生物效应概述

2.1.1　电离辐射致生物效应特点

一个世纪来,世界上许多实验室、学术机构和学者对电离辐射致生物效应进行了大量的研究,积累和形成了许多具有重要作用的资料。到目前为止,人类已知,电离辐射可以产生多种多样类型的生物效应。图 2.1 简要给出了电离辐射照射生命体所产生的生物学效应过程。

电离辐射致生物效应的特点相比于其他类型危害的特点表现在两个方面:①较低吸收能量可导致高生物效应。如一个 70kg 的人受到 4Gy 剂量照射时,实际上发生的急性放射病可能导致人员死亡,但吸收 280J 能量如果全部转换为热能则只能使组织温度升高 0.002℃。这意味着从局部能量沉积到整体损伤发生发展之间存在一个极为复杂的特殊过程。②电离辐射短时间作用于有机体既可以引起短期效应,也可引起长期效应。粒子穿过受照射物质原子的过程中是在瞬间完成(10^{-18}s),而它所引起的生物效应既可以在短时间内出现,也可以许多年后出现。如电离辐射致人急性放射病病程约为两个月,晚期癌症发生则可在数年、数十年以后才发生。

电离辐射作用于有机体引起生物效应过程大致可以分为四个阶段：①物理阶段：从 10^{-18} s 延续到 10^{-12} s，此阶段包括电离辐射同原子核及核外电子相互作用，通过直接或间接电离和激发发生能量沉积。②物理化学阶段：从 10^{-12} s 延续到 10^{-9} s。此阶段从原子电离激发引起分子电离激发，形成自由基。③化学阶段：从 10^{-9} s 延续到 1s。此阶段包括自由基扩散并与关键的生物分子相互作用，形成分子损伤。④生物阶段：从秒延续到年，此阶段中分子损伤可以逐渐发展表现为生物大分子和细胞辐射效应，如染色体畸变、细胞死亡、细胞突变等，最终可能造成生物机体死亡、远期癌变以及后代遗传改变等。

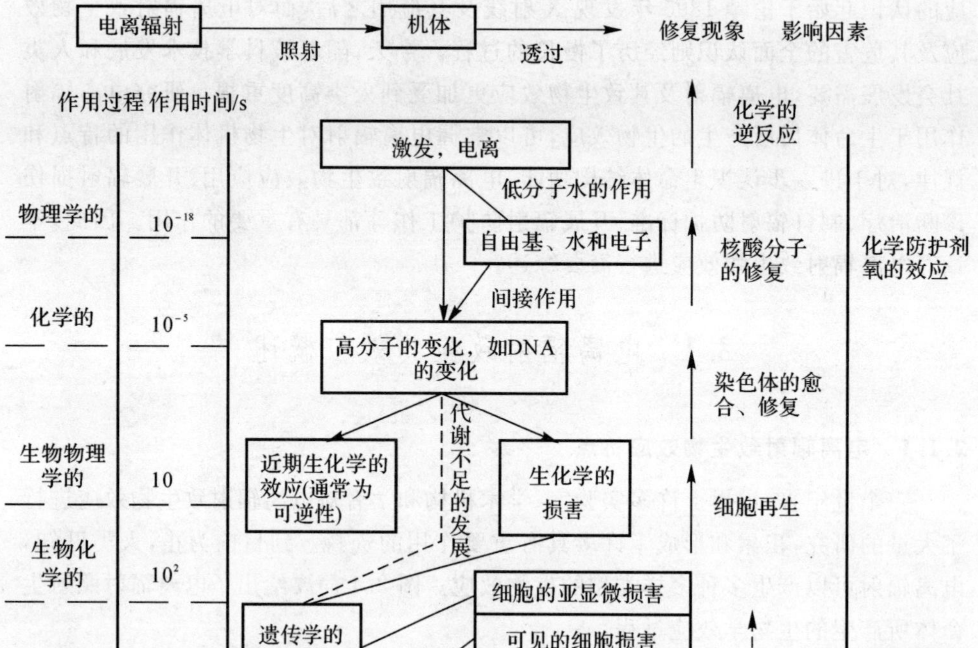

图 2.1　射线对有机体作用和机体的修复过程

2.1.2　电离辐射致生物效应的分类

电离辐射作用于有机体可以产生辐射致癌、辐射遗传效应等多种类型的生物效应。在实际工作中，为了研究和分析，需要对电离辐射辐射致生物效应进行分类。由于电离辐射致生物效应的多样性和分类目的的不同，因此，电离辐射致生物效应的分类目前通常按以下进行分类。

(1)近期效应和远后效应。按照电离辐射致生物效应出现的时间，可将电离辐射致生物效应分为近期效应(也可称为早期效应)和远后效应(也可称为晚期效应)。一般将电离辐射作用于机体后，在照射后数分钟至数周内就出现的效应，称为近期效应。在照射后数月以后才表现出来的效应，称为远后效应。远后效应可在照射后数月、几年或更长时间后才出现。

(2)躯体效应和遗传效应。电离辐射致生物效应，显现在受照者本人身上的，称为躯体效应。躯体效应发生于体细胞，这类细胞存活时间不能超过个体寿命期限。因此，躯体效应一定在受照射者的生存期间显现出来。电离辐射致生物效应发生在受照者后代的效应，称为遗传效应。遗传效应发生于生殖细胞，生殖细胞是专为繁殖后代的细胞，此类细胞的功能是将遗传信息传递给新的个体，辐射遗传变异信息可能在受照者的第一代或更晚的后代中显现出来，如发生于胎儿的发育异常或其他遗传性疾病。

(3)随机性效应和确定性效应。基于辐射防护目的，电离辐射作用于人体产生的生物效应可以分为随机性效应和确定性效应。随机性效应定义为电离辐射致生物效应的发生几率随照射剂量而改变的一类效应，如辐射所致诱发癌症和遗传效应等。对随机性效应通常假定不存在剂量阈值，如在低于 3 Sv 的剂量范围内，实体癌随机性效应概率与剂量之间符合线性剂量响应关系，血癌随机性效应概率与剂量之间也可用线性－二次函数拟合。确定性效应是指电离辐射致生物效应的严重程度(包括组织恢复能力降低)随照射剂量增加而增加的一类效应。确定性效应的特点之一是可能存在剂量阈值，如电离辐射所致的眼晶体白内障，骨髓内细胞受照所引起的造血障碍以及电离辐射致皮肤的良性损伤等。ICRP 第 103 号出版物《国际放射防护委员会 2007 年基本建议书》中将确定性效应也称为组织反应(本书也将确定性效应与组织反应列为同义)。随机性效应和确定性效应的定义可用图 2.2、图 2.3 示意。

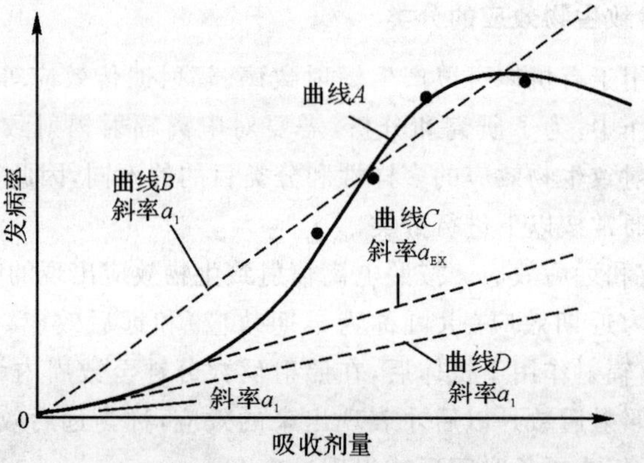

图 2.2　随机性效应示意图

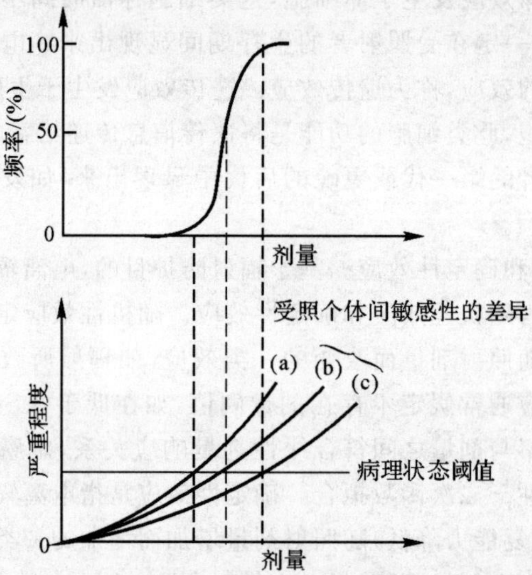

图 2.3　确定性效应示意图

2.1.3　影响电离辐射致生物效应的因素

生物机体本身是一个非常复杂的系统，其生命功能依靠许多相互联系、相互协调和相互制约的机理以及大量的生化活动和物质基础来进行保障。在同一照射剂量下所引起效应的严重程度或发生率却不完全相同。因为，电离辐射致生物效应与许多外部条件和机体内在因素有关。影响辐射生物效应的因素可分为三类。一是物理因素，包括照射剂量、射线性质、照射剂量时间分布（包括剂量率、分次或间歇照射)和空间分布(包括均匀照射、不均匀照射或微剂量)、照射方式(包括体外、体表、体内照射)等;二是生物因素,包括细胞、组织器官、个体等辐射敏感性;三是其他因素的影响,如氧效应、冬眠、麻醉、寒冷、精神紧张、疲劳等。

1. 物理因素

照射剂量与生物效应之间存在密切而有非常复杂的关系。如对随机性效应,在一定剂量范围内效应的发生率与剂量的关系可用 $P=aD+bD^2$ 表述,其中在低剂量时线性项 aD 占主要地位,在高剂量(大于 1 Gy)和高剂量率(1 Gy/min)时二次项 bD^2 占主要地位。但根据动物实验研究,当受照射剂量高于某一值时,辐射诱发某些肿瘤的发生率将随剂量的增加而下降。对确定性效应,它的发生是有剂量阈值的,效应严重程度和剂量大小有关,如发生白内障的剂量阈值范围为 2～10 Gy。

实验证明,在其他条件相同时,不同性质和不同能量的电离辐射对生物的损伤有较大的差别。例如照射所致放射病中,血相下降较快,胃肠症状重,早期死亡较多。这说明各种电离辐射每一单位剂量的致伤能力不同。根据现有认识,这主要取决于粒子径迹上能量沉积的微观分布。换言之,射线的致伤能力与其传能线密度(Liner Energy Transfer, LET)有密切关系。LET 的含义是指电离粒子在单位长度径迹上消耗的平均能量,单位是 keV/μm。随着 LET 的增加,电离辐射效应往往加重。因此,为了表示不同辐射引起的生物效应的差别,在放射生物学中提出了相对生物效应(Relative Biological Effectives, RBE)。RBE 的定义为对于特定的生物体或组织,由基准电离辐射引起特定生物效应所需的剂量与所研究的辐射在相同条件下引起同等程度生物效应所需剂量的比值。通常以低 LET 的 X 射线(约 200 keV～250 keV)或 ^{60}Co 的 γ 射线作为基准电离辐射。REB 与电离辐射的 LET、能量、剂量、剂量率、动物种属、观察效应的生物学终点等有关。如用数百 keV 的 X 射线和 1MeV 的 γ 射线进行实验,在高剂量时其相对生物效应相同,但在低剂量时 X 射线的 RBE 约为 γ 射线的 RBE 值的 2 倍。RBE 的引入不仅在放射生物学中具有实际意义,而且在辐射防护中也有重要应用。在辐射防护中为了说明不同类型和不同能量电离辐射所致生物效应的差异,引入了辐射权重因子。

照射剂量时间分布(包括连续剂量、长期照射、分次或间歇照射等情况)和空间分布(对受照体的均匀照射、不均匀照射等)以及照射方式(射线来自体外、体表或体内照射)等对电离辐射致生物效应也有重要影响。实验表明,产生相同的确定性效应,分次照射所需要的剂量高于单次照射剂量,剂量率效应与分次照射有相似之处。例如若一生 50 年全身均匀照射的累积剂量为 2 Gy 时不会发生急性的辐射损伤；但若一次急性照射的剂量为 2 Gy 时则可能发生在临床表现的急性放射病。因此，在进行剂量控制时应在尽可能低的剂量率水平下分散进行。在相同剂量照射下，受照面积愈大，产生的生物效应也明显。如在几平方厘米的皮肤面积受照 6 Gy 时仅引起皮肤暂时变红，不会出现全身症状；但在同样剂量下受照面积达到全身的 1/3 以上时则有致死的危险。因此在实际工作应避免大剂量全身照射。

电离辐射致生物效应与受照部位也有较大关系。受照部位不同，产生的效应也不同。在相同剂量和剂量率照射条件下，人体不同部位的辐射敏感性的高低次序可排列为：腹部、盆腔、头部、胸部、四肢。因此，在防护要注意对腹部的防护。照射方式不同，辐射生物效应也有较大的差别。在外照射条件下，当人体受穿透能力较强的中子、γ 射线照射一定剂量时，可造成深部组织器官如造血器官、生殖器官、胃肠道和中枢神经系统等的辐射损伤。而当放射性核素进入人体内造成内照射时，则与核素的性质、进入途径及在关键器官中的沉积量等有关。

2. 生物因素

细胞、组织、器官、系统、机体整体等生命物质对辐射损伤的相对敏感程度称为辐射敏感性。细胞辐射效应（DNA 和膜的损伤、生化代谢改变、生理功能异常、细胞死亡）是机体辐射损伤（各种效应、症状、体征）的基础。细胞对辐射敏感性与细胞增殖之间存在十分复杂的关系。为了研究和应用，可按辐射敏感性将细胞分为五类：①营养性分裂间期细胞对辐射最敏感，如各类干细胞和生发细胞。②分化中的分裂间期细胞较为敏感，如造血与生殖系统中正在分化但仍能分裂的细胞。③多向性结缔组织细胞具有中等辐射敏感性，如内皮细胞、成纤维细胞及间叶细胞。④回复性分裂后细胞对辐射比较能耐受，如唾液腺、肝、肾、胰、汗腺和内分泌腺的实质细胞与导管细胞、支持细胞等。⑤定型的分裂后细胞对辐射最不敏感，如各种成熟已完全分化的细胞。在实际工作中，常用对辐射敏感的血液中淋巴细胞、白细胞、血小板的变化以及外周血细胞染色体的畸变程度作为受照机体的生物指标。

组织与器官是由多种细胞组成的。其辐射敏感性主要取决于实质细胞的相对敏感性。如果含有一系列不断发展的细胞则取决于其中最敏感的细胞群。各种条件，如局部微血管的数量和部位、血液供应情况、组织液和结缔组织以及实质细胞对这些条件的信赖程度等也能在一定程度上影响组织器官的辐射敏感性。就整个组织与器官而言，辐射总效应还取决于损伤过程与修复过程之间的相互消长和平衡。组织器官的血液淋巴系统的结构、微循环以及间质环境等都能影响修复与再生。在辐射防护中为了定量估计各种组织器官的辐射敏感性引入了组织权重因子。

生物物种、个体及个体不同发育阶段对辐射也有敏感性。个体敏感性主要是指机体受到全身照射后，是否容易发生辐射综合症或死亡。生物体极为复杂，照射后是否出现症状不仅取决于生命重要器官或组织中辐射敏感组织的损伤程度和数量，也取决于一些重要组织器官和各种调节机制的改变和破坏。不同种属以及不同个体之间虽然同类细胞的辐射敏感性可能较接近，但各组织器官功能的稳定性和体内各种调节机制的灵活性可能不同，因而在辐射敏感性表现出个体差异。接受中等剂量照射时，个体差异往往表现更明显。例如核爆炸时在相近条件下同样接受1～1.5 Gy瞬时辐射照射的26只狗中，1只无反应，4只仅出现放射反应，16只为轻度，4只为中度，另1只为重度骨髓型急性放射病，其他剂量组波动也较大。对不同生物种属而言，总的趋势是愈高级者愈敏感，但也不是绝对的。例如，绵羊、山羊、猪以及狗的半致死剂量均低于人。在人的个体发育的不同阶段中，辐射敏感性从幼年、少年、青年、成年依次降低，而老年人对辐射又比成年人敏感。胚胎期是一个关键时期，受精后约38天时辐射敏感性最高。因此，在防护中，对妊娠早期的妇女应避免腹部受照射，对年龄未满18岁的青少年也不应参与职业性放射工作。性别也有一定影响，一般说来育龄雌性的辐射耐受性稍大于雄性，这可能与体内性激素含量有关。

3.其他因素的影响

其他因素的影响主要包括氧效应、冬眠、麻醉、寒冷、精神紧张、疲劳等。细胞所处环境中氧浓度增加时辐射损伤较重。低氧状态下产生一定程度损伤所需要照射剂量与有氧条件下引起相同效应所需要剂量的比值称为氧增比。LET升高时氧效应缩小，甚至消失。我国研究表明，不但在照射前或照射当时，即使在照射后一定时间内改变细胞环境中的氧浓度，仍能影响辐射效应。温度升高时氧增比也下降。

冬眠、麻醉可暂时使辐射损伤表现不明显，但过后照样产生，病程和严重程度未见变化。寒冷、精神紧张、疲劳等均可加重放射病。实验表明，长途汽车跋涉(照射前和/或照射后短期内)所加重的放射病病情大致相当于提高照射剂量10%的效应。

根据上述介绍的影响电离辐射致生物效应三类因素，加之在实际上由于存在照射方式多样、受照剂量难以确定、效应非特异性、效应潜伏期长、有一定的天然发生率、缺乏相应对照人群等问题，剂量评价与电离辐射致生物效应的分析是一件相当困难的工作。

2.2 电离辐射致生物效应的原初作用

电离辐射致生物效应的原初作用过程是生物体系中受电离辐射作用的最早期过程。通常指的是电离辐射作用于有机体引起效应过程四个阶段中化学阶段及其以前的阶段。在电离辐射致生物效应的原初作用过程中，发生电离辐射能量传递和吸收，原子分子激发和电离，自由基产生及化学键的断裂等。电离辐射致生物效应的原初作用的对象包括主要水分子和生物分子。反应从大量存在的水分子开始，累及到生命重要的大分子。这一系列改变构成电离辐射致生物效应的物质基础。

(1)射线与水分子的作用。生物体受辐射作用产生的生物效应主要起源于组成生物系统的各种分子的电离。由于电离是一种非选择性的随机过程，而人体组织中的70%～80%是水，因此水是组织中发生电离作用的主要物质。

水受辐射作用，首先发生电离和激发，生成水离子、电子和激发的水分子：

水电离　$H_2O \longrightarrow H_2O^+ + e^-$　　水激发　$H_2O \longrightarrow H_2O^*$

电离与激发的分子是不稳定的，它们在转变为稳定分子的过程中，或者发生重合，或者发生结构变化，或者将能量传递给另一个分子。

水离子 H_2O^+ 迅速与水分子反应，生成水合质子 H_3O^+ 和羟自由基 OH：

$$H_2O^+ + H_2O \longrightarrow H_3O^+ + {}^-OH$$

激发的水分子中有一部分分解为氢离子 H^- 和 ^-OH：

电子与其他分子碰撞，失去部分能量，有的与若干分子形成一个暂稳的结合状态，叫做水合电子：

$$e^- + nH_2O \longrightarrow e_{aq}^-$$

一部分电子和水合电子又与氢离子或水合质子发生中和反应：

$$e^-(e_{aq}^-) + H_3O^- \longrightarrow H^- + H_2O$$

H^-，^-OH 及 e_{aq}^- 之间的再结合反应又产生 H_2 及 H_2O_2。

因此可将水的原初辐射产物概括为

$$H_2O \longrightarrow H^- + {}^-OH + e_{aq}^- + H_2 + H_2O_2 + H_3O^+$$

水的原初辐射产物和数量如表2.1所示。其中羟自由基 ^-OH 和水合电子 e_{aq}^- 是两种重要的水解自由基，前者具有强氧化性质，后者具有强还原性质，它们能进一步与生物分子发生作用。

表 2.1　水辐射产物的产额(pH 值为中性时)

产物	每吸收 100 eV 的辐射能量所形成产物的分子数
e_{aq}^-	2.6
H^-	0.6
^-OH	2.6
H_2	0.45
H_2O_2	0.75

(2)射线与生物分子的作用。射线对生物分子的作用,有直接作用和间接作用两种形式。直接作用是指电离辐射直接作用大生物分子上沉积能量并引起这些分子的物理和化学变化;间接作用是指电离辐射在重要生物分子周围环境的其他成分(主要是水分子)上沉积能量而引起生物分子变化。

核酸、蛋白质等生物分子受辐射的直接作用后可以被激发成为激发态分子。当激发能高于分子的电离电位时,分子发生电离;当激发能高于化学键能时可导致分子中某一化学键的断裂,形成两个自由基。在高浓度的多种分子的生物体系中,激发能还可能从一个分子向其他分子传递,导致更多的分子受到损伤。

对生物分子的间接作用主要由水辐射产物自由基引起。所谓自由基是指具有一个或多个不配对电子的原子或分子,它能够与其他具有不配对的原子或分子形成化学键。因此,它的性质很活泼、不稳定并具有很高的反应性。在中性稀水溶液中,各种自由基的贡献大致按下比例:^-OH 50%,e_{aq}^- 45%,H^- 5%。水辐射产物自由基与生物分子作用主要引起加成反应、抽氢反应和电子俘获反应。例如通过加成反应可造成核酸碱基的损伤。^-OH 和 H^- 能打开嘧啶碱基的 C_5 和 C_6 之间的双键,并结合上去形成 5(6)羟基嘧啶自由基。通过羟自由基的抽氢反应容易造成直链氨基酸脱氨基、含硫氨基酸的氧化,攻击 DNA 的糖基时可引起 DNA 链断裂和碱基的释放。水合电子可被生物分子俘获,俘获电子后的生物分子又发生分解,如发生在氨基酸中就成为蛋白质和酶纯化和失活的重要原因之一。在一个生物体系中,辐射的直接作用和间接作用是同时存在的。由于生物体内水含量很高,因此间接作用更为重要。

2.3 电离辐射致细胞的生物效应

2.3.1 细胞结构与功能

人体和其他的生命体都是由细胞构成的。细胞是多种多样的。许多由来源、构造、功能方面相同的细胞和细胞间质结合在一起发挥着相同作用就成为组织。多种具有同一功能的组织结合起来构成器官。几个不同的器官组合在一起完成某种特定的功能就构成系统。人体由不同的系统组成。因此,人体构成可以按系统、器官、组织、细胞等进行分层考虑。电离辐射致生物效应在不同的层面有不同的效应。细胞是一切生物体进行生命活动的基本结构和功能单位,本节主要讨论电离辐射作用于细胞所产生的生物效应。

细胞是由膜包围的能独立进行繁殖的原生质团。根据细胞功能可以将人细胞分成两大类,一类称为体细胞,一类称为生殖细胞。体细胞是构成个体本身的各种细胞,生殖细胞是专为繁殖后代的细胞。细胞中不含膜包围的细胞核的生物称为原核生物,含有膜包围的细胞核的生物称为真核生物。细胞由质膜、细胞质、细胞核组成。细胞质由细胞器(质体、线粒体、内质网、核糖体、高尔基体、溶酶、细胞骨架)和细胞质溶质(水、无机离子、酶、可溶性大分子和代谢产物)组成。细胞核是由双层膜构成核被膜包围的细胞器,核内含有由脱氧核糖核酸(NDA)和蛋白质构成的染色体。NDA是一切细胞的基本遗传物质,它是由两条纤长的多聚链以双螺旋形式缠绕盘旋而成的。每条链中由交替的磷酸和脱氧核糖通过磷酸二酯键相连接构成骨架,在每个脱氧核糖基团的第一位碳原子上连接有有机碱基:腺嘌呤(A)、胸腺嘧啶(T)、鸟嘌呤(G)或胞嘧啶(C)。两条链之间通过互补碱基间的氢键相并联。NDA在通常状况下以双螺旋形式存在。间期染色体结构比较松散称为染色质,有丝分裂期染色质变为凝缩状态,呈线状称为染色体,当细胞分裂末期或到下一个增殖周期的间期时染色体结构松散为染色质。染色质和染色体的化学本质是相同的,只是在细胞周期的不同时期其结构不同。

细胞增殖的方式是细胞分裂(有丝分裂),细胞分裂的两个主要阶段是细胞DNA的复制和细胞分裂为两个子细胞,子细胞进一步分裂形成下一代细胞。细胞分裂过程的不断重复,可看做是伴随着细胞分裂的DNA复制的不断重复,这就是细胞周期。DNA复制和细胞分裂发生在明显的且很有规律的时间间隔内。因此,细胞周期可分为以下四个顺序时期:①G_1期(DNA合成前期),这是分裂之后新细胞的第一个生长期,最长的一个时期,为细胞复制做准备。②S期(DNA合成期),

DNA 进行复制，形成每条染色体的完整拷贝。③G_2 期（DNA 合成后期），较短的间隙期。④M 期（有丝分裂期），随着细胞的分裂，染色体对等式分配进两个子细胞。G_1，S，G_2 期共同组成间期；细胞有丝分裂后增殖的细胞将进入下一个细胞周期的 G_1 期，细胞也可有丝分裂后脱离细胞周期进入一个非增殖的休眠状态 G_0 期。图 2.4 给出了细胞周期循环示意图。图 2.5 给出了 DNA 双螺旋结构及复制方式示意图。多细胞生物由受精卵开始发育生长，形成了由多种细胞构成的有机体。在个体发育过程中，后代细胞在形态、结构和生理功能上发生差异的过程称为细胞分化，已分化的细胞称为分化细胞或功能细胞。功能细胞是退出了细胞周期的终端细胞，已丧失了增殖能力，过一段时间之后就会死亡，需要不断补充。在生物体存在一些未分化的细胞，这类细胞不能执行特定功能而专门进行增殖，它一直处于细胞周期的循环过程，不断生成新的细胞，这就是干细胞。干细胞的辐射敏感性高，在放射生物学中具有特殊意义。

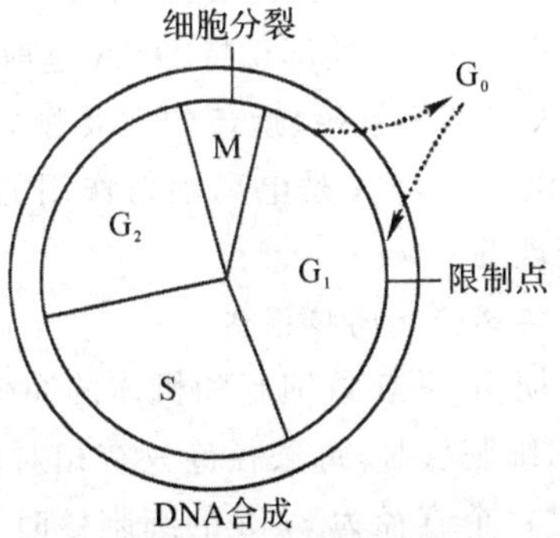

图 2.4　细胞周期循环示意图

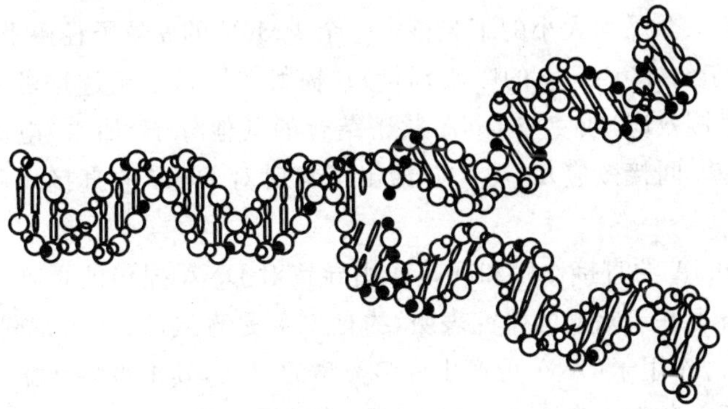

图 2.5　DNA 双螺旋结构及复制方式示意图

（每条链中空心小球代表脱氧核糖，黑色小球代表磷酸根，链间的平面代表碱基对）

2.3.2 电离辐射致细胞的生物效应

1.DNA分子重要生物功能与射线主要靶说

在哺乳动物细胞核中最重要生命分子就是NDA(脱氧核糖核酸)。DNA分子具有重要的功能,DNA链中精确的碱基顺序构成携带遗传信息的密码,按照DNA中的遗传信息,通过转录、翻译,编码合成机体生命活动中需要的多种多样的特异蛋白质。在细胞有丝分裂时,DNA双链解开,每一条母链都作为模板进行复制,互补碱基配对法则使得复制产品能与原来的DNA分子完全相同,这就保证了子代细胞具有和亲代细胞完全相同的遗传信息。一旦DNA分子结构发生异常,而又未能修复,就有可能通过复制传递给子代。因此DNA大分子在细胞的生长、分化、增殖和遗传上起着极为重要的作用。目前,通过细胞内不同区域微电子束照射试验、放射性同位素自杀试验、辐射敏感细胞研究等,以及考虑DNA具有重要生物功能,分子量大,在细胞核内占据的容量大,而不少具有重要功能的基因还是单拷贝基因,这些实验和DNA的重要性都支持DNA是射线作用的重要靶分子的观点。因此,总的认为:DNA是细胞繁殖、遗传的重要物质基础,是引起细胞一系列生化、生理变化的关键变化;而DNA是电离辐射作用的主要靶,辐射生物效应是主要通过致DNA损伤表现的。

2.射线对DNA的直接损伤和间接损伤

电离辐射引起DNA损伤,并导致细胞和机体的突变和染色体改变。低LET辐射通过1个平均大小的细胞核时,每条径迹只有相对较小数量的电离组成。如一条γ射线电子径迹穿过一个直径为8μm的细胞核时平均给出大约70次电离,相当于约1mGy的吸收剂量,但此值还会由于各个径迹的随机性和通过核径迹长度不同而有较大变化。高LET辐射的每个径迹可由数千个电离组成,给予细胞较多的剂量。如一个平均大小的细胞核中一个4 MeV的α粒子径迹平均约有23000个电离(相当于约370 mGy的吸收剂量)。辐射在辐射径迹过程可将能量直接沉积于DNA(直接效应)或使与DNA紧密结合的其他分子(如水)电离形成能损伤DNA的自由基(间接效应)。图2.6给出了辐射对DNA的直接作用和间接作用示意图。

辐射对DNA的直接作用和间接作用导致对DNA损伤的贡献是不同的。但给细胞导入自由基清除剂的研究表明,约有35%是直接的,65%是间接的(可清除的)。电离辐射作用于DNA可产生许多类型的损伤,其中许多化学产物已被鉴定并按结构进行了分类。表2.2列出DNA受到低LET照射后某些主要产物产额的估计。

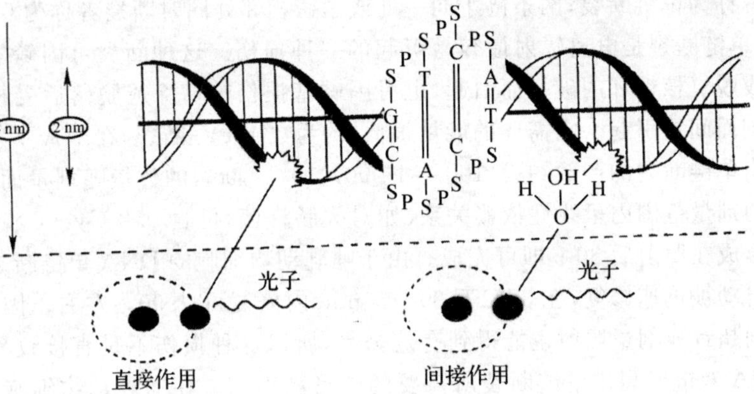

图 2.6　辐射对 DNA 的直接作用和间接作用示意图

表 2.2　低 LET 照射哺乳动物致细胞 DNA 损伤的产物产额估计值

损伤类型	产额/(每细胞缺陷数/Gy)
单链断裂	1 000
碱基损伤	500
双链断裂	40
DNA 蛋白质交连	150

3. 射线对 DNA 损伤主要表现

射线对 DNA 作用主要表现在三个方面：DNA 结构损伤、DNA 降解和 DNA 合成抑制。

(1)DNA 结构损伤。在放射医学有意义的剂量范围内，辐射引起的 DNA 结构损伤主要有碱基损伤、DNA 链断裂、DNA 链交联。

1)DNA 碱基损伤。溶液状态的 DNA 受辐射作用后，其碱基可生成多种多样的辐解产物，仅胸腺嘧啶碱基的辐解产物就达 20 多种。4 种碱基辐射敏感性的顺序为 T>C>A>G。在细胞内的 DNA 分子的碱基也能发生类似溶液中的变化，但其敏感性低于体外。有的损伤能被修复，有的则被细胞的酶系统切除，成为碱基缺失。碱基的损伤或缺失自然会影响到 DNA 分子中遗传密码的正确性，带来不良后果。由于碱基损伤的种类复杂且不稳定，对细胞内各种碱基损伤的分析及其在细胞转归的具体关系研究的还不充分。

2)DNA 链断裂。DNA 骨架链的断裂称为 DNA 链断裂。双链中有一条链发生断裂者称为单链断裂;两条链于同一处或紧密相邻处同时断裂者称为双链断裂。①DNA单链断裂是电离辐射最容易引起的一种损伤。这种断裂可因磷酸二酯键的断裂或脱氧核糖环的破坏而引起,也可因碱基损伤被切除或脱落后受核酸内切酶的切割而间接引起。它需要的能量很低,约为数十 eV/断裂,在1Gy γ 射线照射下细胞内单链断裂的产额约为(100 ~1 000)/10^{12}。断裂的数量随剂量而增加,在相当宽的剂量范围内呈线性依赖关系(如对大肠杆菌,可自 0.8 Gy~6×10^4 Gy)。断裂的形成在照射后 30 s 即可完成。由于哺乳动物细胞的DNA单链断裂绝大部分都能自动被迅速修复,在37℃下 30~60min 内修复可达90%左右。因此,即使细胞受到超致死剂量照射也能得到有效修复,所以这种损伤不是直接致死的。②造成DNA双链断裂比单链断裂所需要的能量高得多。在哺乳动物细胞中,同一剂量照射下生成DNA双链断裂数约为单链断裂的1/15~1/20。双链断裂可由一次能量沉积引起,也可由DNA链上两个靠得很近的能量沉积引起,它的生成量与剂量间大体上也是线性关系。双链断裂造成DNA大分子的完全离断,这种损伤是损害DNA分子结构及遗传学完整性的最关键性的损伤。已有不少实验研究证明,这是引起细胞死亡的主要原因。双链断裂中也有一部分能够得到修复,但修复率远比单链断裂低,修复机制也比较复杂,容易发生错误,引起染色体畸变和细胞突变。图2.7给出了DNA分子中诱发双链断裂的能量沉积的两种可能方式。

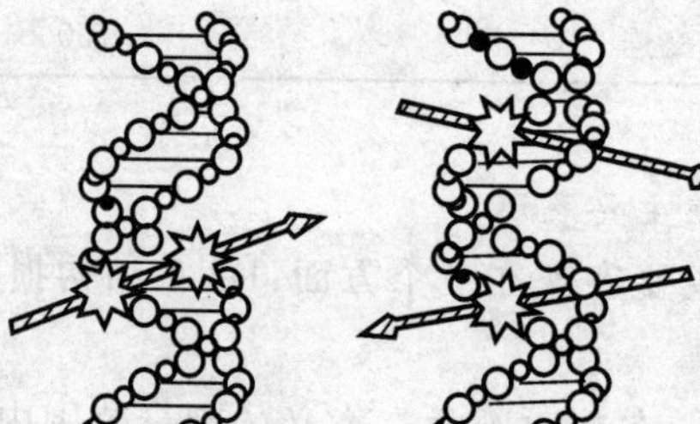

图 2.7 DNA分子中诱发双链断裂的能量沉积的两种可能方式

3)DNA链交联。DNA大分子在受到大剂量辐射作用后还可发生交联。同一条链中两个碱基相互作用共价结合,称为DNA链内交联;一条链上的碱基与同一分子另一链上的碱基以共价结合,称为DNA链间交联。DNA与蛋白质间形成共价键,称为DNA—蛋白质交联。交联的形成影响DNA的正常功能。

(2)DNA降解。DNA的结构损伤是在照射瞬间或照射后即刻因辐射的直接作用和间接作用造成的。当生物体受到整体照射后约2h,DNA会发生另一种变化,即在辐射敏感组织中染色质的DNA发生降解。在哺乳动物细胞中,DNA与组蛋白、非组蛋白及少量RNA相结合,构成染色质。正常染色质不溶于生理盐水,而在照射后的淋巴系细胞中(包括胸腺、脾脏、骨髓淋巴结以及肠淋巴结等)生成一种可被生理盐水提取的染色质,叫做可溶性染色质,它的含量随照射剂量的增大而增加。这种降解是由于照射后的染色质受内源性核酸酶的攻击而引起。染色质DNA降解从本质上也是DNA双链分子的离断,但在发生时间、离断部位、产生机理等都与前述的DNA双链断裂不同。可溶性染色质的出现意味着细胞死亡已经开始。

(3)DNA合成的抑制。照射后DNA功能的一个突出变化便是复制合成受到抑制。正常情况下哺乳动物细胞在S期要进行DNA的复制,为M期的细胞分裂进行物质准备。但在受照射后,DNA合成受到抑制,受抑制的程度也是与剂量有关。用^3H-TdR掺入法,无论在整体动物上或在离体细胞中都很容易测到这种变化。通过对多种细胞的研究,发现抑制曲线通常由两部分组成:在低剂量区域的曲线较陡,而到高剂量区曲线较平坦。这反映了辐射敏感性不同的两种过程。在DNA合成过程中,需要原有的DNA分子做模板,4种脱氧核糖核苷三磷酸为底物,还需要DNA聚合酶等多种酶的催化,照射后DNA合成的抑制与这些因素的变化都有关系。

4. DNA损伤的修复

各类生物细胞都具有对DNA损伤的修复功能,这可能是在长期进化过程中获得的。辐射造成DNA损伤后的细胞转归很大程度上取决于细胞的DNA修复能力。通常,如果DNA结构能得到正确的修复,细胞功能就可能恢复正常;如果修复不成功、不完全或不正确,细胞可能死亡,或发生遗传信息的改变和丢失。遗传信息的改变会引起遗传性缺馅,并在辐射诱发癌症中起重要作用。DNA修复是通过细胞内的各种酶系统来实现的。首先由一些损伤识别或结合蛋白质发现损伤,然后启动各种修复机制进行修复。主要有以下几种修复途径。

(1)回复修复。这是一种最简单的修复方式,可使损伤直接逆转。经典的回复修复是在紫外线照射生成嘧啶二聚体时,细胞内的光复活酶能使之解聚,使DNA恢复正常结构。在电离辐射情况下,DNA链上的嘌呤碱基发生损伤时,有的会被糖基化酶水解脱落,生成无嘌呤位点,DNA嘌呤插入酶能将嘌呤碱基正确地插入,保证遗传信息的正确修复。单链断裂中有一部分也是通过简单的重接而修复的,只需要一种酶——DNA连接酶参加,催化链中缺口处的5′磷酸根与相邻的一个3′羟基形成磷酸二酯键,恢复了单链的完整。

(2)切除修复。切除修复是DNA修复的主要方式。需要多种酶参加,先将损伤区域切除,然后利用互补链为模板,合成一段正确配对的、完好的碱基序列来修补。因其切除物的不同又可分为碱基切除修复和核苷酸切除修复。在碱基切除修复途径中，DNA 糖基化酶切除碱基，核酸内切酶切开磷酸二酯键，再由核酸外切酶去除残基，在该链上留下缺损区；然后由 DNA 聚合酶以对侧链的碱基序列为模板填补缺损区，连接酶连接最后的磷酸二酯键。核苷酸切除修复要切除包括损伤部位在内的一整段核苷酸，反应比较复杂，至少有十余种酶和蛋白参加，其基本步骤是首先由一个酶系统识别损伤，然后在两侧各水解一个磷酸二酯键，从而释放出一段核苷酸，造成的缺损区重新填补，最后由连接酶完成连接。

(3)重组修复。当 DNA 双链发生严重损伤时，需要另一种机制来完成正确的修复。例如，两条链同时受到损伤，或者单链损伤尚未修复时发生了复制，这样修复进行时便缺少正确的模板；此时细胞内一种重组酶系将另一段受损伤的双链 DNA 移到损伤位置附近，提供正确的模板，进行重组。有的情况下参加重组的两段双链 DNA 在相当长范围内序列相同，重组后生成的新区段就有正确的序列，即修复正确。如果参加重组的两段 DNA 同源性较差，重组修复后的 DNA 链就会有错误序列。不过哺乳动物基因组很大，发生错误的位置可能不在必需基因上，修复对细胞活存还是有利的。DNA 双链断裂的修复主要通过重组。不过不是所有的双链断裂都能得到修复。

(4)除以上各种修复途径外，细胞还具有对 DNA 复制或损伤修复中形成的错配碱基进行修复的功能。细胞中有多种错配修复的酶和蛋白因子能识别错配碱基，并分辨出哪一侧是错误链，将包含错误碱基在内的一段核苷酸链切除，然后进行修复合成。这种修复机制对维持遗传信息的稳定性非常重要。

以上简要介绍了电离辐射对 DNA 的影响。另外电离辐射对细胞内其他生物大分子如 RNA、酶、蛋白质、细胞膜结构等都有一定的影响。如 RNA 是遗传信息的传递者，DNA 中的信息首先转录到 RNA 上，然后才指导蛋白质的合成。因此，RNA 的合成是否正常，对基因的正确表达、酶和其他蛋白质的正常代谢有着重要的影响。而辐射对 RNA 的合成在多数情况下起抑制作用，如大鼠受数 Gy 全身照射后，肝、脾、胸腺细胞核的转录活性都明显下降。又如射线对蛋白质合成有一定的影响，其作用因细胞种类、蛋白质种类及照射后时间而异。在照射后的一些敏感组织中，可以看到蛋白质分解代谢增强，尿中出现氨基酸代谢的终产物，这些变化属于组织损伤的结果而不是造成损伤的原因。另外细胞膜的各组成部分也都可因射线的直接和间接作用造成损伤，其中最重要的是生成脂类自由基和脂质的过氧化物，包括丙二醛等；由于脂类过氧化，可造成膜的流动性、通透性变化，以及膜蛋白结构和功能的损伤；而细胞内各细胞器的膜损伤还影响细胞器的功能，如线粒体膜的脂类过氧造成线粒体肿胀，影响呼吸功能等。对这一方面的内容在此不细述，读者可参考有关专著了解相关内容。

2.3.3　细胞对电离辐射的敏感性和电离辐射对细胞功能的影响

1. 细胞对电离辐射的敏感性

受辐射作用的生物体经历了最早期的原初反应后，随着生物分子损伤（如电离辐射对 DNA、RNA、酶和蛋白质、膜结构的作用等）的发展，表现出细胞学效应。细胞的形态、功能都会发生一系列的变化，直至死亡。研究表明，各种不同细胞的辐射敏感性差异较大。一般情况下，正在分裂的细胞、正常情况要进行多次分裂的细胞以及形态和功能上未分化的细胞易受射线损伤。如小肠上皮细胞、骨髓细胞和生殖细胞都是增生活跃、更新较快的细胞，它们对射线的敏感性较高；而肝脏、血管内皮以至中枢神经系统，则属于分裂指数很低或不分裂的细胞，它们的辐射敏感性就很低。但也有例外，如小淋巴细胞并不分裂，但敏感性很高，其原因可能与淋巴细胞属于间期死亡类型有关。对同一种细胞来说，损伤的程度与剂量、剂量率、照射方式及环境条件等都有关系。辐射对细胞引起损伤种类与照射剂量的关系大致如表 2.3 所示。

表 2.3　细胞损伤类型与剂量的关系

剂量/Gy	损伤种类	说明
0.01～0.05	突变（染色体畸变、基因损伤）	有的可修复
1.00	有丝分裂迟延，细胞功能障碍	可逆
3.00	有丝分裂抑制，细胞功能障碍	某些功能可修复，还可能发生一至数次分裂
4.00～10.00	细胞间期死亡	无分裂
500	细胞立即死亡	蛋白质凝固

2. 电离辐射对细胞的影响

电离辐射对细胞的影响主要表现在三个方面：辐射对细胞周期进程的影响、辐射对染色体的影响和辐射引起的细胞死亡。

（1）辐射对细胞周期进程的影响。在指数生长期的培养细胞受致死剂量照射后，第一个显著的变化是有丝分裂指数下降，细胞增殖减慢，甚至停止。数小时后，有丝分裂细胞才重新出现，这个过程称为有丝分裂迟延。图 2.8 给出了小鼠白血病细胞 L4178 γ 照射后的有丝分裂指数变化情况。深入分析细胞周期各阶段的变化，可以看到整个周期过程受到了扰乱。从不同细胞所得到的数据不完全相同。多数资料说明射线对细胞从 M 期进入 G_1 期几乎没有影响，从 G_1 期进入 S 期也影响轻微，而对S期的细胞影响极为明显，可使S期延长。如体内艾氏腹水瘤，未照时S期为8.8 h，受0.129 C kg^{-1}的X射线照射后延长为15 h。当从G_1期进入S期的进程正常而S期延时，就会造成S期细胞的堆积，形成S蓄积效应，这与细胞DNA合成的抑制有密切关系。射线对处在G_2期的细胞也有强列的效应，发生G_2阻断使细胞不能进入M期，这是照后即刻发生有丝分裂迟延的主要原因。G_2阻断的分子机理，可能是由于有丝分裂所需要的蛋白质合成受到了抑制，此外，也和染色体畸变、次级凝缩的染色体不能进行卷曲有关。

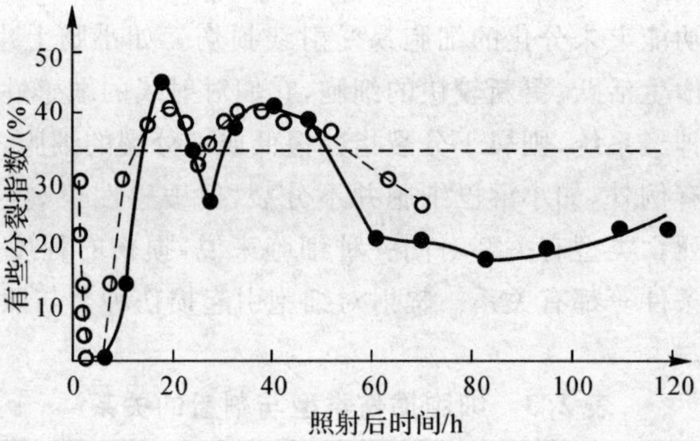

图2.8　小鼠白血病细胞L4178 γ照射后的有丝分裂指数

(……未照射，○——○ 0.129 C kg^{-1}，•——• 0.258 C kg^{-1})

(2)辐射对染色体的影响。细胞受辐射作用后的另一显著效应是染色体畸变。虽然大多数体细胞在受照时处于间期，但当它一旦进入M期，核的损伤就以具有明显形态学特征的形式表现在染色体结构上。染色体结构的改变可分为染色体型畸变和染色体单体型畸变两种类型，这是由于细胞受损伤时所处时相不同而引起的。

当细胞在DNA复制以前(一般是G_1期)受照射，在分裂中期可见到两条单体在同一部位发生变化，这种称为染色体型畸变。当细胞在DNA复制后(G_2期)受照射，此时染色体已复制成两个染色单体，单体发生改变称为染色体单体型畸变。若细胞正处在S期进行DNA复制时受到照射，可在同一细胞中产生染色体型畸变和染色体单体型畸变的混合型。通常用作生物剂量估算的指标是染色体型畸变。

染色体畸变形成的原理，是由于染色体受射线作用后发生断裂，产生游离断片，断裂的染色体断端极不稳定，在重接中可导致互换畸变，通过复制，畸变也同样得到复制。由于这些过程产生多种形式的畸变，表2.4描述了畸变形成过程的示意图。

表 2.4　染色体畸变重建模式图

类别	断裂数	涉及染色体数	重建类型	畸变名称	断裂	重建	复制	后期
Ⅰ	1	1	无	缺失				
Ⅱ	2	1	对称	倒位				
Ⅲ	2	1	不对称	环				
Ⅳ	2	2	不对称	易位				
Ⅴ	2	2	不对称	双着丝粒				

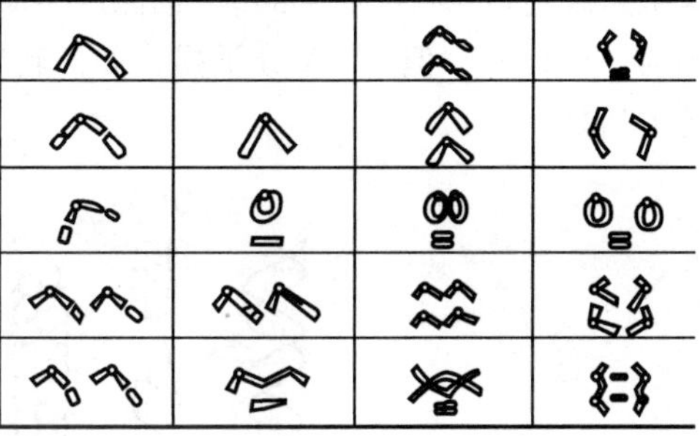

染色体畸变率与照射剂量间有密切的关系，图 2.9 给出了人淋巴细胞染色体畸变与 ^{60}Co γ 射线照射剂量的关系，这种关系可用以下方程表示，

$$Y=a+bD \qquad \text{用于一次击中畸变}$$

$$Y=a+bD+cD^2 \qquad \text{用于两次击中畸变}$$

式中，Y 代表畸变率；a 是自发畸变率；b 和 c 分别代表一次和两次击中畸变系数；D 是照射吸收剂量。在辐射事故中，染色体畸变率是一个很有实用价值的生物剂量计。

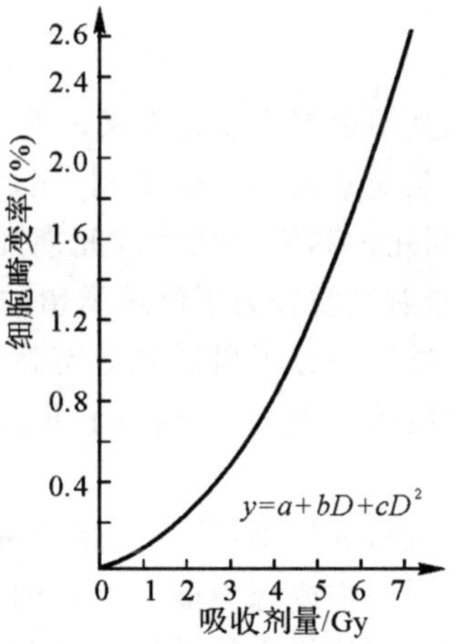

图 2.9　人淋巴细胞染色体畸变率与 ^{60}Co γ 射线照射剂量的关系

染色体畸变的分子基础是 DNA 的损伤。根据现代分子生物学的研究，染色体是由 DNA 双螺旋分子和组蛋白构成的染色质纤维经多重盘绕而成。一个未复制的染色体就是一个 DNA 双螺旋分子为骨架构成的，如图 2.10 所示。因此，染

色体单臂断裂的分子基础就是 DNA 的双链断裂,染色体断裂后的重接或互换过程实际就是 DNA 双链断裂的重接及重组修复过程。用限制性内切酶导入细胞,模拟射线造成 DNA 双链断裂,也能产生染色体畸变,这便是对畸变形成的分子机理的一个证明。但 DNA 分子损伤如何转变为可见的染色体畸变的具体步骤目前还不清楚。

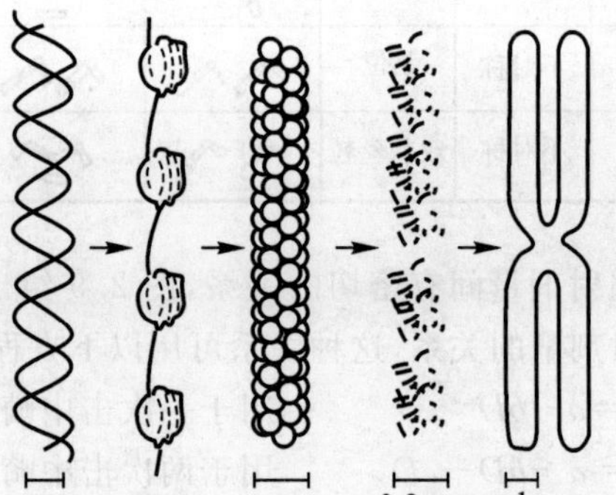

图 2.10　DNA 组成染色体的示意图

(3)辐射引起的细胞死亡。

1)细胞死亡类型。细胞受辐射严重损伤而又未能充分修复的最终结局是细胞死亡。因细胞种类的不同以及受照射剂量的不同,死亡的类型也不同。辐射引起的细胞死亡有两种形式:间期死亡和增殖死亡。间期死亡是指受照射细胞未经分裂就死亡,增殖死亡是指受照射细胞丧失了继续增殖的能力,经过一次或数次有丝分裂后死亡。但从细胞死亡过程的分子机制和形态特征来区分,辐射所致细胞死亡也可分为凋亡和坏死两种性质。图 2.11 给出了淋巴结细胞受 X 射线照射后 24 小时的活存率。

发生间期死亡的细胞可概括为三类:第一类是小淋巴细胞、胸腺细胞、神经细胞、肌肉细胞、肝细胞等非分裂细胞或分裂能力有限的细胞,在受照几百毫戈瑞照射后发生间期死亡。第二类是其他如成熟的神经细胞、肌细胞等非分裂的细胞以及分裂缓慢的细胞(如肝细胞)的间期死亡,需要的剂量较大,约为几十到几百戈瑞。第三类是培养中的哺乳动物细胞,在受大剂量照射后也发生间期死亡。间期死亡时间一般在照后数小时就开始,24 小时达到高峰。区别细胞死亡与存活的方法可采用染料排斥试验、固缩细胞核计数、^{51}Cr 摄取、氧耗和细胞核计数等。

发生增殖死亡的细胞主要是分裂旺盛的细胞,如肠隐细胞、骨髓细胞及离体培养的哺乳动物细胞。在受一至数戈瑞的中等剂量照射后发生增殖死亡，其特征是细胞受照后丧失（或部分丧失）分裂能力，在进行一次或数次有丝分裂后死去，因而在体外培养中不能长成标准大小的集落。细胞存活曲线可定量地反映这种死亡。

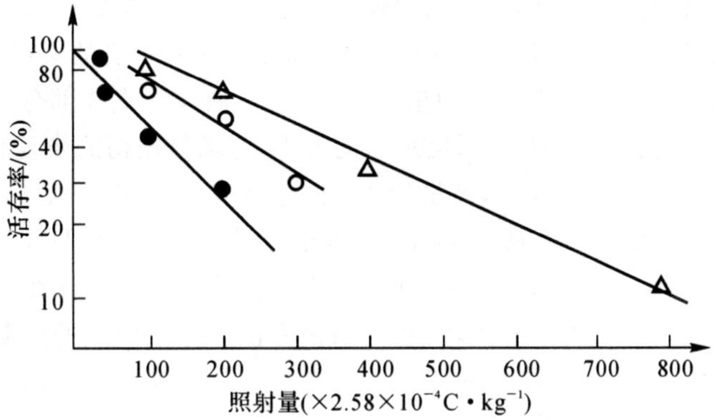

图 2.11　淋巴结细胞受 X 射线照射后 24 小时的活存率

（•——• 氧中照射，o——o 空气中照射，Δ——Δ 氮中照射）

2）细胞存活曲线。用哺乳动物细胞体外成集落培养的方法，将受不同剂量照射的细胞和不受照射的对照组细胞的集落形成效率相比，可以得出细胞存活率。将存活率对应于照射剂量作图，便可得到一条存活曲线。细胞存活率随剂量增加而下降。通常采用半对数坐标图来研究二者之间的关系。哺乳动物细胞受中子和 α 粒子照射后，剂量响应曲线是一直线，而在 X 射线或 γ 射线照射后，曲线有一起始斜坡，接着是一段肩区，在较高剂量区仍为直线，如图 2.12 所示。为在定量地描述这种曲线提出了多种数学方程以拟合实验数据。

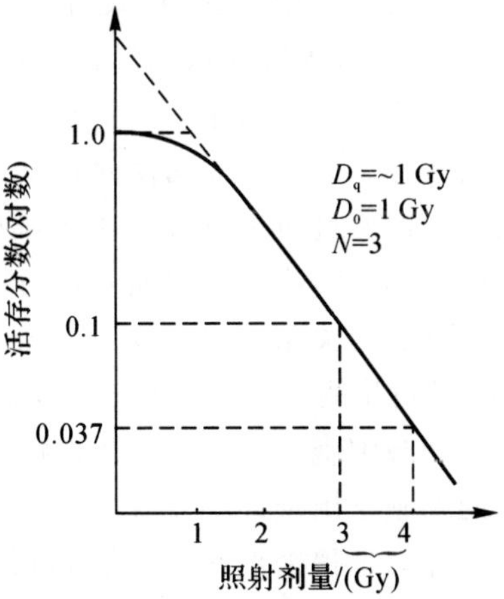

图 2.12　以半对数为座标的细胞活存曲线

目前常用的表示法如图 2.12 所示。图所描绘曲线由起始斜坡、肩及最终直线构成。通常由以下几个参数表征存活曲线的特性。D_0 是在最终直线部分使存活率降到原有水平的 0.37(例如从 0.1 降到 0.037)的剂量，实际上也就是这段直线的斜率的倒数，这是最常用的表示细胞辐射敏感性的一个参数；N 是一个外推值，它是由曲线直接部分向上延伸与纵轴相交的截距，它表示肩的大小，N 值越大说明存活曲线的肩区越大；D_q 为阈剂量，即剂量存活曲线的直线部分外延与活存率为 1.0 的水平线的交点处的剂量，反映肩的大小，与辐射损伤的修复有关。存活曲线也可用线性二次方程拟合的，剂量为 D 时，存活率为 $\exp[-(\alpha D+\beta D^2)]$，它意味着构成细胞杀伤效应的有两个部分，一部分与剂量成正比(αD)，一部分与剂量的平方成正比(βD^2)。这种曲线的特征是连续地向下弯曲，不存在直线部分。只要两个参数就能表示曲线的特征，实际应用很方便。存活曲线的绘制为研究各种细胞的辐射敏感性、损伤与修复的特点以及各种药物和其他理化因素对细胞存活率的影响提供了一个科学的方法。

3)细胞损伤的修复。细胞受到辐射损伤后在一定条件下可以得到修复，从而使活存率有所提高。一种称为亚致死损伤的修复。它指的是在照射细胞时将预定的剂量分次给予时，生物效应便明显减轻，如图 2.13 所示。这可以认为有一部分细胞在第一次照射后并未被杀死，受到的损伤是亚致死性的。因此在两次剂量之间发生了修复，称为亚致死损伤修复。由于它的存在使存活曲线出现一个肩。在第二次分割照射时，肩再次出现，因而使活存率比一次照射时明显提高。在肿瘤放疗中正是利用这种效应制订合理的分次照射方案，使之有利于健康组织的修复而不利于肿瘤细胞的修复。另一种称为潜在致死损伤的修复。潜在致死损伤是指照射后不进行干预可导致细胞死亡的辐射损伤。如果改变受照细胞所处的状态，例如迟延接种或置于不利于分裂的环境中，包括降低培养温度，加入代谢抑制剂、不给予营养培养基等，即可修复潜在致死损伤，减轻射线的杀伤效应。

辐射引起细胞死亡的分子机理在上面作了简要介绍。但是在什么情况下损伤可修复，什么情况下发展死亡，什么原因造成间期死亡以及什么原因造成增殖死亡等问题目前尚未有最后结论。但通过对两种死亡类型细胞的生化过程的研究，对细胞死亡的机理已有了一些基本的结论。对间期死亡的机理，目前认为，细胞受照后出现的染色质降解与间期死亡的关系最为密切。对淋巴系细胞来说，这种变化所需要的剂量较低，0.5 Gy 已可出现。出现时间较早，始于照射后 2 小时。它在组织含量中增加及回降的时间与细胞出现形态学死亡特征的时间安全一致。而在同样剂量照射下增殖死亡的细胞不出现此类变化。对增殖死亡的机理，认为射线引起的细胞增殖死亡与细胞分裂过程密切相关，凡影响分裂的生化过程都可能与这类死亡机制有关，关键还是 DNA 的损伤。DNA 分子中，某些部位的损伤在细胞不分裂时可能不妨碍细胞正常代谢功能的维持；而当进入 DNA 复制时，由于损伤的存在，或影响 DNA 模板功能的发挥，或影响某些必需的酶和蛋白质的生成，使复制不能正常完成，因而发生死亡。在射线引起的各种 DNA 损伤中，目前认为与增殖死亡直接相关的是 DNA 双链断裂。

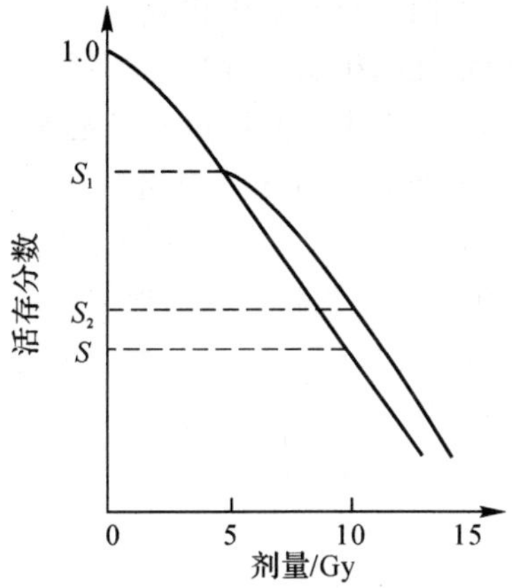

图 2.13　细胞活存曲线

（当一次给予 10Gy 照射后，活存率为 S；
分成两次 5Gy 照射，则第一次 5Gy 后活存率为 S_1，第二次 5Gy 后活存率为 S_2）

2.3.4　电离辐射对细胞影响研究的新进展

近年来，关于电离辐射对细胞影响新进展主要有辐射诱发的基因组不稳定性、旁效应和适应性反应。其研究进展主要情况介绍如下。

(1)基因组不稳定性。通常所说的 DNA 损伤反应是指在照射后 1～2 个细胞周期内发生的基因组损伤表现。辐射诱发的基因组不稳定性是指细胞照射后许多代后仍然持续存在的基因组损伤和其细胞学后果现象。

长期以来认为，在哺乳动物的细胞中，辐射产生的重要生物效应，如染色体畸变、突变和细胞死亡是 DNA 损伤的直接结果。但近年来研究已证明，辐射在动物体内和体外都能诱发基因组不稳定性，这种不稳定性可传递到细胞复制的子代中，并在细胞复制许多代后继续影响受照细胞的遗传效应。在哺乳动物的细胞中基因组不稳定性特征是基因组中突变频率的增加。表现为各种类型的异常改变，如单核苷酸突变、基因组拷贝数增加或减少、基因扩增、重排和缺失。可供检测的生物学终点有染色体变化、微核形成、基因突变和扩增、小卫星和微卫星不稳定性和或平板效率降低。

目前,体外诱发基因不稳定性的报道较多,体内诱发基因不稳定性的报道较少。基因组不稳定性在肿瘤发展过程中可能起到重要作用,它可使整个基因组处于临界突变状态。由于基因不稳定性过程的进行,使细胞内一些关键基因突变(原癌基因活化,或抑癌基因失活),继而导致癌症发生。基因组不稳定性可能是一个早期事件,有其特殊作用。美国电离辐射生物效应委员会 2005 年 BEIR V II 报告得出的结论是:基因组不稳定性的机制非常复杂,在基因组不稳定性机制及其与癌症发生的关系未搞清楚之前,将有限的基因组不稳定性剂量响应数据向小剂量(小于 100 mGy)辐射诱发癌症外推是没有充分根据的。

(2)旁效应。电离辐射除对直接受照细胞产生损伤外,还可靠受照细胞产生的一些信号或分泌的一些物质使未受照和周围临近细胞产生类似的辐射效应。这种发生在与受照细胞在同一辐射环境中的未受照细胞中的损伤效应称为旁效应。产生的旁效应为染色体重排、微核、突变增加、转化增加或杀死细胞。在不同的细胞类型中可能观察到不同的旁效应,这取决于照射后对旁观细胞产生信号的细胞类型以及接受这些信号的细胞类型。

目前,关于体外旁效应的研究较多,体内旁效应的研究较少。关于 α 粒子产生的旁效应研究报道较多,但在低 LET 辐射剂量小于 100 mGy 的旁效应是否存在还有待研究。最新的研究表明,软 X 射线照射产生的细胞致死旁效应可能在低于 50 mGy 时观察到。旁效应可诱发有害效应,也可以引起基因组表达的改变和细胞最终命运的改变,这些改变对细胞可能有防护作用。因此,目前认为,在旁效应的分子机理未阐明之前及在 LET 辐射剂量范围为 1～5 mGy 时未观察到旁效应之前,不应假定在低 LET 辐射小剂量范围内存在能改变剂量响应关系的旁效应。

(3)适应性反应。适应性反应是指细胞预先接受小剂量刺激后,在随后一定时间内能够对大剂量照射产生一定的保护作用。这种反应常表现为随后作用的大剂量照射产生的遗传损伤效应的减弱,包括染色体损伤的减少、基因突变率甚至恶性转化率或肿瘤生长速率的降低、细胞周期调控基因的表达变化等。

小剂量适应性反应主要发生在低 LET 的 γ 射线和 X 射线照射的情况,该反应在哺乳动物细胞中的诱导剂量为 10～50 mGy,通常发生在新代谢旺盛的细胞中。适应性反应作为细胞的早期反应,一般在照射后 10～50 h 达最高值,可持续 20 多个小时。尚未见中子、α 粒子等高 LET 辐射诱发适应性反应的实验报道。电离辐射的适应性反应已在多种细胞中观察到,如人淋巴细胞、淋巴母细胞等。小剂量全身照射也可观察到细胞的适应性反应,实验动物接受一次急性或慢性小剂量照射时可诱发淋巴细胞、骨髓细胞、生殖细胞等适应性反应。但目前的实验结果还不能轻易将离体细胞研究观察到的适应性反应外推,以假定受照动物的适应性反应。

动物实验结果表明,小剂量全身照射后免疫反应增强。但关于本底研究,法国、日本等国开展许多工作,研究结论是,白血病和其他癌症与本底辐射之间没有确定的关系。中国广东阳江高本底地区的流行病学调查对环境小剂量辐射是否引起有害效应尚不能提供明确的证据。职业照射后产生的生物效应研究有助于阐明小剂量与癌症的关系,但这方面的研究结果在统计学差别不显著,无法得出确定结论。日本原子弹爆炸幸存者流行病学研究到目前为止也不能提供支持小剂量适应性反应证据。

美国电离辐射生物效应委员会 2005 年 BEIR V II 报告得出的结论是:根据当前的资料,关于小剂量电离辐射的任何刺激效应能明显地减少人体内长期有害效应的假设是没有根据,小剂量电离辐射情况下任何兴奋作用对人类健康产生的有益效应将超过辐射效应产生的危害的假设目前也是没有充分根据的。

2.4　电离辐射致生物效应——致癌致突、遗传效应和组织反应

2.4.1　电离辐射致生物效应——致癌效应、致突变

1. 电离辐射致癌效应概述

癌症是指其细胞增生失控并能侵入周围组织或向远离部位转移的恶性肿瘤。习惯上把所有恶性肿瘤称为癌,如骨癌、血癌。由于白血病的临床特殊性,在辐射致癌危险评估中,把所有恶性肿瘤分为白血病和实体癌两类,实体癌指除白血病以外的其他全部恶性肿瘤。

电离辐射诱发致癌效应是指:电离辐射作用于细胞并在细胞内的关键体积内沉积足够的能量,从而引起细胞的变化或细胞死亡。一个或少数细胞死亡一般情况下对组织不会产生什么后果,但单个细胞的变化,如遗传变化,或最后导致恶性肿瘤的变化的则具有严重后果。即细胞受到照射后如果未被杀死,而是发生了变异,这就可能产生一个变异子细胞克隆,由一个变异的体细胞生成的变异细胞克隆可能导致恶性病变(即癌症)。电离辐射诱发致癌效应是随机性效应,其发生率随剂量的增加而增加,不存在阈剂量。

通过对人体辐射效应的长期观察以及广泛的实验研究,已经肯定辐射能诱发癌症,而且发生率的高低与受照剂量的大小有关。癌的发生机理是一个极为复杂的问题,至今尚未完全阐明。但比较一致地认为癌是一种细胞遗传学疾病,因为癌细胞无限增殖的特性以及其他代谢性质的变化都能通过细胞分裂而传递给后细

胞。癌基因和抗癌基因的发现则更加直接地证实了癌变和基因改变的关系。辐射诱发的癌症从表现上看与其他因素诱发的癌症并无不同，据现有研究结果分析，其发病机理是一致的。用 X 线照射田鼠胚胎细胞使之发生恶性转化后，提取其 DNA 转染 3T3 细胞，也能使之转化成恶性表型；而用未照射或未转化的细胞的 DNA 去转染就没有这个作用。说明癌变细胞的 DNA 与正常的不同，通过这种 DNA 可以传递细胞的恶性变性质。进一步的研究表明，因照射而诱发恶性转化的细胞中癌基因的激活，这些癌基因的激活可以通过癌基因的点突变、染色体易位及其负调控基因（抗癌基因）的丢失等多种机制引起，而辐射造成的 DNA 损伤（主要是双链断裂）在修复过程中有可能引起染色体突变与点突变，发生在一定位点上时便造成癌基因的激活。上述遗传物质结构的变化是造成细胞恶性变化的一个主要原因。然而一个或几个恶性转化的细胞并不等于癌，一般认为还要经过促进、发展等阶段才长成癌。而这个过程受许多因素的影响和制约，其控制机理目前还不清楚。但是，电离辐射通过对全身各系统的全面损伤，改变了内环境，对癌的形成过程可能也有一定的促进作用，尤其是辐射对免疫功能有明显的抑制和破坏，可能也是致癌的众多因素之一。

在化学致癌物或电离辐射等因素作用下，正常细胞转化为癌细胞的过程涉及多种机制，经历了多个复杂阶段。UNSECAR 2000 年报告将辐射致癌过程大致分为四个阶段：肿瘤形成的始动、肿瘤形成的促进、肿瘤转化和肿瘤形成的进展。①肿瘤形成的始动：为对肿瘤发生具有潜在作用的基因突变导致相应靶细胞产生的一些基本不可逆变化。这种肿瘤基因突变对细胞行为和反应具有深远的影响。虽然完全表达这种肿瘤始动突变总是需要与其他后发基因突变和/或细胞环境改变的相互作用，但是该始动突变却为具有增殖能力细胞的前肿瘤细胞的发育创造了稳定的可能性。②肿瘤形成的促进：肿瘤的发生受细胞内外环境的极大影响，因为该始动突变的表达不仅取决于其他内源性突变的相互作用，而且还取决于暂时能改变特定基因表达模式的因素，诸如细胞因子、脂质代谢物等。结果可能产生细胞生长潜能的提高和/或细胞间通讯过程的脱钩。以这种方式，肿瘤始动细胞能接受超常生长刺激，并开始以半自主方式增殖，使组织中癌前损伤得以克隆化发展。(3)肿瘤转化：肿瘤细胞恶化到其恶性程度更加严重的发展状态，在这一阶段，癌前病变细胞转化为明显的恶化表型。④肿瘤形成的进展：肿瘤性疾病的进展可能需要依靠一些转移性变化，它们会促进侵害局部正常组织、促进肿瘤细胞进入血液和淋巴系统，导致远部位继发肿瘤的相继发生，这便是转移过程和肿瘤扩散。它是目前人类许多常见肿瘤致死效应的主要原因。

电离辐射致癌的某些特点：①辐射诱发的癌症与自然发生的癌症之间难以区

分，只能根据较大的群体进行辐射流行病学调查中发现的高于自然发生率的超额统计值来估计。②它与年龄、性别及组织、器官等因素有关。一般来说，在出生前和婴幼儿时期受照射，其致癌的危险度高于成年时受照者。青年时受照射者，乳腺癌的诱发率较高。妇女甲状腺癌的诱发率为男性的 2～3 倍；乳腺癌几乎全部发生于女性；而其他癌症的发生率两性差别不大。辐射对人体所有组织器官均可诱发癌症，但他们的敏感性有较大差别。③辐射诱发出人体的癌症有一定的潜伏期。白血病平均 8 年，乳腺癌及肺癌等实体癌要比此值长 2～3 倍。最短的潜伏期，对急性粒细胞白血病及镭诱发的骨肉瘤仅约 2 年，其他癌症为 5～10 年。在成年时受照射的人群中，除白血病和骨肉瘤外，其他癌症的相对危险在受照射后的不同时间大体上保持平衡。④目前获得的辐射诱发人体癌症的危险估计值，均是由较大剂量较高剂量率照射的结果外推而来，而此值的大小取决于辐射剂量与生物效应关系的数学模型。⑤辐射诱发癌症的危险估计，目前主要针对致死癌症的发生概率，但不同的癌症死亡率相差很远。例如肺癌预计全部死亡；甲状腺癌的死亡率较低，估计在 2%～9%；而皮肤癌的死亡率更低，约为 0.01%（基底细胞癌）至 1%（鳞状细胞癌）。

2. 电离辐射致癌效应危险估计

电离辐射诱发致癌效应危险估计的研究，目前除了少部分资料来自实验动物的观察外，主要还是通过受照射人群（包括日本原子弹爆炸幸存者，职业性照射者、放疗受照射人员、高本底地区居民等）的流行病学调查。如 1945 年日本广岛、长崎两地受原子弹爆炸的电离辐射作用而幸存下来的人员，在 1950 年普查登记时约有 28.5 万人。从 1950 年开始对其中的近 11 万人作为终身随防观察对象。从 1950 年到 1985 年，根据对 76000 名幸存者的死亡调查，得出白血病和所有其他癌症的统计调查结果。又如职业性照射者，包括在美国汉福特工厂、橡树岭国家实验室以及路基弗茨核武器工厂的近 8 万余职工；在英国的塞拉菲尔德工厂、原子能管理局、原子武器中心和国家辐射工作人员的约 13 万人；以及加拿大原子能公司的工作人员近 9000 人；最近几年陆续报道有关俄罗斯联邦马亚克核武器工厂反应堆后处理工作人员的辐射剂量与死亡率的统计数据。上述资料为评价辐射对职业性危险估计值提供了重要数据。

辐射所致危险的评估是辐射防护领域的一个重要问题。关于辐射所致危险的评估指标，不同的学术组织曾采用不同的评估指标。如采用危险、危险度、危险概率、危险后果、危险后果的数学期望值、危险系数等。ICRP 在 1990 年第 60 号出版物中建议采用概率系数来表达随机性效应概率与辐射剂量学量间的关系。目前，辐射诱发人体癌症的危险估计，主要的资料来源有 3 个受照射群体：一是日本原子弹爆炸幸存者，共约 9.1 万人；二是英国强直性脊椎炎的放疗病人，共约 1.4 万人；三是子宫颈癌进行放疗的病人，共约 18 万人；此外还有其他医疗照射和辐射事故受照人员等。

对辐射致癌概率估计是非常复杂和困难的工作。目前，对辐射致癌概率估计主要来源于辐射流行病学的研究。辐射流行病学的研究经常采用队列研究。对日本原子弹爆炸幸存者人群的调查即采用队列研究方法。但估计低剂量(剂量率)的照射危害，还需要建立不同的辐射致癌危险估计模型以进行剂量外推、人群外推和时间外推。表 2.5 给出了采用不同预测模型所估计的日本人群不同性别、各器官致死癌症相对概率值。用相乘模型和 NIH 模型对美国、波多黎各、英国和中国人群各器官致死癌症相对概率(男女平均值)后，再对每一种模型计算出 5 个国家的平均值，然后再对用两个模型所得均值进行平均，得到世界人群的各器官致死癌症相对概率，见表 2.6。上述计算考虑了几个因素，一是根据现有数据，各器官致死癌症相对概率在性别方面的差异不大。二是 ICRP 认为目前缺少足够以合理选定用于人群外推的转移模型与供作计算的参比人群，因此采用有代表性的 5 个国家的有关数据进行考虑。三是日本人群的数据来自基本均匀的全身照射，对于有选择性受照射的器官(如甲状腺、骨表面、皮肤和肝)，可从其他的资料得到。四是考虑低剂量全身照射的危害包括所有有关器官致死癌症的发生率、不同器官致死癌症预期寿命损失、非致死性癌症的发生概率、在受照射个体的所有世代产生的严重遗传疾患的发生率及寿命损失。据此，表 2.7 给出的 ICRP 第 60 号出版物中的辐射照射合计危害和组织权重因子值。在 ICRP 第 103 号出版物《国际放射防护委员会 2007 年建议书》中根据最新的资料对随机效应的危害调整标称危险系数和组织权重因子，分别见表 2.8 和表 2.9。从表中可以看出，与 ICRP 第 60 号出版物推荐的组织权重因子相比，变化较大的是性腺、乳腺和其余组织。性腺的组织权重因子由 0.20 降至 0.08，乳腺和其余组织的组织权重因子由 0.05 升至 0.12。

表 2.5 器官致死癌症相对概率与性别和预测模型的关系

(日本人群，年龄 0～90 岁)

器官	预测模型					
	相加		相乘		NIH	
	男	女	男	女	男	女
食道	0.039	0.065	0.031	0.044	0.028	0.057
胃	0.225	0.223	0.319	0.262	0.261	0.274

续表

器官	预测模型					
	相加		相乘		NIH	
	男	女	男	女	男	女
结肠	0.067	0.066	0.127	0.232	0.129	0.113
肺	0.118	0.160	0.184	0.164	0.229	0.212
乳腺	—	0.076	—	0.046	—	0.054
卵巢	—	0.065	—	0.029	—	0.037
膀胱	0.092	0.034	0.081	0.024	0.073	0.031
骨髓	0.307	0.158	0.106	0.040	0.129	0.071
其余器官	0.150	0.150	0.150	0.150	0.150	0.150
所有癌症	1.000	1.000	1.000	1.000	1.000	1.000
总概率，10^{-2} Sv^{-1}	3.45	4.07	7.99	13.5	8.64	10.7

注：相加—相对预测模型(绝对危险模型)，相乘—相乘预测模型(相对危险模型)，NIH—美国国立卫生研究所模型。

表 2.6　各器官致死癌症概率的分布

(五个国家人群的男女及两个模型的均值，年龄 0～90 岁)

(日本人群，年龄 0～90 岁)

器官	平均值
食道	0.061
胃	0.229
结肠	0.174
肺	0.168
乳腺	0.041
卵巢	0.022
膀胱	0.058
骨髓	0.096
其余器官	0.150
所有癌症	0.999
总概率，10^{-2} Sv^{-1}	9.5

表 2.7 辐射照射的合计危害和组织权重因子值

效应	部位	致死癌症概率 (10^{-2} Sv^{-1})		寿命损失相对长度	致死份额	非致死效应的相对贡献	危害 (10^{-2} Sv^{-1})		相对贡献	W_T
		全体人群 (1)	工作人员 (2)	(3)	(4)	(5)	全体人群 (6=1×3×5)	工作人员 (7=2×3×5)	(8)	(9)
癌症	膀胱	0.30	0.24	0.65	0.50	1.50	0.29	0.24	0.040	0.05
	骨髓	0.50	0.40	2.06	0.99	1.01	1.04	0.83	0.143	0.12
	骨表面	0.05	0.04	1.00	0.70	1.30	0.07	0.06	0.009	0.01
	乳腺	0.20	0.16	1.21	0.50	1.50	0.36	0.29	0.050	0.05
	结肠	0.85	0.68	0.83	0.55	1.45	1.03	0.82	0.141	0.12
	肝脏	0.15	0.12	1.00	0.95	1.05	0.16	0.13	0.022	0.05
	肺脏	0.85	0.68	0.90	0.95	1.05	0.80	0.64	0.111	0.12
	食管	0.30	0.24	0.77	0.95	1.05	0.24	0.19	0.034	0.05
	卵巢	0.10	0.08	1.12	0.70	1.30	0.15	0.12	0.020	
	皮肤	0.02	0.02	1.00	0.002	2.00	0.04	0.03	0.006	0.01
	胃	1.10	0.88	0.83	0.90	1.10	1.00	0.80	0.139	0.12
	甲状腺	0.08	0.06	1.00	0.10	1.90	0.15	0.12	0.021	0.05
	其余	0.50	0.40	0.91	0.71	1.29	0.59	0.47	0.081	0.05
	合计	5.00	4.00	—	—		5.92	4.74	—	
遗传	性腺	1.00	0.60	1.33	—		1.33	0.80	0.183	0.20
全部合计		—	—	—	—		7.3	5.6	1.000	1.00

表 2.8 随机效应的危害调整标称危险系数

受照人群	癌症 10^{-2} Sv^{-1}	遗传效应 10^{-2} Sv^{-1}	合计 10^{-2} Sv^{-1}
整个人群	5.5(6.0)	0.2(1.3)	5.7(7.3)
成年工作人员	4.1(4.8)	0.1(0.8)	4.2(5.6)

注:括号内的数值为ICRP第60号出版物推荐的数值。

表 2.9　组织权重因子

组织	W_T	合计
骨髓、性腺、肺、胃、乳腺、其余组织	0.12	0.72
性腺	0.08	0.08
膀胱、食道、肝、甲状腺	0.04	0.16
骨表面、脑、唾液腺、皮肤	0.01	0.04

注:其余组织包括肾上腺、胸腔外区、胆囊、心壁、肾、淋巴结、肌肉、口腔黏液膜、胰脏、前列腺、小肠、脾、胸腺、子宫/子宫颈。其余组织的权重因子 0.12 平均分配到每个组织。

3. 电离辐射致突变

所谓突变是指由于基因结构的改变所引起的可遗传性的变异。基因顺序中只有单个碱基或少数碱基发生改变叫点突变。可因少数碱基置换、插入或丢失引起;结构改变涉及较大范围的叫做染色体突变,主要形式为染色体片段的重复、缺失、倒位和易位等。电离辐射能诱发细胞突变,使其发生几率明显高于自然突变率,这种突变在整体上观察较困难,但在离体细胞培养中已能较容易地检测出来。表 2.10的结果就是一个例子。人血淋巴细胞离体照射后在含有 6 -巯基鸟嘌呤(6 - TG)的选择性培养基中培养,正常细胞因 6 - TG 的毒性不能生长,而次黄嘌呤鸟嘌呤磷酸核糖基转移酶基因位点发生突变的细胞却因不能摄取 6 - TG 而活存。实验表明,X 射线照射后明显提高淋巴细胞的突变率,2 Gy 照后的突变率为正常对照的 7 倍。

表 2.10　人外周血淋巴细胞离体照射 X 射线后的突变频率

照射剂量/Gy	突变频率/($\times 10^{-5}$)	自然突变率的倍数
0	0.83±0.325	1.0
0.40	1.09±0.372	1.3
0.80	1.81±0.558	2.2
1.20	2.77±0.789	3.3
1.60	4.21±1.135	5.1
2.00	6.05±1.516	7.3

通过对这类突变细胞的 DNA 进行分析,已知电离辐射引起的突变类型是多

样的，大部分是大片段的缺失或重排，小部分为点突变。而自然突变却以点突变为主。辐射引起上述性质突变的机理目前认为与辐射造成的 DNA 双链断裂有关。由于双链断裂破坏了 DNA 分子结构的完整性，修复过程比较复杂，在重接及重组修复过程中容易发生错误，因而造成大片段的缺失、易位以及点突变等变化。少数体细胞的突变往往不易被察觉，但若发生在生殖细胞则会引起遗传效应。同时如果体细胞中的某些基因突变涉及到与癌基因活化有关的位点，则有可能成为癌变的原因。

2.4.2 电离辐射致生物效应——遗传效应

在人类的全部生育中，有少部分胎儿或新生儿会有遗传异常，即自然发生的遗传性缺陷及遗传性疾病，称为自然遗传效应。遗传效应在后代可表现为：性别比例改变，流产或难产，畸胎，死胎，婴幼儿死亡率增高及某些特殊疾病增加等。

电离辐射所致的遗传效应，是由于辐射作用于生殖细胞中的遗传物质，引起基因突变或引起携带基因的染色体的结构和数目变化，即染色体畸变。这些改变不一定都显示出明显的遗传效应。显性基因突变可在受照射者的近几代，主要是在头两代，显示出明显的遗传效应，其中有可威胁生命的严重损伤。而隐性基因突变遗传效应很轻，要经过长时间才能显示出来，一般不会导致受照射者第一二代子体的遗传改变，但在以后各代可能表现出遗传效应。它是一种表现于受照射者后代的随机性效应。

人类辐射遗传学研究已有几十年历史，但对许多问题的认识还不清楚。这是因为辐射遗传学研究存在许多困难，如效应出现于后代故需要相当长的观察时间；突变也可自然发生故很难将辐射引起的突变和自然发生的突变区别开来；至今没有发现关于辐射遗传效应的肯定的人类数据。但动物实验研究积累大量资料得出阳性结果，这些结果令人相信人类的辐射遗传效应也必然存在，因此，人体辐射遗传效应的估计值是以动物实验观察资料为基础推论到人体的。

ICRP 第 60 号出版物中根据资料，推算出当全体人口受到低 LET 辐射照射时，辐射诱发的严重遗传效应在平衡时(即受照射后的所有各代)的概率系数为 $1.3\times10^{-2}Sv^{-1}$。对于放射工作人员，由于他们在职业性照射期间(18～65 岁)具有遗传意义的时间仅 15 年，因而他们的辐射遗传效应的概率系数要比全体人口降低约 40%，即成年工作者的严重遗传效应的概率系数为 $0.8\times10^{-2}Sv^{-1}$。ICRP 第 103 号出版物中根据最新资料对此值进行了调整，见表 2.8。

2.4.3　电离辐射致生物效应——组织反应

在较大剂量照射全部组织或局部组织情况下，大量的细胞被杀死，而这些细胞又不能由活细胞的增殖来补偿，由此引起的细胞丢失可在组织或器官中产生临床上可检查的严重功能损伤，所观察到的效应的严重程度与剂量大小有关，存在一定的剂量阈值，这种照射引起的效应即为组织反应(或称为确定性效应)。ICRP 目前认为，在吸收剂量低于 100 mGy 的范围内(低 LET 或高 LET)组织不会在临床上表现出功能损伤，这一判断既适用于单次急性剂量，又适用于每年反复持续小剂量照射的情况。

(1)组织反应的剂量阈值。人体不同组织或器官对电离辐射的反应各不相同。重点考虑了睾丸、卵巢、骨髓、眼晶体和皮肤等组织的确定性效应。①睾丸的生精干细胞是精原细胞，人类的精原细胞经精母细胞、精子细胞分化生成精子，完成一个发育周期大约 10 周。精原细胞对辐射非常敏感，照射后几个小时即出现坏死，精母细胞和精子细胞对辐射不敏感。睾丸受照射可出现不育。②卵巢生殖干细胞是卵原细胞，与精母细胞相对应的卵母细胞。卵巢中所有卵原细胞均于胚胎期发育到卵母细胞，出生后不久这些卵母细胞即进入休止期，形成初级卵泡，不再进行分裂。从青春期开始每月有初级卵泡发育成熟并排卵。生后卵巢不再有干细胞。生后卵巢对辐射的耐受力高于睾丸。③人造血器官包括骨髓、淋巴结和血小板。造血干细胞和分化程度较低的幼稚细胞对辐射最敏感。④眼晶体对辐射比较敏感。因为射线可以影响晶体上皮细胞的正常分裂和迁移，进而病变向其他部位扩展，使晶体浑浊，影响视力产生白内障。低剂量照射的晶体浑浊发展缓慢且不伴有明显的视力下降。大剂量照射时数月内即可出现晶体浑浊。⑤皮肤辐射损伤受到重视主要起因于穿透力较低的 β 射线和低能光子(如 X 射线)的外照射。受到穿透力较高的 X 射线和 γ 射线照射时，更重要的损伤发生在深部器官而不是体表。睾丸、卵巢、骨髓、眼晶体和皮肤等组织的确定性效应的阈剂量见表 2.11，其阈值相当于产生大约 1%发生率的剂量。另外，不论是大剂量全身照射还是大剂量的局部放疗照射，都可以引起体内其他功能系统如消化、呼吸、循环、泌尿、神经系统器官的损伤，出现相应的功能障碍，这些器官的损害进展较慢，机制复杂。

(2)全身照射后死亡。根据有限的事故照射和治疗照射的经验，在剂量小于大约 1 Gy 时预计不会发生个体死亡。随着剂量的增加会有更多的个体死亡直至最后全部死亡。对健康的成年人群，急性照射后的 LD50/60(使一半个体在 60 天内死亡所需要的剂量)估计为 3～5 Gy。在这种情况下死亡的原因是骨髓干细胞丢失。表2.12给出了短时间内(如几分钟)受到大剂量、低LET照射后的死亡时间。

表2.11 成年人睾丸、卵巢、晶体及骨髓的确定性效应阈剂量的估计值

组织	效应	在一单次照射的受到的总剂量当量/Sv	在分次很多的照射或迁延照射中受到的总剂量/Sv	多年中每年以分次很多的照射或迁延照射的年剂量率/(Sv/a)
睾丸	暂时不育	0.15	NA	0.4
	永久不育	3.5～6.0	NA	2.0
卵巢	永久不育	2.5～6.0	6.0	>0.2
眼晶体	可查出的混浊	0.5～2.0	5	>0.1
	视力障碍(白内障)	5.0(2～10)	>8	>0.15
骨髓	造血抑制低下	0.5	NA	>0.4
	致命性再障	1.5	NA	>0.1
皮肤损害		6～8	30	>0.1

注:NA表示不适用,因为该阈值取决于剂量率,不取决于总剂量。

表2.12 人体全身急性均匀低LET辐射照射时引起不同综合症状和死亡的剂量范围

全身吸收剂量/Gy	引起死亡的主要效应	照后死亡时间/d
3～5	骨髓损伤($LD_{50/60}$)	30～60
5～15	胃肠道	7～20
	肺损伤	60～150
>15	神经系统损伤	1～5

(3)子宫内受照射的效应:

随机性效应。受照射胎儿似乎易发生在10岁内表现出来的儿童白血病及其他的儿童癌症。ICRP引用有关资料,提出在出生前受照射所致的致死性癌症的危险估计值为$2.8\times10^{-2}Sv^{-1}$,并假定在整个妊娠期内危险是固定不变的。

确定性效应。ICRP提出,经动物实验证明,使胚胎致死的阈剂量为0.1Gy,引起胎儿畸形和发育障碍的阈剂量也为0.1Gy左右。同时人类辐射流行病学调查资料的分析已证实,在胚胎或胎儿期受照射可引起智力降低或严重智力障碍。

辐射引起这类效应与妊娠时间有关，这可能与人类脑皮质的形成过程相联系。辐射对胚胎和胎儿的效应见表 2.13。

表 2.13　辐射对胚胎和胎儿的效应

效应	照射时间	概率
智商下降	妊娠 8～15 周	30IQ 点 Sv^{-1}
严重智力迟钝	妊娠 8～15 周	$40\times10^{-2}Sv^{-1}$
严重智力迟钝	妊娠 16～25 周	$10\times10^{-2}Sv^{-1}$

2.5　几种不同照射条件下电离辐射所致生物效应的特点

2.5.1　小剂量一次照射效应

小剂量一次照射一般指一次受到较小剂量的照射。目前对小剂量的定义或对其剂量范围尚无统一规定。为了评估低 LET 辐射的剂量及剂量率效应，联合国原子辐射效应科学委员会（UNSCEAR）在 1993 年报告中，根据动物实验及流行病学数据所得的结果，提出根据培养细胞所做的剂量—效应研究，低于大约 20 ～ 40 mGy 的剂量为小剂量。对日本原子弹爆炸幸存者进行实体瘤诱发的流行病学研究表明，诱发肿瘤的小剂量至少为 200 mGy，至于低剂量率，可被采用的是连续几天或数周内给予 0.1mGy/min 以下的剂量。对于上述这样低的剂量水平的照射，目前尚无法用生物学指标直接观察到它所引起的变化，因此对它们的危险估计，目前主要通过流行病学、动物实验和离体细胞实验进行。本节着重阐述一次外照射剂量低于 1Gy 所引起的生物效应。

1. 近期效应

小剂量一次照射的近期效应主要在受照射后 60 天内出现的变化。人员一次受到小剂量照射后，近期主要出现两个方面的变化，一是早期临床症状，二是化验指标的改变。

(1)早期临床症状。早期临床症状在受照射当天，或在照射后头几天内出现。根据对国内外一些核事故受照射人员的临床资料分析，早期临床症状多在受照射后当天出现，持续时间较短，一般约数天，不经治疗可自行消失。从主诉症状看，以植物神经功能紊乱为主，如自觉头晕、乏力、食欲减退、睡眠障碍、口渴、易出汗等。早期临床症状的发生情况除受剂量大小影响外，与受照射的部位和面积大小也有密切关系，这在局部照射情况表现更为明显。一般认为，腹部受照射敏感性最大，四肢最小。个体对辐射敏感性的差异也是影响因素之一，而敏感性又常常与个体的精神状态、受照射前的健康状况、体质强弱以及工作劳累程度等有关。因此，在受到相同剂量照射的情况下，有的反应重，有的却无异常感觉。况且，受照射后的症状主要是非特异性的，多数是受照射者的主观感觉，因此，在分析早期临床症状时，必须排除其他因素的影响和干扰。

(2)血液学指标。血液学指标包括血液学变化和骨髓细胞的变化。造血系统对辐射是较敏感的。受小剂量照射后，主要出现的变化是外周血白细胞总数和淋巴细胞绝对值减少。由于该检测方法简便，易普及，目前已被列为事故照射后的常规必检项目。根据国内某次受全身γ射线外照射人员的照后早期血细胞变化结果分析，血液学指标变化的一般规律是：①在一次剂量低于0.1 Gy，血相基本在正常范围内波动。②一次照射0.1～0.2 Gy，白细胞总数变化不明显，淋巴细胞绝对数先略降后升高，以后逐渐恢复至原先水平。③一次剂量达0.25～0.5 Gy，白细胞和淋巴细胞计数较正常值略有减少，但白细胞总数不低于正常值的下限。④一次照射1 Gy，照后早期即可出现白细胞总数下降，尤其是淋巴细胞下降更明显，最低值可降至照射前水平的5%，一年后恢复至原先水平。

以上是受照群体的一般变化规律。但就个体而言，差异较大。有的受照射剂量很小，白细胞数下降却很明显。如一例仅受0.054 Gy γ射线全身外照射者，照后白细胞总数最低值却降至3.05×10^8/L。另外，上面叙述的是一次急性照射1Gy以下的各剂量组血相变化规律。若接受的是分次照射或是在短时间内的连续照射，则此时机体的修复机能将在不同程度上发挥作用，与一次急性照射相比，其损伤将减轻。如某次事故中，4例受较大剂量(1.30～2.45 Gy)照射者，由于是在16天内受到照射的，照射后白细胞总数下降最低值是在照射后第15天，为照前值的67%，淋巴细胞为照射前值的50%。但在另一次事故中，某人一次急性照射2.5Gy，照后第9天，白细胞总数下降至3.52×10^9/L，淋巴细胞在照后第2天下降到3.08×10^8/L。

骨髓穿刺检查结果也可直接反映受照骨髓的损伤和修复功能。因而对诊断辐射损伤程度有一定意义。有关人体受事故性大剂量照射后的资料表明，照射后第4天骨髓细胞有丝分裂指数的下降情况与受照剂量密切相关。一般认为，在0.5～2 Gy剂量范围内呈线性关系，当剂量小于0.25Gy时骨髓检查未见有变化。有关血液学变化和骨髓细胞的变化情况汇总见表2.14和表2.15。

表 2.14 人体受小剂量一次 γ 射线照射后早期表现

剂量/Gy	临床症状	血液学变化
<0.1	无明显变化	不明显，一般在正常值范围
0.1～0.25	无明显变化	淋巴细胞略降后升高，渐恢复，白细胞数变化不明显
0.25～0.50	约 2% 人员轻微头晕、乏力、食欲下降、睡眠障碍等	淋巴细胞及白细胞数略低于正常值，有的下降约 25%，但较快恢复到正常水平
0.5～1.0	约 5% 人员轻微头晕、乏力、不思食、失眠、口渴等	淋巴细胞、白细胞、血小板可降至照射前的 25%～50%，半年内可恢复到正常水平

表 2.15 人体受小剂量一次 γ 射线照射后 1 个月内骨髓检查结果

剂量/Gy	照后时间/d	有核细胞数/($\times 10^{10}$/L)	粒/红	分裂指数/(%)
0.1	17	2.47	3.8:1	3.0
0.1	14	2.43	2.1:1	12.0
0.1～0.2	16	3,30	2.4:1	5.0
0.2	27	5.30	3.4:1	2.0

(3)染色体畸变。人体淋巴细胞染色体对辐射是较敏感的，即使受照射剂量为 0.05 Gy，照后早期就可见到畸变率较正常值增高。通过实验研究和对受照人员的观察，证实染色体畸变分析除可作为生物剂量的测定方法外，还可作为事故照射近、远期效应的观察指标。根据对观察结果的分析，得出以下基本看法：一是染色体畸变是一个较敏感的指标。当常规血液学检查看不出有变化时，就可观察到染色体畸变率提高。如一例受 0.07 Gy 的照射者，照后早期取血培养，染色体畸变率为 6%，比正常值高数倍。二是畸变可长期存在。一定剂量作用于人体后，染色体畸变不仅在照射后早期可能见到，而且在若干年后仍然存在。如我国安徽三里庵钴源事故，过去受小剂量 0.05～0.10 Gy 照射者中，照射后 10 年取血培养，仍见畸变率增加。三是畸变率与剂量的关系较为密切。畸变率随照射剂量增加而增加，这种规律不仅见于照后早期，而且在距照射一定时间后仍有某些规律。如我国武汉某次钴源事故，有 10 人受到一同剂量的照射，照后一年半进行染色体畸变观察，除 1 人未见到畸变增高外，其余人员都见有增高，且畸变率随照射剂量的大小有一

定的规律。

(4)生化指标。一定剂量的电离辐射作用于机体后,可引起代谢过程的变化,表现有白蛋白减少而球蛋白含量增加等。也有报道照射后早期尿中氨基酸排出增加。表 2.16 给出了人员一次受 0.25 Gy 以下 γ 射线全身照射后 1 个月内,某些血、尿生化指标的检查结果。由表结果可以看出,人体受小剂量电离辐射作用后,血、尿生化指标变化不明显。

(5)精液检查。生殖系统对辐射是较敏感的。表现为照后精子数下降。表 2.17列出 4 名受 γ 射线全身剂量在 0.25 Gy 以下、照后 7 个月精液检查结果。结果表明剂量大于 0.2 Gy 时,精子数有轻度减少,而剂量大于 0.5 Gy 时,照后精子数普遍减少。精子数下降程度及开始恢复的时间与所受剂量大小有关,剂量愈大,精子数减少愈明显,开始恢复的时间也愈慢。

表 2.16 血、尿生化指标的检查结果

项目	受检人数	剂量/mGy	照射后时间/d	结果
血糖、血清蛋白、血非蛋白氨、尿总氮、血氯、钠、钾、钙	12	40	2~25	正常
肝功	42	250	30 内	2 人脑絮++内 1 人麝浊 22 单位
糖耐量试验	11	120	30 内	正常
尿氨基酸	26	120	30 内	正常
尿肌酸肌酐	34	120	30 内	正常
尿牛磺酸、脱氧胞核苷	22	40	30 内	与对照组比无差别
尿 17 酮类固醇	2	40	15	正常
胃蛋白酶	2	40	15	正常

表 2.17 不同剂量照射者精液检查

例号	照射后时间/月	剂量/Gy	精子/(/100 万/mL)	活动度/(%)
1	7	0.10	113	35
2	7	0.17	96	38
3	7	0.24	52	60
4	7	0.25	30	50
—	正常值下限		60	75

2. 远期效应

小剂量一次照射的远期效应主要在受照 6 个月以后出现的变化。远期效应表现的形式可分为两类：一类是与组织学形态有关的可见的残余损伤，另一类是潜在性的损伤，要经过相当长的无症状间隔才显示出来，因此，必须对受照者进行长期医学随访观察。根据对国内一些事故受照射者（一次接受剂量在数百 mGy）进行为期 3～10 年的随访观察，在以下几方面得出了结论：①一般健康状况。一般健康状况良好，均能从事本职工作或体力劳动。临床检查未发现阳性体征。②血液学。血液学常规检查，白细胞总数、淋巴细胞绝对值、血小板计数以及血红蛋白含量均在正常值范围内波动。③染色体畸变。染色体畸变率在剂量偏大者仍高于正常值水平，残存的畸变主要是稳定性畸变。④生育力。生育力不受影响。所生子女生长发育正常，子代染色体畸变率在正常值范围。

3. 小剂量电离辐射的适应性反应

多年来，科学家已认识到小剂量辐射能导致细胞和有机体的许多变化，这些变化反映了细胞和有机体对辐射作用的适应能力。1976 年 Luckey 综述了 1976—1991 年间有关适应性反应的文献资料约 1000 篇，提出小剂量辐射对动物和人群的有益效应。近年来，为证明适应性反应的存在，对诱变剂所诱导的人和哺乳动物适应性做了大量研究工作。

人淋巴细胞的适应性反应研究，包括了染色体畸变、细胞存活和突变率研究。对染色体畸变，在 1984 年有报道，当 PHA 刺激的淋巴细胞在含 ^3H－TdR 的培养液中生长，并在 G_0 期接受 1.5 Gy 的 X 射线照射，结果是染色体畸变量明显低于 ^3H－TdR 和 X 射线分别作用所致畸变量的总和。类似的反应也得到证实，将 PHA 刺激的 S 期淋巴细胞受小剂量 X 射线照射，接着将 G_2 期细胞再受大剂量 X 射线照射，可诱导类似的适应性反应。适应性反应在整体照射下也得到证实。居住在受到切尔诺贝利核事故污染的乌克兰地区的儿童，外周淋巴细胞在体外受大剂量照射后，其染色体畸变率低于只受大剂量照射的对照组。上述现象在家兔整体实验中也得到支持证据。对细胞存活和突变率研究，当淋巴细胞在 G_1 期先接受 0.02 Gy 的 X 射线照射，尔后再接受 4 Gy 的照射时，突变率减少 70%，而细胞存活不受影响，人为突变率的减少是诱导修复系统的结果。

对小鼠细胞适应性的研究。雄性小鼠先接受 0.1 Gy 的 X 射线整体照射，2.5～3.0 h 后再接受 0.75 Gy 剂量照射，两种剂量的联合照射使骨髓细胞染色体畸变数比一次照射 0.75 Gy 的减少，结果提示先前的小剂量照射诱导了适应性反应。

有文献报道，现居住在美国的 168 名日本原子弹爆炸幸存者受 0.01 Gy～1 Gy 照射，与受 0.01 Gy 以下照射的人群相比较，从外周血分离淋巴细胞检测以下四种细胞免疫参数：①对 PHA 的反应；②对同种异体淋巴细胞的 PHA 反应；③NK 细胞介导细胞毒性；④干扰素产生。结果表明，受 0.01 Gy 以下剂量照射组的反应都小于 0.01 Gy～1 Gy 剂量组。

总之大量研究表明，根据动物实验获得的资料以及有限的人类资料，都说明事先给予的小剂量照射可减少辐射诱发染色体畸变和突变的数量。近年来，对适应性反应的机制了解尚不完全，认为很可能与 DNA 修复能力增长有关，也可能包括自由基解毒以及膜结合受体的激活等。

2.5.2 小剂量慢性照射效应

一般将放射工作者在剂量限值范围内的长期照射称之为小剂量慢性照射或低水平照射。由于剂量率低、受照射时间长，因此机体对射线的作用既有损伤的一面，又有适应和修复的能力。当机体修复能力占优势时，在长期受照射或照后相当长的时期内可不出现明显反应；但若受高剂量或超剂量限值照射时，累积剂量达到一定程度时，就可能出现慢性损伤效应。目前对小剂量照射或低水平照射的辐射危险，无法用生物学指标直接观察到它所引起的变化。因此对这种小剂量辐射的危害评价，目前是通过辐射流行病学调查、动物实验和离体细胞实验进行的。

1. 临床表现

(1) 自觉症状。自觉症状的出现时间，短者可在接触射线后几个月，长者可达数年或更长时间后出现。主要是自觉乏力、头晕、头痛、睡眠障碍、记忆力下降、性功能和食欲减退等。1982 年，我国卫生部组织全国 28 个省、市、自治区的医疗、教学、科研单位，对全国医用诊断 X 线工作者进行了一次全国性的调查研究。根据对 2484 例受照人员的临床检查资料分析，发现受照人群中，主诉反应中的神经衰弱症状、食欲减退、牙龈出血及脱发发生率明显高于对照人群。见表 2.18。

表 2.18 放射组与对照组临床症状比较

临床症状	放射组		对照组	
	例数	比例/(%)	例数	比例/(%)
疲乏无力	1275	51.3	220	12.8
头痛头昏	758	30.5	282	16.4
记忆力减退	751	30.2	216	12.6
睡眠障碍	875	35.2	227	13.2
易激动	161	6.5	42	2.4

续表

临床症状	放射组		对照组	
	例数	比例/(%)	例数	比例/(%)
心悸	195	7.8	81	4.7
食欲减退	181	7.3	44	2.6
牙龈出血	341	13.7	69	4.0
脱发	541	21.8	78	4.5
性欲减退	127	5.1	14	0.8
易感冒	170	6.8	48	2.8

(2)实验室检查。外周血相检查。长期小剂量照射，最明显变化是不同程度的白细胞减少。例如 1982 年对全国 2869 名医用诊断 X 线工作者和 1152 名对照者的外周血细胞检查结果表明，放射组的白细胞总数、中性粒细胞和淋巴细胞绝对数以及血小板等项指标与对照组比较，均有统计学意义的降低。单核细胞、嗜酸、嗜碱性粒细胞的相对值则高于对照组。外周血细胞变化与累积剂量、年剂量及放射工龄有相关关系。放射组异常血象的检出率明显高于对照组。男性 X 线工作者血细胞的辐射效应大于女性。

细胞遗传学检查。一是外周血淋巴细胞染色体畸变。它是对辐射作用较敏感的指标，当血液学常规检查看不出变化时，染色体畸变可以显示增高。小剂量慢性照射者，所接受的是低剂量和低剂量率照射，所接触的射线种类、剂量、剂量率、受照部位、工作年限等各不相同，结果很难比较。但共同的特点是染色体畸变率同正常值或自身照射前值相比有所增高，但多数未能发现畸变率和累积剂量之间有何比例关系。小剂量慢性照射情况下所分析畸变细胞中，畸变类型均以无着丝粒畸变为主，偶见双着丝粒和环。二是外周血淋巴细胞微核的测定。它是指淋巴细胞胞浆中存在的游离的小核。由于方法简便，近年来有利用微核测定作为诊断放射损伤的辅助指标。1982 年对全国 1387 名医用诊断 X 线工作者的微核测定结果，发现平均微核率在放射组为 0.358‰，对照组为 0.138‰，放射组明显高于对照组，微核率与年剂量呈直线相关。

2. 危害评价

小剂量电离辐射作用于人体，由于剂量小，剂量率低，机体损伤反应轻，和大剂量急性损伤相比，无论在诊断、效应观察还是在危害评价等方面，面临的难度更大、困难更多。任何单项指标的变化都很难确定是由射线所引起的。因此，评价小剂量对人体的影响，主要根据接触射线史、临床表现、化验检查、其他因素的影响，参照受照者以往的健康状况，全面分析才能得出结论。

(1)自觉症状的分析。小剂量慢性照射的特点是主诉症状多，阳性体症少。而主诉症状中，较突出的有两个症候群。一个是神经系统症状，二是消化系统症状。这些主诉证状，在一般慢性病患者也易出现，且症状出现的频率常受精神因素的影响，有些自觉症状又无客观测定的指标。因此，在判断小剂量辐射的危害或损伤时，对主诉症状不能轻易、片面地听凭自述，但也不能轻率地认为症状是主观感觉而不给予重视。对自觉症状的分析最好有各方面条件相似的非放射工作人员作为对照进行比较，并应排除其他因素(如慢性疾病、工作劳累、生活经济条件等)的影响。特别当发现症状和体征的发生率确有增高时，须进一步分析随着剂量的增加，症状发生率是否也有规律地增高，或者当受照者暂时脱离放射工作后，症状是否有缓解或消失，重新接触射线后是否又复出现等。上述情况有助于分析症状是否与接触射线有关。

(2)血液学检查结果的判断。在评价小剂量慢性照射引起的血液学指标变化时，其他疾病或有害物质所致的影响应除外，并对受照者进行血细胞的动态观察。当已确定白细胞持续低于正常范围下界或更低时，可暂时脱离放射工作。因为小剂量慢性照射所造成的人体血细胞的变化是可恢复的，必要时可做骨髓检查。除少部分人的骨髓可有异常变化外，大部分人的骨髓基本正常。

(3)染色体畸变观察结果的分析。实践证明，染色体畸变分析用于估计全身急性照射条件下的辐射剂量较理想，对于小剂量分次照射、局部照射和低水平慢性照射，由于照射条件复杂、影响因素多，目前尚无可靠的剂量效应关系可供实用。但作为医学观察指标，仍然被认为是一项对辐射较灵敏的指标。

总之，对小剂量慢性照射所致的损伤效应，由于缺乏特异性，因而须排除其他因素的影响，并根据受照剂量，结合临床症状及实验检查，进行全面分析才能下结论。任何单项指标的变化都很难确定是由射线引起的。

4.5.3 全身大剂量急性照射

在短时间内全身或身体大部分受较大剂量照射时，可引起全身大剂量急性照射损伤。依据照射剂量和照射条件不同，可表现为骨髓型、肠型或脑型急性放射病。急性放射病一般具有较为典型的阶段性病程。不同类型和不同程度的急性放射病的初期表现，淋巴细胞和剂量下限列于表 2.19。人体受 γ 射线或 γ 射线与中子混合照射所产生的轻度骨髓型急性放射病的发生率、死亡率与辐射剂量的关系见表 2.20。

表 2.19　各型急性放射病的初期反应和受照剂量下限

分型	程度	初期反应	照射后 1～2 天淋巴细胞最低绝对值/($\times10^9$/L)	剂量下限/Gy
骨髓型	轻度	乏力、不适、食欲减退	1.2	1.0
	中度	头昏、乏力、食欲减退、恶心、呕吐，细胞短暂上升后下降	0.9	2.0
	重度	多次呕吐，可有腹泻，白细胞数明显下降	0.6	4.0
	极重度	多次吐泻、休克，血红蛋白升高	0.3	6.0
肠　型		频繁吐泻、休克，血红蛋白升高	<0.3	10.0
脑　型		频繁吐泻、休克，共济失调，肌张力增加，震颤，抽搐，昏睡，定向和判断力减退	<0.3	50.0

表 2.20　急性放射病发生率、死亡率与辐射剂量的关系

剂量/Gy	急性放射病发生率/(%)	剂量/Gy	急性放射病死亡率/(%)
0.70	1	2.00	1
0.90	10	2.60	10
1.00	20	2.80	20
1.05	30	3.00	30
1.10	40	3.20	40
1.20	50	3.50	50
1.25	60	3.60	60
1.35	70	3.75	70
1.40	80	4.00	80
1.60	90	4.50	90
2.00	99	5.50	99

本章主要对电离辐射致生物效应进行简要综述，其综述程度是为了与编制本书目的相配合。为了进一步明确有关结论和后续分析应用需要，根据文献将有关

结论归纳如下：①小剂量/剂量率（小于 100 mSv 或吸收剂量约为 100 mGy 的低 LET 辐射，下同）辐射照射情况下诱发癌症和遗传疾病，在剂量增量和危险之间利用简单的比例关系可能是科学的但不确定性是存在的。②在小剂量（小于 100 mSv）情况下电离辐射照射和诱发人类实体瘤之间存在线性剂量响应关系，诱发癌症的剂量阈值未必存在，但在小剂量情况下癌症诱发的概率是很低的。③在受照双亲后代身上未发现可归因于辐射诱发有害效应，但在小鼠等动物体内辐射诱发可遗传突变的资料较多，因而没有理由相信人类能够免受这种类型的损害。④ICRP 第 103 号出版物中给出的包括致癌效应、遗传效应的总危害对世界人群和成年工作人员分别 $5.7\times10^{-2}\,Sv^{-1}$ 和 $4.2\times10^{-2}\,Sv^{-1}$。与 ICRP 第 60 号出版物中给出的 $7.3\times10^{-2}\,Sv^{-1}$ 和 $5.6\times10^{-2}\,Sv^{-1}$ 数据相比有所降低。⑤在成人和儿童中辐射诱发确定性效应的剂量响应一般认为有真实剂量阈值，致使小剂量时不存在危险。在吸收剂量高至 100 mGy 的剂量范围内不会有组织反应发生，在临床上不能表现出功能损伤。重点考虑了睾丸、卵巢、骨髓、眼晶体和皮肤等组织的确定性效应阈值。⑥宫内受照诱发的组织反应，畸形、神经学效应的剂量响应同样具有高于约 100 mGy 的剂量阈。诱发 IQ 缺欠的不确定性仍然存在，但认为小剂量情况下这种危险没有实际意义。⑦基因组不稳定性、旁效应及适应性反应等前沿研究成果及其意义受到广泛关注，但其在辐射诱发健康效应起源作用的知识就辐射防护目的而言掌握得还不够充分，且在许多情况下这些细胞过程将包含在对危险的流行病量度中，因此还不足以影响或改变现有主要结论。⑧小剂量情况下非癌症疾病（如心脏病、中风、消化疾病和呼吸疾病等）的危险非常不确定，还不能给出明确的判断。ICRP 的判断是在几十 mGy 范围内的辐射危害估计中未考虑非癌症疾病。对辐射与其他因素协同作用认识到具有潜在重要性方面，除辐射与吸烟之外，还没有证据证明多种因子的低水平暴露可以产生偏离相加性甚远的复合效应，也即在目前对于小剂量的这种相互作用还没有坚实的证据表明有理由改变现有辐射危险估计值。⑨辐射防护体系继续建立在如下假定之下：在剂量低于约 100 mGy 的情况下给定的剂量增量与归因于辐射的癌症或遗传效应发生概率的增量成正比，即线性无阈（LNT）模型。此模型可为前瞻情况下小剂量照射的危险管理提供谨慎的基础。

第3章　国家部分法规和标准汇编

军队涉核岗位人员管理问题是一个较为复杂的问题，涉及必要的法律规章和技术标准。目前，国家和军队关于放射性健康管理方面的法律规章和技术标准也相当多。所以，为本书读者初步了解和掌握国家和军队有关放射性健康管理方面法律规章和技术标准，本章收集了部分法规和标准供研究参考。读者研究参考时应注意法规和标准的时效性，在应用时应以最新法规和标准为准。

3.1　中华人民共和国职业病防治法

中华人民共和国职业病防治法(2002年5月1日)

第一章　总则

第一条　为了预防、控制和消除职业病危害，防治职业病，保护劳动者健康及其相关权益，促进经济发展，根据宪法，制定本法。

第二条　本法适用于中华人民共和国领域内的职业病防治活动。

本法所称职业病，是指企业、事业单位和个体经济组织(以下统称用人单位)的劳动者在职业活动中，因接触粉尘、放射性物质和其他有毒、有害物质等因素而引起的疾病。

职业病的分类和目录由国务院卫生行政部门会同国务院劳动保障行政部门规定、调整并公布。

第三条　职业病防治工作坚持预防为主、防治结合的方针，实行分类管理、综合治理。

第四条　劳动者依法享有职业卫生保护的权利。

用人单位应当为劳动者创造符合国家职业卫生标准和卫生要求的工作环境和条件，并采取措施保障劳动者获得职业卫生保护。

第五条　用人单位应当建立、健全职业病防治责任制，加强对职业病防治的管理，提高职业病防治水平，对本单位产生的职业病危害承担责任。

第六条　用人单位必须依法参加工伤社会保险。

国务院和县级以上地方人民政府劳动保障行政部门应当加强对工伤社会保险

的监督管理，确保劳动者依法享受工伤社会保险待遇。

第七条　国家鼓励研制、开发、推广、应用有利于职业病防治和保护劳动者健康的新技术、新工艺、新材料，加强对职业病的机理和发生规律的基础研究，提高职业病防治科学技术水平；积极采用有效的职业病防治技术、工艺、材料；限制使用或者淘汰职业病危害严重的技术、工艺、材料。

第八条　国家实行职业卫生监督制度。

国务院卫生行政部门统一负责全国职业病防治的监督管理工作。国务院有关部门在各自的职责范围内负责职业病防治的有关监督管理工作。

县级以上地方人民政府卫生行政部门负责本行政区域内职业病防治的监督管理工作。县级以上地方人民政府有关部门在各自的职责范围内负责职业病防治的有关监督管理工作。

第九条　国务院和县级以上地方人民政府应当制定职业病防治规划，将其纳入国民经济和社会发展计划，并组织实施。

乡、民族乡、镇的人民政府应当认真执行本法，支持卫生行政部门依法履行职责。

第十条　县级以上人民政府卫生行政部门和其他有关部门应当加强对职业病防治的宣传教育，普及职业病防治的知识，增强用人单位的职业病防治观念，提高劳动者的自我健康保护意识。

第十一条　有关防治职业病的国家职业卫生标准，由国务院卫生行政部门制定并公布。

第十二条　任何单位和个人有权对违反本法的行为进行检举和控告。

对防治职业病成绩显著的单位和个人，给予奖励。

第二章　前期预防

第十三条　产生职业病危害的用人单位的设立除应当符合法律、行政法规规定的设立条件外，其工作场所还应当符合下列职业卫生要求：

（一）职业病危害因素的强度或者浓度符合国家职业卫生标准；

（二）有与职业病危害防护相适应的设施；

（三）生产布局合理，符合有害与无害作业分开的原则；

（四）有配套的更衣间、洗浴间、孕妇休息间等卫生设施；

（五）设备、工具、用具等设施符合保护劳动者生理、心理健康的要求；

（六）法律、行政法规和国务院卫生行政部门关于保护劳动者健康的其他要求。

第十四条　在卫生行政部门中建立职业病危害项目的申报制度。

用人单位设有依法公布的职业病目录所列职业病的危害项目的，应当及时、如实向卫生行政部门申报，接受监督。

职业病危害项目申报的具体办法由国务院卫生行政部门制定。

第十五条　新建、扩建、改建建设项目和技术改造、技术引进项目（以下统称建设项目）可能产生职业病危害的，建设单位在可行性论证阶段应当向卫生行政部门提交职业病危害预评价报告。卫生行政部门应当自收到职业病危害预评价报告之日起三十日内，作出审核决定并书面通知建设单位。未提交预评价报告或者预评价报告未经卫生行政部门审核同意的，有关部门不得批准该建设项目。

职业病危害预评价报告应当对建设项目可能产生的职业病危害因素及其对工作场所和劳动者健康的影响作出评价，确定危害类别和职业病防护措施。

建设项目职业病危害分类目录和分类管理办法由国务院卫生行政部门制定。

第十六条　建设项目的职业病防护设施所需费用应当纳入建设项目工程预算，并与主体工程同时设计，同时施工，同时投入生产和使用。

职业病危害严重的建设项目的防护设施设计，应当经卫生行政部门进行卫生审查，符合国家职业卫生标准和卫生要求的，方可施工。

建设项目在竣工验收前，建设单位应当进行职业病危害控制效果评价。建设项目竣工验收时，其职业病防护设施经卫生行政部门验收合格后，方可投入正式生产和使用。

第十七条　职业病危害预评价、职业病危害控制效果评价由依法设立的取得省级以上人民政府卫生行政部门资质认证的职业卫生技术服务机构进行。职业卫生技术服务机构所作评价应当客观、真实。

第十八条　国家对从事放射、高毒等作业实行特殊管理。具体管理办法由国务院制定。

第三章　劳动过程中的防护与管理

第十九条　用人单位应当采取下列职业病防治管理措施：

（一）设置或者指定职业卫生管理机构或者组织，配备专职或者兼职的职业卫生专业人员，负责本单位的职业病防治工作；

（二）制定职业病防治计划和实施方案；

（三）建立、健全职业卫生管理制度和操作规程；

（四）建立、健全职业卫生档案和劳动者健康监护档案；

（五）建立、健全工作场所职业病危害因素监测及评价制度；

（六）建立、健全职业病危害事故应急救援预案。

第二十条　用人单位必须采用有效的职业病防护设施，并为劳动者提供个人使用的职业病防护用品。

用人单位为劳动者个人提供的职业病防护用品必须符合防治职业病的要求；不符合要求的，不得使用。

第二十一条　用人单位应当优先采用有利于防治职业病和保护劳动者健康的新技术、新工艺、新材料，逐步替代职业病危害严重的技术、工艺、材料。

第二十二条　产生职业病危害的用人单位，应当在醒目位置设置公告栏，公布有关职业病防治的规章制度、操作规程、职业病危害事故应急救援措施和工作场所职业病危害因素检测结果。

对产生严重职业病危害的作业岗位，应当在其醒目位置，设置警示标识和中文警示说明。警示说明应当载明产生职业病危害的种类、后果、预防以及应急救治措施等内容。

第二十三条　对可能发生急性职业损伤的有毒、有害工作场所，用人单位应当设置报警装置，配置现场急救用品、冲洗设备、应急撤离通道和必要的泄险区。

对放射工作场所和放射性同位素的运输、贮存，用人单位必须配置防护设备和报警装置，保证接触放射线的工作人员佩戴个人剂量计。

对职业病防护设备、应急救援设施和个人使用的职业病防护用品，用人单位应当进行经常性的维护、检修，定期检测其性能和效果，确保其处于正常状态，不得擅自拆除或者停止使用。

第二十四条　用人单位应当实施由专人负责的职业病危害因素日常监测，并确保监测系统处于正常运行状态。

用人单位应当按照国务院卫生行政部门的规定，定期对工作场所进行职业病危害因素检测、评价。检测、评价结果存入用人单位职业卫生档案，定期向所在地卫生行政部门报告并向劳动者公布。

职业病危害因素检测、评价由依法设立的取得省级以上人民政府卫生行政部门资质认证的职业卫生技术服务机构进行。职业卫生技术服务机构所作检测、评价应当客观、真实。

发现工作场所职业病危害因素不符合国家职业卫生标准和卫生要求时，用人单位应当立即采取相应治理措施，仍然达不到国家职业卫生标准和卫生要求的，必须停止存在职业病危害因素的作业；职业病危害因素经治理后，符合国家职业卫生标准和卫生要求的，方可重新作业。

第二十五条　向用人单位提供可能产生职业病危害的设备的，应当提供中文说明书，并在设备的醒目位置设置警示标识和中文警示说明。警示说明应当载明设备性能、可能产生的职业病危害、安全操作和维护注意事项、职业病防护以及应急救治措施等内容。

第二十六条　向用人单位提供可能产生职业病危害的化学品、放射性同位素和含有放射性物质的材料的，应当提供中文说明书。说明书应当载明产品特性、主要成份、存在的有害因素、可能产生的危害后果、安全使用注意事项、职业病防护以及应急救治措施等内容。产品包装应当有醒目的警示标识和中文警示说明。贮存上述材料的场所应当在规定的部位设置危险物品标识或者放射性警示标识。

国内首次使用或者首次进口与职业病危害有关的化学材料，使用单位或者进口单位按照国家规定经国务院有关部门批准后，应当向国务院卫生行政部门报送该化学材料的毒性鉴定以及经有关部门登记注册或者批准进口的文件等资料。

进口放射性同位素、射线装置和含有放射性物质的物品的，按照国家有关规定办理。

第二十七条　任何单位和个人不得生产、经营、进口和使用国家明令禁止使用的可能产生职业病危害的设备或者材料。

第二十八条　任何单位和个人不得将产生职业病危害的作业转移给不具备职业病防护条件的单位和个人。不具备职业病防护条件的单位和个人不得接受产生职业病危害的作业。

第二十九条　用人单位对采用的技术、工艺、材料，应当知悉其产生的职业病危害，对有职业病危害的技术、工艺、材料隐瞒其危害而采用的，对所造成的职业病危害后果承担责任。

第三十条　用人单位与劳动者订立劳动合同(含聘用合同，下同)时，应当将工作过程中可能产生的职业病危害及其后果、职业病防护措施和待遇等如实告知劳动者，并在劳动合同中写明，不得隐瞒或者欺骗。

劳动者在已订立劳动合同期间因工作岗位或者工作内容变更，从事与所订立劳动合同中未告知的存在职业病危害的作业时，用人单位应当依照前款规定，向劳动者履行如实告知的义务，并协商变更原劳动合同相关条款。

用人单位违反前两款规定的，劳动者有权拒绝从事存在职业病危害的作业，用人单位不得因此解除或者终止与劳动者所订立的劳动合同。

第三十一条　用人单位的负责人应当接受职业卫生培训，遵守职业病防治法律、法规，依法组织本单位的职业病防治工作。

用人单位应当对劳动者进行上岗前的职业卫生培训和在岗期间的定期职业卫生培训，普及职业卫生知识，督促劳动者遵守职业病防治法律、法规、规章和操作规程，指导劳动者正确使用职业病防护设备和个人使用的职业病防护用品。

劳动者应当学习和掌握相关的职业卫生知识，遵守职业病防治法律、法规、规章和操作规程，正确使用、维护职业病防护设备和个人使用的职业病防护用品，发现职业病危害事故隐患应当及时报告。

劳动者不履行前款规定义务的，用人单位应当对其进行教育。

第三十二条　对从事接触职业病危害的作业的劳动者，用人单位应当按照国务院卫生行政部门的规定组织上岗前、在岗期间和离岗时的职业健康检查，并将检查结果如实告知劳动者。职业健康检查费用由用人单位承担。

用人单位不得安排未经上岗前职业健康检查的劳动者从事接触职业病危害的作业；不得安排有职业禁忌的劳动者从事其所禁忌的作业；对在职业健康检查中发现有与所从事的职业相关的健康损害的劳动者，应当调离原工作岗位，并妥善安置；对未进行离岗前职业健康检查的劳动者不得解除或者终止与其订立的劳动合同。

职业健康检查应当由省级以上人民政府卫生行政部门批准的医疗卫生机构承担。

第三十三条　用人单位应当为劳动者建立职业健康监护档案，并按照规定的期限妥善保存。

职业健康监护档案应当包括劳动者的职业史、职业病危害接触史、职业健康检查结果和职业病诊疗等有关个人健康资料。

劳动者离开用人单位时，有权索取本人职业健康监护档案复印件，用人单位应当如实、无偿提供，并在所提供的复印件上签章。

第三十四条　发生或者可能发生急性职业病危害事故时，用人单位应当立即采取应急救援和控制措施，并及时报告所在地卫生行政部门和有关部门。卫生行政部门接到报告后，应当及时会同有关部门组织调查处理；必要时，可以采取临时控制措施。

对遭受或者可能遭受急性职业病危害的劳动者，用人单位应当及时组织救治、进行健康检查和医学观察，所需费用由用人单位承担。

第三十五条　用人单位不得安排未成年工从事接触职业病危害的作业；不得安排孕期、哺乳期的女职工从事对本人和胎儿、婴儿有危害的作业。

第三十六条　劳动者享有下列职业卫生保护权利：

（一）获得职业卫生教育、培训；

（二）获得职业健康检查、职业病诊疗、康复等职业病防治服务；

（三）了解工作场所产生或者可能产生的职业病危害因素、危害后果和应当采取的职业病防护措施；

（四）要求用人单位提供符合防治职业病要求的职业病防护设施和个人使用的职业病防护用品，改善工作条件；

（五）对违反职业病防治法律、法规以及危及生命健康的行为提出批评、检举和控告；

（六）拒绝违章指挥和强令进行没有职业病防护措施的作业；

（七）参与用人单位职业卫生工作的民主管理，对职业病防治工作提出意见和建议。

用人单位应当保障劳动者行使前款所列权利。因劳动者依法行使正当权利而降低其工资、福利等待遇或者解除、终止与其订立的劳动合同的，其行为无效。

第三十七条　工会组织应当督促并协助用人单位开展职业卫生宣传教育和培训，对用人单位的职业病防治工作提出意见和建议，与用人单位就劳动者反映的有关职业病防治的问题进行协调并督促解决。

工会组织对用人单位违反职业病防治法律、法规，侵犯劳动者合法权益的行为，有权要求纠正；产生严重职业病危害时，有权要求采取防护措施，或者向政府有关部门建议采取强制性措施；发生职业病危害事故时，有权参与事故调查处理；发现危及劳动者生命健康的情形时，有权向用人单位建议组织劳动者撤离危险现场，用人单位应当立即作出处理。

第三十八条　用人单位按照职业病防治要求，用于预防和治理职业病危害、工作场所卫生检测、健康监护和职业卫生培训等费用，按照国家有关规定，在生产成本中据实列支。

第四章　职业病诊断与职业病病人保障

第三十九条　职业病诊断应当由省级以上人民政府卫生行政部门批准的医疗卫生机构承担。

第四十条　劳动者可以在用人单位所在地或者本人居住地依法承担职业病诊断的医疗卫生机构进行职业病诊断。

第四十一条　职业病诊断标准和职业病诊断、鉴定办法由国务院卫生行政部门制定。职业病伤残等级的鉴定办法由国务院劳动保障行政部门会同国务院卫生行政部门制定。

第四十二条　职业病诊断，应当综合分析下列因素：

（一）病人的职业史；

（二）职业病危害接触史和现场危害调查与评价；

（三）临床表现以及辅助检查结果等。

没有证据否定职业病危害因素与病人临床表现之间的必然联系的，在排除其他致病因素后，应当诊断为职业病。

承担职业病诊断的医疗卫生机构在进行职业病诊断时，应当组织三名以上取得职业病诊断资格的执业医师集体诊断。

职业病诊断证明书应当由参与诊断的医师共同签署，并经承担职业病诊断的医疗卫生机构审核盖章。

第四十三条　用人单位和医疗卫生机构发现职业病病人或者疑似职业病病人时，应当及时向所在地卫生行政部门报告。确诊为职业病的，用人单位还应当向所在地劳动保障行政部门报告。

卫生行政部门和劳动保障行政部门接到报告后，应当依法作出处理。

第四十四条　县级以上地方人民政府卫生行政部门负责本行政区域内的职业病统计报告的管理工作，并按照规定上报。

第四十五条　当事人对职业病诊断有异议的，可以向作出诊断的医疗卫生机构所在地地方人民政府卫生行政部门申请鉴定。

职业病诊断争议由设区的市级以上地方人民政府卫生行政部门根据当事人的申请，组织职业病诊断鉴定委员会进行鉴定。

当事人对设区的市级职业病诊断鉴定委员会的鉴定结论不服的，可以向省、自治区、直辖市人民政府卫生行政部门申请再鉴定。

第四十六条　职业病诊断鉴定委员会由相关专业的专家组成。

省、自治区、直辖市人民政府卫生行政部门应当设立相关的专家库，需要对职业病争议作出诊断鉴定时，由当事人或者当事人委托有关卫生行政部门从专家库中以随机抽取的方式确定参加诊断鉴定委员会的专家。

职业病诊断鉴定委员会应当按照国务院卫生行政部门颁布的职业病诊断标准和职业病诊断、鉴定办法进行职业病诊断鉴定，向当事人出具职业病诊断鉴定书。职业病诊断鉴定费用由用人单位承担。

第四十七条　职业病诊断鉴定委员会组成人员应当遵守职业道德，客观、公正地进行诊断鉴定，并承担相应的责任。职业病诊断鉴定委员会组成人员不得私下接触当事人，不得收受当事人的财物或者其他好处，与当事人有利害关系的，应当回避。

人民法院受理有关案件需要进行职业病鉴定时，应当从省、自治区、直辖市人民政府卫生行政部门依法设立的相关的专家库中选取参加鉴定的专家。

第四十八条　职业病诊断、鉴定需要用人单位提供有关职业卫生和健康监护等资料时，用人单位应当如实提供，劳动者和有关机构也应当提供与职业病诊断、鉴定有关的资料。

第四十九条　医疗卫生机构发现疑似职业病病人时，应当告知劳动者本人并及时通知用人单位。

用人单位应当及时安排对疑似职业病病人进行诊断；在疑似职业病病人诊断或者医学观察期间，不得解除或者终止与其订立的劳动合同。

疑似职业病病人在诊断、医学观察期间的费用，由用人单位承担。

第五十条　职业病病人依法享受国家规定的职业病待遇。

用人单位应当按照国家有关规定，安排职业病病人进行治疗、康复和定期检查。

用人单位对不适宜继续从事原工作的职业病病人，应当调离原岗位，并妥善安置。

用人单位对从事接触职业病危害的作业的劳动者，应当给予适当岗位津贴。

第五十一条　职业病病人的诊疗、康复费用，伤残以及丧失劳动能力的职业病病人的社会保障，按照国家有关工伤社会保险的规定执行。

第五十二条　职业病病人除依法享有工伤社会保险外，依照有关民事法律，尚有获得赔偿的权利的，有权向用人单位提出赔偿要求。

第五十三条　劳动者被诊断患有职业病，但用人单位没有依法参加工伤社会保险的，其医疗和生活保障由最后的用人单位承担；最后的用人单位有证据证明该职业病是先前用人单位的职业病危害造成的，由先前的用人单位承担。

第五十四条　职业病病人变动工作单位，其依法享有的待遇不变。

用人单位发生分立、合并、解散、破产等情形的，应当对从事接触职业病危害的作业的劳动者进行健康检查，并按照国家有关规定妥善安置职业病病人。

第五章　监督检查

第五十五条　县级以上人民政府卫生行政部门依照职业病防治法律、法规、国家职业卫生标准和卫生要求，依据职责划分，对职业病防治工作及职业病危害检测、评价活动进行监督检查。

第五十六条　卫生行政部门履行监督检查职责时，有权采取下列措施：

（一）进入被检查单位和职业病危害现场，了解情况，调查取证；

（二）查阅或者复制与违反职业病防治法律、法规的行为有关的资料和采集样品；

（三）责令违反职业病防治法律、法规的单位和个人停止违法行为。

第五十七条　发生职业病危害事故或者有证据证明危害状态可能导致职业病

危害事故发生时，卫生行政部门可以采取下列临时控制措施：

(一)责令暂停导致职业病危害事故的作业；

(二)封存造成职业病危害事故或者可能导致职业病危害事故发生的材料和设备；

(三)组织控制职业病危害事故现场。

在职业病危害事故或者危害状态得到有效控制后，卫生行政部门应当及时解除控制措施。

第五十八条　职业卫生监督执法人员依法执行职务时，应当出示监督执法证件。

职业卫生监督执法人员应当忠于职守，秉公执法，严格遵守执法规范；涉及用人单位的秘密的，应当为其保密。

第五十九条　职业卫生监督执法人员依法执行职务时，被检查单位应当接受检查并予以支持配合，不得拒绝和阻碍。

第六十条　卫生行政部门及其职业卫生监督执法人员履行职责时，不得有下列行为：

(一)对不符合法定条件的，发给建设项目有关证明文件、资质证明文件或者予以批准；

(二)对已经取得有关证明文件的，不履行监督检查职责；

(三)发现用人单位存在职业病危害的，可能造成职业病危害事故，不及时依法采取控制措施；

(四)其他违反本法的行为。

第六十一条　职业卫生监督执法人员应当依法经过资格认定。

卫生行政部门应当加强队伍建设，提高职业卫生监督执法人员的政治、业务素质，依照本法和其他有关法律、法规的规定，建立、健全内部监督制度，对其工作人员执行法律、法规和遵守纪律的情况，进行监督检查。

第六章　法律责任

第六十二条　建设单位违反本法规定，有下列行为之一的，由卫生行政部门给予警告，责令限期改正；逾期不改正的，处十万元以上五十万元以下的罚款；情节严重的，责令停止产生职业病危害的作业，或者提请有关人民政府按照国务院规定的权限责令停建、关闭：

(一)未按照规定进行职业病危害预评价或者未提交职业病危害预评价报告，或者职业病危害预评价报告未经卫生行政部门审核同意，擅自开工的；

（二）建设项目的职业病防护设施未按照规定与主体工程同时投入生产和使用的；

（三）职业病危害严重的建设项目，其职业病防护设施设计不符合国家职业卫生标准和卫生要求施工的；

（四）未按照规定对职业病防护设施进行职业病危害控制效果评价、未经卫生行政部门验收或者验收不合格，擅自投入使用的。

第六十三条　违反本法规定，有下列行为之一的，由卫生行政部门给予警告，责令限期改正；逾期不改正的，处二万元以下的罚款：

（一）工作场所职业病危害因素检测、评价结果没有存档、上报、公布的；

（二）未采取本法第十九条规定的职业病防治管理措施的；

（三）未按照规定公布有关职业病防治的规章制度、操作规程、职业病危害事故应急救援措施的；

（四）未按照规定组织劳动者进行职业卫生培训，或者未对劳动者个人职业病防护采取指导、督促措施的；

（五）国内首次使用或者首次进口与职业病危害有关的化学材料，未按照规定报送毒性鉴定资料以及经有关部门登记注册或者批准进口的文件的。

第六十四条　用人单位违反本法规定，有下列行为之一的，由卫生行政部门责令限期改正，给予警告，可以并处二万元以上五万元以下的罚款：

（一）未按照规定及时、如实向卫生行政部门申报产生职业病危害的项目的；

（二）未实施由专人负责的职业病危害因素日常监测，或者监测系统不能正常监测的；

（三）订立或者变更劳动合同时，未告知劳动者职业病危害真实情况的；

（四）未按照规定组织职业健康检查、建立职业健康监护档案或者未将检查结果如实告知劳动者的。

第六十五条　用人单位违反本法规定，有下列行为之一的，由卫生行政部门给予警告，责令限期改正，逾期不改正的，处五万元以上二十万元以下的罚款；情节严重的，责令停止产生职业病危害的作业，或者提请有关人民政府按照国务院规定的权限责令关闭：

（一）工作场所职业病危害因素的强度或者浓度超过国家职业卫生标准的；

（二）未提供职业病防护设施和个人使用的职业病防护用品，或者提供的职业病防护设施和个人使用的职业病防护用品不符合国家职业卫生标准和卫生要求的；

（三）对职业病防护设备、应急救援设施和个人使用的职业病防护用品未按照规定进行维护、检修、检测，或者不能保持正常运行、使用状态的；

（四）未按照规定对工作场所职业病危害因素进行检测、评价的；

（五）工作场所职业病危害因素经治理仍然达不到国家职业卫生标准和卫生要求时，未停止存在职业病危害因素的作业的；

（六）未按照规定安排职业病病人、疑似职业病病人进行诊治的；

（七）发生或者可能发生急性职业病危害事故时，未立即采取应急救援和控制措施或者未按照规定及时报告的；

（八）未按照规定在产生严重职业病危害的作业岗位醒目位置设置警示标识和中文警示说明的；

（九）拒绝卫生行政部门监督检查的。

第六十六条　向用人单位提供可能产生职业病危害的设备、材料，未按照规定提供中文说明书或者设置警示标识和中文警示说明的，由卫生行政部门责令限期改正，给予警告，并处五万元以上二十万元以下的罚款。

第六十七条　用人单位和医疗卫生机构未按照规定报告职业病、疑似职业病的，由卫生行政部门责令限期改正，给予警告，可以并处一万元以下的罚款；弄虚作假的，并处二万元以上五万元以下的罚款；对直接负责的主管人员和其他直接责任人员，可以依法给予降级或者撤职的处分。

第六十八条　违反本法规定，有下列情形之一的，由卫生行政部门责令限期治理，并处五万元以上三十万元以下的罚款；情节严重的，责令停止产生职业病危害的作业，或者提请有关人民政府按照国务院规定的权限责令关闭：

（一）隐瞒技术、工艺、材料所产生的职业病危害而采用的；

（二）隐瞒本单位职业卫生真实情况的；

（三）可能发生急性职业损伤的有毒、有害工作场所、放射工作场所或者放射性同位素的运输、贮存不符合本法第二十三条规定的；

（四）使用国家明令禁止使用的可能产生职业病危害的设备或者材料的；

（五）将产生职业病危害的作业转移给没有职业病防护条件的单位和个人，或者没有职业病防护条件的单位和个人接受产生职业病危害的作业的；

（六）擅自拆除、停止使用职业病防护设备或者应急救援设施的；

（七）安排未经职业健康检查的劳动者、有职业禁忌的劳动者、未成年工或者孕期、哺乳期女职工从事接触职业病危害的作业或者禁忌作业的；

（八）违章指挥和强令劳动者进行没有职业病防护措施的作业的。

第六十九条　生产、经营或者进口国家明令禁止使用的可能产生职业病危害的设备或者材料的，依照有关法律、行政法规的规定给予处罚。

第七十条　用人单位违反本法规定，已经对劳动者生命健康造成严重损害的，由卫生行政部门责令停止产生职业病危害的作业，或者提请有关人民政府按照国务院规定的权限责令关闭，并处十万元以上三十万元以下的罚款。

第七十一条　用人单位违反本法规定，造成重大职业病危害事故或者其他严重后果，构成犯罪的，对直接负责的主管人员和其他直接责任人员，依法追究刑事责任。

第七十二条　未取得职业卫生技术服务资质认证擅自从事职业卫生技术服务的，或者医疗卫生机构未经批准擅自从事职业健康检查、职业病诊断的，由卫生行政部门责令立即停止违法行为，没收违法所得；违法所得五千元以上的，并处违法所得二倍以上十倍以下的罚款；没有违法所得或者违法所得不足五千元的，并处五千元以上五万元以下的罚款；情节严重的，对直接负责的主管人员和其他直接责任人员，依法给予降级、撤职或者开除的处分。

第七十三条　从事职业卫生技术服务的机构和承担职业健康检查、职业病诊断的医疗卫生机构违反本法规定，有下列行为之一的，由卫生行政部门责令立即停止违法行为，给予警告，没收违法所得；违法所得五千元以上的，并处违法所得二倍以上五倍以下的罚款；没有违法所得或者违法所得不足五千元的，并处五千元以上二万元以下的罚款；情节严重的，由原认证或者批准机关取消其相应的资格；对直接负责的主管人员和其他直接责任人员，依法给予降级、撤职或者开除的处分；构成犯罪的，依法追究刑事责任：

(一)超出资质认证或者批准范围从事职业卫生技术服务或者职业健康检查、职业病诊断的；

(二)不按照本法规定履行法定职责的；

(三)出具虚假证明文件的。

第七十四条　职业病诊断鉴定委员会组成人员收受职业病诊断争议当事人的财物或者其他好处的，给予警告，没收收受的财物，可以并处三千元以上五万元以下的罚款，取消其担任职业病诊断鉴定委员会组成人员的资格，并从省、自治区、直辖市人民政府卫生行政部门设立的专家库中予以除名。

第七十五条　卫生行政部门不按照规定报告职业病和职业病危害事故的，由上一级卫生行政部门责令改正，通报批评，给予警告；虚报、瞒报的，对单位负责人、直接负责的主管人员和其他直接责任人员依法给予降级、撤职或者开除的行政处分。

第七十六条　卫生行政部门及其职业卫生监督执法人员有本法第六十条所列行为之一，导致职业病危害事故发生，构成犯罪的，依法追究刑事责任；尚不构成犯罪的，对单位负责人、直接负责的主管人员和其他直接责任人员依法给予降级、撤职或者开除的行政处分。

第七章　附则

第七十七条　本法下列用语的含义：

职业病危害，是指对从事职业活动的劳动者可能导致职业病的各种危害。职业病危害因素包括：职业活动中存在的各种有害的化学、物理、生物因素以及在作业过程中产生的其他职业有害因素。

职业禁忌，是指劳动者从事特定职业或者接触特定职业病危害因素时，比一般职业人群更易于遭受职业病危害和罹患职业病或者可能导致原有自身疾病病情加重，或者在从事作业过程中诱发可能导致对他人生命健康构成危险的疾病的个人特殊生理或者病理状态。

第七十八条　本法第二条规定的用人单位以外的单位，产生职业病危害的，其职业病防治活动可以参照本法执行。

中国人民解放军参照执行本法的办法，由国务院、中央军事委员会制定。

第七十九条　本法自2002年5月1日起施行。

3.2　放射性同位素与射线装置安全许可管理办法

放射性同位素与射线装置安全许可管理办法(2006年3月1日)

第一章　总则

第一条　为实施《放射性同位素与射线装置安全和防护条例》规定的辐射安全许可制度，制定本办法。

第二条　在中华人民共和国境内生产、销售、使用放射性同位素与射线装置的单位(以下简称“辐射工作单位”)，应当依照本办法的规定，取得辐射安全许可证(以下简称“许可证”)。

进口、转让放射性同位素，进行放射性同位素野外示踪试验，应当依照本办法的规定报批。

出口放射性同位素，应当依照本办法的规定办理有关手续。

使用放射性同位素的单位将放射性同位素转移到外省、自治区、直辖市使用的，应当依照本办法的规定备案。

本办法所称放射性同位素包括放射源和非密封放射性物质。

第三条　根据放射源与射线装置对人体健康和环境的潜在危害程度，从高到低，将放射源分为Ⅰ类、Ⅱ类、Ⅲ类、Ⅳ类、Ⅴ类，将射线装置分为Ⅰ类、Ⅱ类、Ⅲ类。

第四条 生产放射性同位素、销售和使用Ⅰ类放射源、销售和使用Ⅰ类射线装置的辐射工作单位的许可证，由国务院环境保护主管部门审批颁发。

前款规定之外的辐射工作单位的许可证，由省、自治区、直辖市人民政府环境保护主管部门(以下简称“省级环境保护主管部门”)审批颁发。

一个辐射工作单位生产、销售、使用多类放射源、射线装置或者非密封放射性物质的，只需要申请一个许可证。

辐射工作单位需要同时分别向国务院环境保护主管部门和省级环境保护主管部门申请许可证的，其许可证由国务院环境保护主管部门审批颁发。

环境保护主管部门应当将审批颁发许可证的情况通报同级公安部门、卫生主管部门。

第五条 省级以上人民政府环境保护主管部门可以委托下一级人民政府环境保护主管部门审批颁发许可证。

第六条 国务院环境保护主管部门负责对列入限制进出口目录的放射性同位素的进口进行审批。

国务院环境保护主管部门依照我国有关法律和缔结或者参加的国际条约、协定的规定，办理列入限制进出口目录的放射性同位素出口的有关手续。

省级环境保护主管部门负责以下活动的审批或备案：

(一)转让放射性同位素；

(二)转移放射性同位素到外省、自治区、直辖市使用；

(三)放射性同位素野外示踪试验；但有可能造成跨省界环境影响的放射性同位素野外示踪试验，由国务院环境保护主管部门审批。

第二章 许可证的申请与颁发

第七条 辐射工作单位在申请领取许可证前，应当组织编制或者填报环境影响评价文件，并依照国家规定程序报环境保护主管部门审批。

环境影响评价文件中的环境影响报告书或者环境影响报告表，应当由具有相应环境影响评价资质的机构编制。

第八条 根据放射性同位素与射线装置的安全和防护要求及其对环境的影响程度，对环境影响评价文件实行分类管理。

转让放射性同位素和射线装置的活动不需要编制环境影响评价文件。

第九条 申请领取许可证的辐射工作单位从事下列活动的，应当组织编制环境影响报告书：

（一）生产放射性同位素的（制备 PET 用放射性药物的除外）；

（二）使用Ⅰ类放射源的（医疗使用的除外）；

（三）销售（含建造）、使用Ⅰ类射线装置的。

第十条　申请领取许可证的辐射工作单位从事下列活动的，应当组织编制环境影响报告表：

（一）制备 PET 用放射性药物的；

（二）销售Ⅰ类、Ⅱ类、Ⅲ类、Ⅳ类放射源的；

（三）医疗使用Ⅰ类放射源的；

（四）使用Ⅱ类、Ⅲ类、Ⅳ类放射源的；

（五）生产、销售、使用Ⅱ类射线装置的。

第十一条　申请领取许可证的辐射工作单位从事下列活动的，应当填报环境影响登记表：

（一）销售、使用Ⅴ类放射源的；

（二）生产、销售、使用Ⅲ类射线装置的。

第十二条　辐射工作单位组织编制或者填报环境影响评价文件时，应当按照其规划设计的放射性同位素与射线装置的生产、销售、使用规模进行评价。

前款所称的环境影响评价文件，除按照国家有关环境影响评价的要求编制或者填报外，还应当包括对辐射工作单位从事相应辐射活动的技术能力、辐射安全和防护措施进行评价的内容。

第十三条　生产放射性同位素的单位申请领取许可证，应当具备下列条件：

（一）设有专门的辐射安全与环境保护管理机构。

（二）有不少于 5 名核物理、放射化学、核医学和辐射防护等相关专业的技术人员，其中具有高级职称的不少于 1 名。

生产半衰期大于 60 天的放射性同位素的单位，前项所指的专业技术人员应当不少于 30 名，其中具有高级职称的不少于 6 名。

（三）从事辐射工作的人员必须通过辐射安全和防护专业知识及相关法律法规的培训和考核，其中辐射安全关键岗位应当由注册核安全工程师担任。

（四）有与设计生产规模相适应，满足辐射安全和防护、实体保卫要求的放射性同位素生产场所、生产设施、暂存库或暂存设备，并拥有生产场所和生产设施的所有权。

（五）具有符合国家相关规定要求的运输、贮存放射性同位素的包装容器。

（六）具有符合国家放射性同位素运输要求的运输工具，并配备有 5 年以上驾龄的专职司机。

（七）配备与辐射类型和辐射水平相适应的防护用品和监测仪器，包括个人剂量测量报警、固定式和便携式辐射监测、表面污染监测、流出物监测等设备。

（八）建立健全的操作规程、岗位职责、辐射防护制度、安全保卫制度、设备检修维护制度、人员培训制度、台帐管理制度和监测方案。

（九）建立事故应急响应机构，制定应急响应预案和应急人员的培训演习制度，有必要的应急装备和物资准备，有与设计生产规模相适应的事故应急处理能力。

（十）具有确保放射性废气、废液、固体废物达标排放的处理能力或者可行的处理方案。

第十四条　销售放射性同位素的单位申请领取许可证，应当具备下列条件：

（一）设有专门的辐射安全与环境保护管理机构，或者至少有1名具有本科以上学历的技术人员专职负责辐射安全与环境保护管理工作。

（二）从事辐射工作的人员必须通过辐射安全和防护专业知识及相关法律法规的培训和考核。

（三）需要暂存放射性同位素的，有满足辐射安全和防护、实体保卫要求的暂存库或设备。

（四）需要安装调试放射性同位素的，有满足防止误操作、防止工作人员和公众受到意外照射要求的安装调试场所。

（五）具有符合国家相关规定要求的贮存、运输放射性同位素的包装容器。

（六）运输放射性同位素能使用符合国家放射性同位素运输要求的运输工具。

（七）配备与辐射类型和辐射水平相适应的防护用品和监测仪器，包括个人剂量测量报警、便携式辐射监测、表面污染监测等仪器。

（八）有健全的操作规程、岗位职责、安全保卫制度、辐射防护措施、台帐管理制度、人员培训计划和监测方案。

（九）有完善的辐射事故应急措施。

第十五条　生产、销售射线装置的单位申请领取许可证，应当具备下列条件：

（一）设有专门的辐射安全与环境保护管理机构，或至少有1名具有本科以上学历的技术人员专职负责辐射安全与环境保护管理工作。

（二）从事辐射工作的人员必须通过辐射安全和防护专业知识及相关法律法规的培训和考核。

（三）射线装置生产、调试场所满足防止误操作、防止工作人员和公众受到意外照射的安全要求。

（四）配备必要的防护用品和监测仪器。

（五）有健全的操作规程、岗位职责、辐射防护措施、台帐管理制度、培训计划和监测方案。

（六）有辐射事故应急措施。

第十六条　使用放射性同位素、射线装置的单位申请领取许可证，应当具备下列条件：

（一）使用Ⅰ类、Ⅱ类、Ⅲ类放射源，使用Ⅰ类、Ⅱ类射线装置的，应当设有专门的辐射安全与环境保护管理机构，或者至少有1名具有本科以上学历的技术人员专职负责辐射安全与环境保护管理工作；其他辐射工作单位应当有1名具有大专以上学历的技术人员专职或者兼职负责辐射安全与环境保护管理工作；依据辐射安全关键岗位名录，应当设立辐射安全关键岗位的，该岗位应当由注册核安全工程师担任。

（二）从事辐射工作的人员必须通过辐射安全和防护专业知识及相关法律法规的培训和考核。

（三）使用放射性同位素的单位应当有满足辐射防护和实体保卫要求的放射源暂存库或设备。

（四）放射性同位素与射线装置使用场所有防止误操作、防止工作人员和公众受到意外照射的安全措施。

（五）配备与辐射类型和辐射水平相适应的防护用品和监测仪器，包括个人剂量测量报警、辐射监测等仪器。使用非密封放射性物质的单位还应当有表面污染监测仪。

（六）有健全的操作规程、岗位职责、辐射防护和安全保卫制度、设备检修维护制度、放射性同位素使用登记制度、人员培训计划、监测方案等。

（七）有完善的辐射事故应急措施。

（八）产生放射性废气、废液、固体废物的，还应具有确保放射性废气、废液、固体废物达标排放的处理能力或者可行的处理方案。

使用放射性同位素和射线装置开展诊断和治疗的单位，还应当配备质量控制检测设备，制定相应的质量保证大纲和质量控制检测计划，至少有一名医用物理人员负责质量保证与质量控制检测工作。

第十七条　将购买的放射源装配在设备中销售的辐射工作单位，按照销售和使用放射性同位素申请领取许可证。

第十八条　申请领取许可证的辐射工作单位应当向有审批权的环境保护主管部门提交下列材料：

（一）辐射安全许可证申请表（见附件一）；

（二）企业法人营业执照正、副本或者事业单位法人证书正、副本及法定代表人身份证原件及其复印件，审验后留存复印件；

（三）经审批的环境影响评价文件；

（四）满足本办法第十三条至第十六条相应规定的证明材料；

（五）单位现存的和拟新增加的放射源和射线装置明细表。

第十九条 环境保护主管部门在受理申请时，应当告知申请单位按照环境影响评价文件中描述的放射性同位素与射线装置的生产、销售、使用的规划设计规模申请许可证。

环境保护主管部门应当自受理申请之日起20个工作日内完成审查，符合条件的，颁发许可证，并予以公告；不符合条件的，书面通知申请单位并说明理由。

第二十条 许可证包括下列主要内容：

（一）单位的名称、地址、法定代表人；

（二）所从事活动的种类和范围；

（三）有效期限；

（四）发证日期和证书编号。

许可证中活动的种类分为生产、销售和使用三类；活动的范围是指辐射工作单位生产、销售、使用的所有放射性同位素的类别、总活度和射线装置的类别、数量。

许可证分为正本和副本（具体格式和内容见附件二），具有同等效力。

第二十一条 取得生产、销售、使用高类别放射性同位素与射线装置的许可证的辐射工作单位，从事低类别的放射性同位素与射线装置的生产、销售、使用活动，不需要另行申请低类别的放射性同位素与射线装置的许可证。

第二十二条 辐射工作单位变更单位名称、地址和法定代表人的，应当自变更登记之日起20日内，向原发证机关申请办理许可证变更手续，并提供以下有关材料：

（一）许可证变更申请报告；

（二）变更后的企业法人营业执照或事业单位法人证书正、副本复印件；

（三）许可证正、副本。

原发证机关审查同意后，换发许可证。

第二十三条 有下列情形之一的，持证单位应当按照本办法规定的许可证申请程序，重新申请领取许可证：

（一）改变许可证规定的活动的种类或者范围的；

（二）新建或者改建、扩建生产、销售、使用设施或者场所的。

第二十四条 许可证有效期为5年。有效期届满，需要延续的，应当于许可证有效期届满30日前向原发证机关提出延续申请，并提供下列材料：

(一)许可证延续申请报告;

(二)监测报告;

(三)许可证有效期内的辐射安全防护工作总结;

(四)许可证正、副本。

原发证机关应当自受理延续申请之日起,在许可证有效期届满前完成审查,符合条件的,予以延续,换发许可证,并使用原许可证的编号;不符合条件的,书面通知申请单位并说明理由。

第二十五条　辐射工作单位部分终止或者全部终止生产、销售、使用放射性同位素与射线装置活动的,应当向原发证机关提出部分变更或者注销许可证申请,由原发证机关核查合格后,予以变更或者注销许可证。

第二十六条　辐射工作单位因故遗失许可证的,应当及时到所在地省级报刊上刊登遗失公告,并于公告30日后的一个月内持公告到原发证机关申请补发。

第三章　进出口、转让、转移活动的审批与备案

第二十七条　进口列入限制进出口目录的放射性同位素的单位,应当在进口前报国务院环境保护主管部门审批;获得批准后,由国务院对外贸易主管部门依据对外贸易的有关规定签发进口许可证。国务院环境保护主管部门在批准放射源进口申请时,给定放射源编码。

分批次进口非密封放射性物质的单位,应当每6个月报国务院环境保护主管部门审批一次。

第二十八条　申请进口列入限制进出口目录的放射性同位素的单位,应当向国务院环境保护主管部门提交放射性同位素进口审批表,并提交下列材料:

(一)进口单位许可证复印件;

(二)放射性同位素使用期满后的处理方案,其中,进口I类、II类、III类放射源的,应当提供原出口方负责从最终用户回收放射源的承诺文件复印件;

(三)进口放射源的明确标号和必要的说明文件的影印件或者复印件,其中,I类、II类、III类放射源的标号应当刻制在放射源本体或者密封包壳体上,Ⅳ类、V类放射源的标号应当记录在相应说明文件中;

(四)进口单位与原出口方之间签订的有效协议复印件;

(五)将进口的放射性同位素销售给其他单位使用的,还应当提供与使用单位签订的有效协议复印件,以及使用单位许可证复印件。

放射性同位素进口审批表的具体格式和内容见附件三。

第二十九条　国务院环境保护主管部门应当自受理放射性同位素进口申请之

日起10个工作日内完成审查，符合条件的，予以批准；不符合条件的，书面通知申请单位并说明理由。

进口单位和使用单位应当在进口活动完成之日起20日内，分别将批准的放射性同位素进口审批表报送各自所在地的省级环境保护主管部门。

第三十条 出口列入限制进出口目录的放射性同位素的单位，应当向国务院环境保护主管部门提交放射性同位素出口表，并提交下列材料：

（一）出口单位许可证复印件；

（二）国外进口方可以合法持有放射性同位素的中文或英文证明材料；

（三）出口单位与国外进口方签订的有效协议复印件。

放射性同位素出口表的具体格式和内容见附件四。

出口单位应当在出口活动完成之日起20日内，将放射性同位素出口表报送所在地的省级环境保护主管部门。

出口放射性同位素的单位应当遵守国家对外贸易的有关规定。

第三十一条 转让放射性同位素的，转入单位应当在每次转让前报所在地省级环境保护主管部门审查批准。

分批次转让非密封放射性物质的，转入单位可以每6个月报所在地省级环境保护主管部门审查批准。

放射性同位素只能在持有许可证的单位之间转让。禁止向无许可证或者超出许可证规定的种类和范围的单位转让放射性同位素。

未经批准不得转让放射性同位素。

第三十二条 转入放射性同位素的单位应当于转让前向所在地省级环境保护主管部门提交放射性同位素转让审批表，并提交下列材料：

（一）转出、转入单位的许可证；

（二）放射性同位素使用期满后的处理方案；

（三）转让双方签订的转让协议。

放射性同位素转让审批表的具体格式和内容见附件五。

环境保护主管部门应当自受理申请之日起15个工作日内完成审查，符合条件的，予以批准；不符合条件的，书面通知申请单位并说明理由。

第三十三条 转入、转出放射性同位素的单位应当在转让活动完成之日起20日内，分别将一份放射性同位素转让审批表报送各自所在地省级环境保护主管部门。

第三十四条 在野外进行放射性同位素示踪试验的单位，应当在每次试验前编制环境影响报告表，并经试验所在地省级环境保护主管部门商同级有关部门审查批准后方可进行。

放射性同位素野外示踪试验有可能造成跨省界环境影响的，其环境影响报告表应当报国务院环境保护主管部门商同级有关部门审查批准。

第三十五条　使用放射性同位素的单位需要将放射性同位素转移到外省、自治区、直辖市使用的，应当于活动实施前 10 日内持许可证复印件向使用地省级环境保护主管部门备案，书面报告移出地省级环境保护主管部门，并接受使用地环境保护主管部门的监督管理。

书面报告的内容应当包括该放射性同位素的核素、活度、转移时间和地点、辐射安全负责人和联系电话等内容；转移放射源的还应提供放射源标号和编码。

使用单位应当在活动结束后 20 日内到使用地省级环境保护主管部门办理备案注销手续，并书面告知移出地省级环境保护主管部门。

第四章　监督管理

第三十六条　辐射工作单位应当按照许可证的规定从事放射性同位素和射线装置的生产、销售、使用活动。

禁止无许可证或者不按照许可证规定的种类和范围从事放射性同位素和射线装置的生产、销售、使用活动。

第三十七条　生产放射性同位素与射线装置的单位，应当在放射性同位素的包装容器、含放射性同位素的设备和射线装置上设置明显的放射性标识和中文警示说明；放射源上能够设置放射性标识的，应当一并设置。

含放射源设备的说明书应当告知用户该设备含有放射源及其相关技术参数和结构特性，并告知放射源的潜在辐射危害及相应的安全防护措施。

第三十八条　生产、进口放射源的单位在销售Ⅰ类、Ⅱ类、Ⅲ类放射源时，应当与使用放射源的单位签订废旧放射源返回合同。

使用Ⅰ类、Ⅱ类、Ⅲ类放射源的单位应当按照废旧放射源返回合同规定，在放射源闲置或者废弃后 3 个月内将废旧放射源交回生产单位或者返回原出口方。确实无法交回生产单位或者返回原出口方的，送交有相应资质的放射性废物集中贮存单位贮存。

使用Ⅳ类、Ⅴ类放射源的单位应当按照国务院环境保护主管部门的规定，在放射源闲置或者废弃后 3 个月内将废旧放射源进行包装整备后送交有相应资质的放射性废物集中贮存单位贮存。

使用放射源的单位应当在废旧放射源交回、返回或者送交活动完成之日起 20 日内，向其所在地省级环境保护主管部门备案。

第三十九条 销售、使用放射源的单位在本办法实施前已经贮存的废旧放射源,应当自本办法实施之日起 1 年内交回放射源生产单位或者返回原出口方,或送交有相应资质的放射性废物集中贮存单位。

第四十条 生产放射性同位素的场所、产生放射性污染的放射性同位素销售和使用场所、产生放射性污染的射线装置及其场所,终结运行后应当依法实施退役。退役完成后,有关辐射工作单位方可申请办理许可证变更或注销手续。

第四十一条 辐射工作单位应当建立放射性同位素与射线装置台帐,记载放射性同位素的核素名称、出厂时间和活度、标号、编码、来源和去向,及射线装置的名称、型号、射线种类、类别、用途、来源和去向等事项。

放射性同位素与射线装置台帐、个人剂量档案和职业健康监护档案应当长期保存。

第四十二条 辐射工作单位应当编写放射性同位素与射线装置安全和防护状况年度评估报告,于每年 1 月 31 日前报原发证机关。

年度评估报告应当包括放射性同位素与射线装置台帐、辐射安全和防护设施的运行与维护、辐射安全和防护制度及措施的建立和落实、事故和应急以及档案管理等方面的内容。

第四十三条 县级以上人民政府环境保护主管部门应当对辐射工作单位进行监督检查,对存在的问题,应当提出书面的现场检查意见和整改要求,由检查人员签字或检查单位盖章后交被检查单位,并由被检查单位存档备案。

第四十四条 省级环境保护主管部门应当编写辐射工作单位监督管理年度总结报告,于每年 3 月 1 日前报国务院环境保护主管部门。

报告内容应当包括辐射工作单位数量、放射源数量和类别、射线装置数量和类别、许可证颁发与注销情况、事故及其处理情况、监督检查与处罚情况等内容。

第五章 罚则

第四十五条 辐射工作单位违反本办法的有关规定,有下列行为之一的,由县级以上人民政府环境保护主管部门责令停止违法行为,限期改正;逾期不改正的,处 1 万元以上 3 万元以下的罚款:

(一)未在含放射源设备的说明书中告知用户该设备含有放射源的;

(二)销售、使用放射源的单位未在本办法实施之日起 1 年内将其贮存的废旧放射源交回、返回或送交有关单位的。

辐射工作单位违反本办法的其他规定,按照《中华人民共和国放射性污染防治法》、《放射性同位素与射线装置安全和防护条例》及其他相关法律法规的规定进行处罚。

第六章　附则

第四十六条　省级以上人民政府环境保护主管部门依据《电离辐射防护与辐射源安全基本标准》(GB18871－2002)及国家有关规定负责对放射性同位素与射线装置管理的豁免出具证明文件。

第四十七条　本办法自2006年3月1日起施行。

3.3　职业健康监护管理办法

职业健康监护管理办法(2002年5月1日)

第一条　为了规范职业健康监护工作,加强职业健康监护管理,保护劳动者健康,根据《中华人民共和国职业病防治法》(以下简称《职业病防治法》),制定本办法。

第二条　本办法所称职业健康监护主要包括职业健康检查、职业健康监护档案管理等内容。

职业健康检查包括上岗前、在岗期间、离岗时和应急的健康检查。

第三条　用人单位应当建立健全职业健康监护制度,保证职业健康监护工作的落实。

第四条　用人单位应当组织从事接触职业病危害作业的劳动者进行职业健康检查。

劳动者接受职业健康检查应当视同正常出勤。

第五条　职业健康检查由省级卫生行政部门批准从事职业健康检查的医疗卫生机构(以下简称体检机构)承担。

职业健康检查结果应当客观、真实,体检机构对健康检查结果承担责任。

第六条　用人单位应当组织接触职业病危害因素的劳动者进行上岗前职业健康检查。

用人单位不得安排未经上岗前职业健康检查的劳动者从事接触职业病危害因素的作业;不得安排有职业禁忌的劳动者从事其所禁忌的作业。

第七条　用人单位不得安排未成年工从事接触职业病危害的作业;不得安排孕期、哺乳期的女职工从事对本人和胎儿、婴儿有危害的作业。

第八条　用人单位应当组织接触职业病危害因素的劳动者进行定期职业健康检查。

发现职业禁忌或者有与所从事职业相关的健康损害的劳动者，应及时调离原工作岗位，并妥善安置。

对需要复查和医学观察的劳动者，应当按照体检机构要求的时间，安排其复查和医学观察。

第九条　用人单位应当组织接触职业病危害因素的劳动者进行离岗时的职业健康检查。

用人单位对未进行离岗时职业健康检查的劳动者，不得解除或终止与其订立的劳动合同。

用人单位发生分立、合并、解散、破产等情形的，应当对从事接触职业病危害作业的劳动者进行健康检查，并按照国家有关规定妥善安置职业病病人。

第十条　用人单位对遭受或者可能遭受急性职业病危害的劳动者，应当及时组织进行健康检查和医学观察。

第十一条　体检机构发现疑似职业病病人应当按规定向所在地卫生行政部门报告，并通知用人单位和劳动者。

用人单位对疑似职业病病人应当按规定向所在地卫生行政部门报告，并按照体检机构的要求安排其进行职业病诊断或者医学观察。

第十二条　劳动者职业健康检查和医学观察的费用，应当由用人单位承担。

第十三条　职业健康检查应当根据所接触的职业危害因素类别，按《职业健康检查项目及周期》的规定确定检查项目和检查周期。需复查时可根据复查要求相应增加检查项目。

第十四条　职业健康检查应当填写《职业健康检查表》，从事放射性作业劳动者的健康检查应当填写《放射工作人员健康检查表》。

第十五条　体检机构应当自体检工作结束之日起 30 日内，将体检结果书面告知用人单位，有特殊情况需要延长的，应当说明理由，并告知用人单位。

用人单位应当及时将职业健康检查结果如实告知劳动者。

发现健康损害或者需要复查的，体检机构除及时通知用人单位外，还应当及时告知劳动者本人。

第十六条　体检机构应当按统计年度汇总职业健康检查结果，并将汇总材料和患有职业禁忌症的劳动者名单，报告用人单位及其所在地县级卫生行政部门。

第十七条　用人单位应当建立职业健康监护档案。

职业健康监护档案应包括以下内容：(一)劳动者职业史、既往史和职业病危害接触史；(二)相应作业场所职业病危害因素监测结果；(三)职业健康检查结果及处理情况；(四)职业病诊疗等劳动者健康资料。

第十八条　用人单位应当按规定妥善保存职业健康监护档案。

第十九条　劳动者有权查阅、复印其本人职业健康监护档案。劳动者离开用人单位时，有权索取本人健康监护档案复印件；用人单位应当如实、无偿提供，并在所提供的复印件上签章。

第二十条　用人单位违反《职业病防治法》及本办法的规定，未组织职业健康检查、建立职业健康监护档案或者未将检查结果如实告知劳动者的，由卫生行政部门责令限期改正，给予警告，可以并处 2 万元以上 5 万元以下的罚款。

第二十一条　用人单位违反《职业病防治法》及本办法的规定，有下列行为之一者，由卫生行政部门责令限期治理，并处 5 万元以上 10 万元以下的罚款；情节严重或者造成健康损害后果的，可处 10 万元以上 30 万元以下的罚款：

（一）安排未经职业健康检查的劳动者从事接触职业病危害的作业的；（二）安排未成年工从事接触职业病危害的作业的；（三）安排孕期、哺乳期女职工从事对本人和胎儿、婴儿有危害作业的；（四）安排有职业禁忌症的劳动者从事所禁忌的作业的。

第二十二条　违反《职业病防治法》及本办法的规定，医疗卫生机构未经批准擅自从事职业健康检查的，由卫生行政部门责令立即停止违法行为，没收违法所得；违法所得 5000 元以上的，并处违法所得 2 倍以上 10 倍以下的罚款；没有违法所得或者违法所得不足 5000 元的，并处 5000 元以上 5 万元以下的罚款；情节严重的，对直接负责的主管人员和其他直接责任人员，依法给予降级、撤职或者开除的处分。

第二十三条　承担职业健康检查的医疗卫生机构违反《职业病防治法》及本办法的规定，有下列行为之一的，由卫生行政部门责令立即停止违法行为，给予警告，没收违法所得；违法所得 5000 元以上的，并处违法所得 2 倍以上 5 倍以下的罚款；没有违法所得或者违法所得不足 5000 元的，并处 5000 元以上 2 万元以下的罚款；情节严重的，由原批准机关取消其相应的资格；对直接负责的主管人员和其他直接责任人员，依法给予降级、撤职或者开除的处分；构成犯罪的，依法追究刑事责任：

（一）超出批准范围从事职业健康检查的；（二）不按规定履行法定职责的；（三）出具虚假证明文件的。

第二十四条　用人单位和医疗卫生机构违反《职业病防治法》及本办法规定，未报告职业病、疑似职业病的，由卫生行政部门责令限期改正，给予警告，可以并处 10000 元以下的罚款；弄虚作假的，并处 2 万元以上 5 万元以下的罚款；对直接负责的主管人员和其他直接责任人员，可以依法给予降级或者撤职的处分。

第二十五条　本办法自 2002 年 5 月 1 日起施行。

3.4　放射工作人员职业健康管理办法

放射工作人员职业健康管理办法(2007 年 11 月 1 日)

第一章　总则

第一条　为了保障放射工作人员的职业健康与安全,根据《中华人民共和国职业病防治法》(以下简称《职业病防治法》)和《放射性同位素与射线装置安全和防护条例》,制定本办法。

第二条　中华人民共和国境内的放射工作单位及其放射工作人员,应当遵守本办法。

本办法所称放射工作单位,是指开展下列活动的企业、事业单位和个体经济组织:

(一)放射性同位素(非密封放射性物质和放射源)的生产、使用、运输、贮存和废弃处理;

(二)射线装置的生产、使用和维修;

(三)核燃料循环中的铀矿开采、铀矿水冶、铀的浓缩和转化、燃料制造、反应堆运行、燃料后处理和核燃料循环中的研究活动;

(四)放射性同位素、射线装置和放射工作场所的辐射监测;

(五)卫生部规定的与电离辐射有关的其他活动。

本办法所称放射工作人员,是指在放射工作单位从事放射职业活动中受到电离辐射照射的人员。

第三条　卫生部主管全国放射工作人员职业健康的监督管理工作。

县级以上地方人民政府卫生行政部门负责本行政区域内放射工作人员职业健康的监督管理。

第四条　放射工作单位应当采取有效措施,使本单位放射工作人员职业健康的管理符合本办法和有关标准及规范的要求。

第二章　从业条件与培训

第五条　放射工作人员应当具备下列基本条件:

(一)年满 18 周岁;

(二)经职业健康检查,符合放射工作人员的职业健康要求;

(三)放射防护和有关法律知识培训考核合格;

(四)遵守放射防护法规和规章制度,接受职业健康监护和个人剂量监测管理;

（五）持有《放射工作人员证》。

第六条　放射工作人员上岗前，放射工作单位负责向所在地县级以上地方人民政府卫生行政部门为其申请办理《放射工作人员证》。

开展放射诊疗工作的医疗机构，向为其发放《放射诊疗许可证》的卫生行政部门申请办理《放射工作人员证》。

开展本办法第二条第二款第（三）项所列活动以及非医用加速器运行、辐照加工、射线探伤和油田测井等活动的放射工作单位，向所在地省级卫生行政部门申请办理《放射工作人员证》。

其他放射工作单位办理《放射工作人员证》的规定，由所在地省级卫生行政部门结合本地区实际情况确定。

《放射工作人员证》的格式由卫生部统一制定。

第七条　放射工作人员上岗前应当接受放射防护和有关法律知识培训，考核合格方可参加相应的工作。培训时间不少于 4 天。

第八条　放射工作单位应当定期组织本单位的放射工作人员接受放射防护和有关法律知识培训。放射工作人员两次培训的时间间隔不超过 2 年，每次培训时间不少于 2 天。

第九条　放射工作单位应当建立并按照规定的期限妥善保存培训档案。培训档案应当包括每次培训的课程名称、培训时间、考试或考核成绩等资料。

第十条　放射防护及有关法律知识培训应当由符合省级卫生行政部门规定条件的单位承担，培训单位可会同放射工作单位共同制定培训计划，并按照培训计划和有关规范、标准实施和考核。

放射工作单位应当将每次培训的情况及时记录在《放射工作人员证》中。

第三章　个人剂量监测管理

第十一条　放射工作单位应当按照本办法和国家有关标准、规范的要求，安排本单位的放射工作人员接受个人剂量监测，并遵守下列规定：

（一）外照射个人剂量监测周期一般为 30 天，最长不应超过 90 天；内照射个人剂量监测周期按照有关标准执行；

（二）建立并终生保存个人剂量监测档案；

（三）允许放射工作人员查阅、复印本人的个人剂量监测档案。

第十二　条个人剂量监测档案应当包括：

（一）常规监测的方法和结果等相关资料；

（二）应急或者事故中受到照射的剂量和调查报告等相关资料。

放射工作单位应当将个人剂量监测结果及时记录在《放射工作人员证》中。

第十三条　放射工作人员进入放射工作场所，应当遵守下列规定：

（一）正确佩戴个人剂量计；

（二）操作结束离开非密封放射性物质工作场所时，按要求进行个人体表、衣物及防护用品的放射性表面污染监测，发现污染要及时处理，做好记录并存档；

（三）进入辐照装置、工业探伤、放射治疗等强辐射工作场所时，除佩戴常规个人剂量计外，还应当携带报警式剂量计。

第十四条　个人剂量监测工作应当由具备资质的个人剂量监测技术服务机构承担。个人剂量监测技术服务机构的资质审定由中国疾病预防控制中心协助卫生部组织实施。

个人剂量监测技术服务机构的资质审定按照《职业病防治法》、《职业卫生技术服务机构管理办法》和卫生部有关规定执行。

第十五条　个人剂量监测技术服务机构应当严格按照国家职业卫生标准、技术规范开展监测工作，参加质量控制和技术培训。

个人剂量监测报告应当在每个监测周期结束后1个月内送达放射工作单位，同时报告当地卫生行政部门。

第十六条　县级以上地方卫生行政部门按规定时间和格式，将本行政区域内的放射工作人员个人剂量监测数据逐级上报到卫生部。

第十七条　中国疾病预防控制中心协助卫生部拟定个人剂量监测技术服务机构的资质审定程序和标准，组织实施全国个人剂量监测的质量控制和技术培训，汇总分析全国个人剂量监测数据。

第四章　职业健康管理

第十八条　放射工作人员上岗前，应当进行上岗前的职业健康检查，符合放射工作人员健康标准的，方可参加相应的放射工作。

放射工作单位不得安排未经职业健康检查或者不符合放射工作人员职业健康标准的人员从事放射工作。

第十九条　放射工作单位应当组织上岗后的放射工作人员定期进行职业健康检查，两次检查的时间间隔不应超过2年，必要时可增加临时性检查。

第二十条　放射工作人员脱离放射工作岗位时，放射工作单位应当对其进行离岗前的职业健康检查。

第二十一条　对参加应急处理或者受到事故照射的放射工作人员，放射工作单位应当及时组织健康检查或者医疗救治，按照国家有关标准进行医学随访观察。

第二十二条　从事放射工作人员职业健康检查的医疗机构(以下简称职业健康检查机构)应当经省级卫生行政部门批准。

第二十三条　职业健康检查机构应当自体检工作结束之日起 1 个月内,将职业健康检查报告送达放射工作单位。

职业健康检查机构出具的职业健康检查报告应当客观、真实,并对职业健康检查报告负责。

第二十四条　职业健康检查机构发现有可能因放射性因素导致健康损害的,应当通知放射工作单位,并及时告知放射工作人员本人。

职业健康检查机构发现疑似职业性放射性疾病病人应当通知放射工作人员及其所在放射工作单位,并按规定向放射工作单位所在地卫生行政部门报告。

第二十五条　放射工作单位应当在收到职业健康检查报告的 7 日内,如实告知放射工作人员,并将检查结论记录在《放射工作人员证》中。

放射工作单位对职业健康检查中发现不宜继续从事放射工作的人员,应当及时调离放射工作岗位,并妥善安置;对需要复查和医学随访观察的放射工作人员,应当及时予以安排。

第二十六条　放射工作单位不得安排怀孕的妇女参与应急处理和有可能造成职业性内照射的工作。哺乳期妇女在其哺乳期间应当避免接受职业性内照射。

第二十七条　放射工作单位应当为放射工作人员建立并终生保存职业健康监护档案。职业健康监护档案应包括以下内容:

(一)职业史、既往病史和职业照射接触史;

(二)历次职业健康检查结果及评价处理意见;

(三)职业性放射性疾病诊疗、医学随访观察等健康资料。

第二十八条　放射工作人员有权查阅、复印本人的职业健康监护档案。放射工作单位应当如实、无偿提供。

第二十九条　放射工作人员职业健康检查、职业性放射性疾病的诊断、鉴定、医疗救治和医学随访观察的费用,由其所在单位承担。

第三十条　职业性放射性疾病的诊断鉴定工作按照《职业病诊断与鉴定管理办法》和国家有关标准执行。

第三十一条　放射工作人员的保健津贴按照国家有关规定执行。

第三十二条　在国家统一规定的休假外,放射工作人员每年可以享受保健休假 2～4 周。享受寒、暑假的放射工作人员不再享受保健休假。从事放射工作满 20 年的在岗放射工作人员,可以由所在单位利用休假时间安排健康疗养。

第五章　监督检查

第三十三条　县级以上地方人民政府卫生行政部门应当定期对本行政区域内放射工作单位的放射工作人员职业健康管理进行监督检查。检查内容包括：

（一）有关法规和标准执行情况；

（二）放射防护措施落实情况；

（三）人员培训、职业健康检查、个人剂量监测及其档案管理情况；

（四）《放射工作人员证》持证及相关信息记录情况；

（五）放射工作人员其他职业健康权益保障情况。

第三十四条　卫生行政执法人员依法进行监督检查时，应当出示证件。被检查的单位应当予以配合，如实反映情况，提供必要的资料，不得拒绝、阻碍、隐瞒。

第三十五条　卫生行政执法人员依法检查时，应当保守被检查单位的技术秘密和业务秘密。

第三十六条　卫生行政部门接到对违反本办法行为的举报后应当及时核实、处理。

第六章　法律责任

第三十七条　放射工作单位违反本办法，有下列行为之一的，按照《职业病防治法》第六十三条处罚：

（一）未按照规定组织放射工作人员培训的；

（二）未建立个人剂量监测档案的；

（三）拒绝放射工作人员查阅、复印其个人剂量监测档案和职业健康监护档案的。

第三十八条　放射工作单位违反本办法，未按照规定组织职业健康检查、未建立职业健康监护档案或者未将检查结果如实告知劳动者的，按照《职业病防治法》第六十四条处罚。

第三十九条　放射工作单位违反本办法，未给从事放射工作的人员办理《放射工作人员证》的，由卫生行政部门责令限期改正，给予警告，并可处3万元以下的罚款。

第四十条　放射工作单位违反本办法，有下列行为之一的，按照《职业病防治法》第六十五条处罚：

（一）未按照规定进行个人剂量监测的；

（二）个人剂量监测或者职业健康检查发现异常，未采取相应措施的。

第四十一条　放射工作单位违反本办法，有下列行为之一的，按照《职业病防治法》第六十八条处罚：

（一）安排未经职业健康检查的劳动者从事放射工作的；

（二）安排未满18周岁的人员从事放射工作的；

（三）安排怀孕的妇女参加应急处理或者有可能造成内照射工作的，或者安排哺乳期的妇女接受职业性内照射的；

（四）安排不符合职业健康标准要求的人员从事放射工作的。

第四十二条　技术服务机构未取得资质擅自从事个人剂量监测技术服务的，或者医疗机构未经批准擅自从事放射工作人员职业健康检查的，按照《职业病防治法》第七十二条处罚。

第四十三条　开展个人剂量监测的职业卫生技术服务机构和承担放射工作人员职业健康检查的医疗机构违反本办法，有下列行为之一的，按照《职业病防治法》第七十三条处罚：

（一）超出资质范围从事个人剂量监测技术服务的，或者超出批准范围从事放射工作人员职业健康检查的；

（二）未按《职业病防治法》和本办法规定履行法定职责的；

（三）出具虚假证明文件的。

第四十四条　卫生行政部门及其工作人员违反本办法，不履行法定职责，造成严重后果的，对直接负责的主管人员和其他直接责任人员，依法给予行政处分；情节严重，构成犯罪的，依法追究刑事责任。

第七章　附则

第四十五条　放射工作人员职业健康检查项目及职业健康检查表由卫生部制定。

第四十六条　本办法自2007年11月1日起施行。1997年6月5日卫生部发布的《放射工作人员健康管理规定》同时废止。

附件1　放射工作人员证的格式

附件2　放射工作人员职业健康检查项目

附件3　放射工作人员职业健康检查项目表

附件 1 放射工作人员证的格式

放射工作人员证

中 华 人 民 共 和 国 卫 生 部 制

2
寸
照
片

发证机关(盖章)

编号:

发证日期:　　年　　月　　日

姓名:
性名:
出生:　　年　　月　　日
身份证号:□□□□□□□□□□□□□□□□□□
工作单位:
工作岗位:
(部门/科室/车间/工种等)
职业照射种类代码:
单位地址:
邮编:□□□□□□
联系电话:(　　　)

放射工作经历记录

年 月～ 年 月	工作单位	工作岗位	职业照射种类代码	卫生行政部门验讫章*

*当工作单位变更时，应及时向新工作单位属地的卫生行政部门申请放射工作人员证的核验。

放射防护知识培训及考核记录

日 期	培训及考核机构	考核结果	登记人签章

上岗前职业健康检查情况

结论：

省级卫生行政部门批准的医疗机构签章：

日期： 年 月 日

在岗期间职业健康检查情况

年 月 日	职业健康检查结论	职业健康检查机构	登记人签章

外照射个人受照剂量记录

起至年月	个人剂量结果/$mSv \cdot a^{-1}$			监测机构	登记人签章
	Hp(10)	Hp(3)	Hp(0.07)		

内照射监测记录

监测日期	监测方法	待积剂量(mSv)	监测机构	登记人签章

超剂量限值照射调查情况

（注明受照日期、原因、剂量估算及调查结果）

记录者签章： 记录日期：　年　月　日
记录者签章： 记录日期：　年　月　日
记录者签章： 记录日期：　年　月　日

应急或事故受照记录

（注明受照日期、原因、剂量估算及调查结果）

记录者签章： 记录日期：　　年　　月　　日
记录者签章： 记录日期：　　年　　月　　日
记录者签章： 记录日期：　　年　　月　　日

事故或应急健康检查情况

结论： 医疗机构签章： 日期：　　年　　月　　日

离岗时职业健康检查情况

结论： 省级卫生行政部门批准的医疗机构签章： 日期：　　年　　月　　日

监督检查记录

年　　月　　日	监督记录	监督人签章

表:职业照射种类代码

照射源	职业分类及其代码
1 核燃料循环	铀矿开采 1A　铀矿水冶 1B　铀的浓缩和转化 1C　燃料制造 1D 反应堆运行 1E　燃料后处理 1F　核燃料循环研究 1G
2 医学应用	诊断放射学 2A　牙科放射学 2B　核医学 2C 放射治疗 2D　介入放射学 2E　其它 2F
3 工业应用	工业辐照 3A　工业探伤 3B　发光涂料工业 3C 放射性同位素生产 3D　测井 3E　加速器运行 3F　其它 3G
4 天然源	民用航空 4A　煤矿开采 4B　其它矿藏开采 4C 石油和天然气工业 4D　矿物和矿石处理 4E　其它 4F
5 其它	教育 5A　兽医学 5B　科学研究 5C　其它 5D

说　明

1. 依据《放射工作人员职业健康管理办法》(卫生部令第55号),特制发此证。
2. 此证全国通用。
3. 放射工作人员上岗时必须携带此证。
4. 放射工作人员调离放射工作岗位、退休或离职时,应将此证交回属地卫生行政部门。
5. 此证不得转让,涂改无效。
6. 此证遗失作废。

职业照射的职业分类及其代号

照射源	职业分类及其代号
1 核燃料循环	铀矿开采 1A
	铀矿水冶 1B
	铀的浓缩和转化 1C
	燃料制造 1D
	反应堆运行 1E
	燃料后处理 1F
	核燃料循环研究 1G
2 医学应用	诊断放射学 2A
	牙科放射学 2B
	核医学 2C
	放射治疗 2D
	介入放射学 2E
	其他 2F
3 工业应用	工业辐照 3A
	工业探伤 3B
	发光涂料工业 3C
	放射性同位素生产 3D
	测井 3E
	加速器运行 3F
	其他 3G
4 天然源	民用航空 4A
	煤矿开采 4B
	其他矿藏开采 4C
	石油和天然气工业 4D
	矿物和矿石处理 4E
	其他 4F
5 国防活动	核舰艇及支持设备 5A
	其他防卫活动 5B
6 其他	教育 6A
	兽医学 6B
	科学研究 6C
	其他 6D

附件 2

放射工作人员职业健康检查项目

上岗前检查项目	在岗期间检查项目	离岗前检查项目	应急/事故照射检查项目
1. 必检项目 医学史、职业史调查；内科、皮肤科常规检查；眼科检查（色觉、视力、晶体裂隙灯检查、玻璃体、眼底）；血常规和白细胞分类；尿常规；肝功能；肾功能检查；外周血淋巴细胞染色体畸变分析；胸部 X 线检查；心电图；腹部 B 超。 2. 选检项目[a] 耳鼻喉科、视野（核电厂放射工作人员）；心理测试（核电厂操纵员和高级操纵员）；甲状腺功能；肺功能（放射性矿山工作人员，接受内照射、需要穿戴呼吸防护装置的人员）；	1. 必检项目 医学史、职业史调查；内科、皮肤科常规检查；眼科检查（色觉、视力、晶体裂隙灯检查、玻璃体、眼底）；血常规和白细胞分类；尿常规；肝功能；肾功能检查；外周血淋巴细胞微核试验；胸部 X 线检查[b] 2. 选检项目[a] 心电图；腹部 B 超；甲状腺功能；血清睾丸酮；外周血淋巴细胞染色体畸变分析；痰细胞学检查和/或肺功能（放射性矿山工作人员，接受内照射、需要穿戴呼吸防护装置的人员）；	1. 必检项目 医学史、职业史调查；内科、皮肤科常规检查；眼科检查（色觉、视力、晶体裂隙灯检查、玻璃体、眼底）；血常规和白细胞分类；尿常规；肝功能；肾功能检查；外周血淋巴细胞染色体畸变分析；胸部 X 线检查；心电图；腹部 B 超。 2. 选检项目[a] 耳鼻喉科、视野（核电厂放射工作人员）；心理测试（核电厂操纵员和高级操纵员）；甲状腺功能；肺功能（放射性矿山工作人员，接受内照射、需要穿戴呼吸防护装置的人员）；	1. 必检项目 应急/事故照射史、医学史、职业史调查；详细的内科、外科、眼科、皮肤科、神经科检查；血常规和白细胞分类（连续取样）；尿常规；外周血淋巴细胞染色体畸变分析；外周血淋巴细胞微核试验；胸部 X 线摄影（在留取细胞遗传学检查所需血样后）；心电图。 2. 选检项目[a] 根据受照和损伤的具体情况，参照 GB 18196—2000、GB/T 18199—2000、GBZ112—2002、GBZ104—2002、GBZ96—2002、GBZ/T 151—2002、GBZ113—2002 GBZ106—2002 等有关标准进行必要的检查和医学处理。

注：a）根据职业受照的性质、类型和工作人员健康损害状况选检。b）胸部 X 线检查是否需要每年一次，应根据具体情况决定。对于放射工龄长，年龄大的工作人员，应每年拍胸片一次。对铀矿井下工作人员每半年一次。对其他工种，负责医学检查医师可根据具体情况确定，但间隔时间不宜过长（不长于 2～3 年）。

本附件适用于放射工作人员和航空空勤人员的职业健康检查，工作过程中受到超过或可能超过豁免水平氡照射的劳动者的健康检查按照《职业健康监护技术规范》执行。

附件 3

放射工作人员职业健康检查项目表

编号：________

类别：上岗前　（　）

在岗期间（　）

离岗时　（　）

离岗后　（　）

应急照射（　）

事故照射（　）

放射工作人员职业健康检查表

姓　　名：________

工作单位：________

单位电话：________

体检单位：________

检查日期：________

注：本附件适用于放射工作人员和航空空勤人员的职业健康检查，工作过程中受到超过或可能超过豁免水平氡照射的劳动者的健康检查按照《职业健康监护技术规范》执行。

中华人民共和国卫生部印制

单位地址：____________________
邮政编码：□□□□□□ 联系人：________ 电话：________

（个人基本资料）
姓 名：________ 性 别：________ 出生日期：____年____月____日
出 生 地：________ 民 族：________ 职务/职称：________
居民身份证号码：□□□□□□□□□□□□□□□□□□
家庭地址：____________ 邮政编码：□□□□□□
个人联系电话：____________
文化程度：__________ 01 小学 02 初中 03 技校 04 职高 05 高中
06 中专07 大专08 大学09 研究生以上

职业照射种类：____________

照射源	职业分类及其代号
1 核燃料循环	铀矿开采 1A 铀矿水冶 1B 铀的浓缩和转化 1C 燃料制造 1D 反应堆运行 1E 燃料后处理 1F 核燃料循环研究 1G
2 医学应用	诊断放射学 2A 牙科放射学 2B 核医学 2C 放射治疗 2D 介入放射学 2E 其他 2F
3 工业应用	工业辐照 3A 工业探伤 3B 发光涂料工业 3C 放射性同位素生产 3D 测井 3E 加速器运行 3F 其他 3G
4 天然源	民用航空 4A 煤矿开采 4B 其他矿藏开采 4C 石油和天然气工业 4D 矿物和矿石处理 4E 其他 4F
5 国防活动	核舰艇及支持设备 5A 其他防卫活动 5B
6 其他	教育 6A 兽医学 6B 科学研究 6C 其他 6D

非放射工作职业史

起止年月	工作单位	部门	工种	有害因素种类、名称	防护措施

放射工作职业史

项　目	年　月～　年　月	年　月～　年　月	年　月～　年　月
工作单位			
部门			
工种			
放射线种类			
每日工作时数或工作量			
累积受照剂量当量			
过量照射史			
备注			

既往患病史(包括职业病史)

编号	疾病名称	诊断日期	诊断单位	治疗经过	转归

月经史

初潮(岁)　　　　　　　　　　　　　末次月经或停经年龄)：______

经期(天)/周期(天)

婚姻史

结婚日期：____年__月__日　　配偶接触放射线情况：______

配偶职业及健康状况：______

生育史

孕次：____，活产：____次，早产：____次，死产：____次，自然流产：____次，畸胎：____次，多胎：____次，异位妊娠：____次，不孕不育原因：______

现有男孩____人，出生日期：____年__月；女孩____人，出生日期：____年____月

子女健康情况：______

个人生活史(长期生活地区，饮食习惯，有无地方病流行地区或疫区生活史、药物滥用情况及烟酒嗜好等)

______

不吸烟____偶吸烟____经常吸烟____，____支/天，共____年，戒烟____年

不饮酒____偶饮酒____经常饮酒____，共____年

家族史(家族中有无遗传性疾病、血液病、糖尿病、高血压病，神经精神性疾病，肿瘤，结核病等)

______

______

其他______

自觉症状

症　状	程　度	出现时间

(症状程度：偶有以“±”，较轻以“＋”，中等以“＋＋”，明显以“＋＋＋”表示。)

体格检查

项 目			检查结果
内科	发育		正力型、无力型、超力型
内科	营养		良好、中等、差
内科	身高		cm
内科	体重		kg
内科	血压(坐位)		mmHg
内科	淋巴结		
内科	甲状腺		
内科	肺脏		
内科	心脏	心率	次/分
内科	心脏	心律	
内科	心脏	心音	
内科	肝脏		
内科	脾脏		
内科	肾脏		
内科	脊柱		
内科	四肢		
内科	神经系统		
内科	其他		
内科	医师签字:		

项 目		检查结果
皮肤及其附属器	脱发、脱毛	(部位)
皮肤及其附属器	出血紫癜	(部位)
皮肤及其附属器	皮疹	(部位)
皮肤及其附属器	干燥	(部位)
皮肤及其附属器	脱屑	(部位)
皮肤及其附属器	皲裂	(部位)
皮肤及其附属器	色素沉着	(部位)
皮肤及其附属器	色素减退	(部位)
皮肤及其附属器	过度角化	(部位)
皮肤及其附属器	多汗	(部位)
皮肤及其附属器	疣状物	(部位)
皮肤及其附属器	皮肤萎缩	(部位)
皮肤及其附属器	溃疡	(部位)
皮肤及其附属器	指甲	
皮肤及其附属器	其他	
皮肤及其附属器	医师签字:	
耳鼻喉科*	听力	
耳鼻喉科*	嗅觉	
耳鼻喉科*	其他	
耳鼻喉科*	医师签字:	
妇科*		
妇科*	医师签字:	
心理测试#		
心理测试#	医师签字:	
其他临床检查*		
其他临床检查*	医师签字:	

(注:* 根据具体情况选查;# 特殊岗位人员,例如核反应堆操纵员、高级操纵师等应增加心理测试)

眼科检查

项目		检查结果			
色觉					
眼别		右		左	
视力	裸眼	远视力	近视力	远视力	近视力
	矫正	远视力	近视力	远视力	近视力
眼前部					
晶体裂隙灯检查所见					
晶体环面及正面图		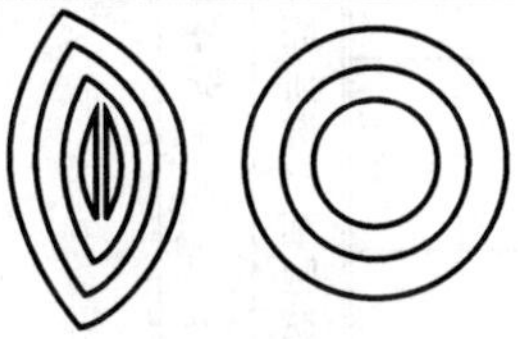		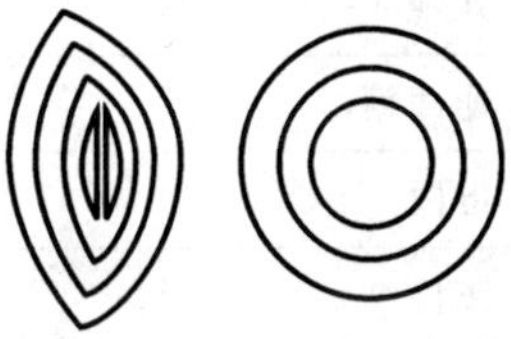	
玻璃体					
眼底					
视野*					
医师签字:					

注1:*必要时检查。

注2:眼部检查的要求:

①使用国际标准视力表检查远近视力,远视力不足1.0者,需查矫正视力。40岁以上不查近视力。

②按照解剖顺序,依次检查外眼,借助裂隙灯检查角膜、前房、虹膜及晶状体。

③指触法检查眼压及未散瞳检查眼底,注意视乳头凹陷,以除外青光眼。再以托品酰胺或其他快速散瞳剂充分散瞳,用检眼镜检查屈光间质及眼底,然后用裂隙灯检查晶状体,记录病变特征,并绘示意图。

实验室检查

项目			化验结果	项目			化验结果
血常规	血红蛋白(g/L)			内分泌	T_3(nmol/L)*		
	红细胞(×10^{12}/L)				T_4(nmol/L)*		
	血小板(×10^9/L)				TSH(mU/L)*		
	白细胞(×10^9/L)				睾丸酮(nmol/L)*		
	白细胞分类	中性杆状核粒细胞(%)			其他*		
		中性分叶核粒细胞(%)					
		淋巴细胞(%)					
		单核细胞(%)		外周血淋巴细胞遗传学	染色体畸变分析#	分析中期分裂细胞数(个)	
		嗜酸性粒细胞(%)					
		嗜碱性粒细胞(%)				染色体畸变率(%)	
	其他必要项目*						
	外观					畸变类型	该类型畸变数量
尿常规	葡萄糖						
	蛋白						
	镜检*						
	其他必要项目*				微核※	方法:①常规培养法 ②CB微核法	
						分析细胞数量(个)	
						微核淋巴细胞率(‰)	
						淋巴细胞微核率(‰)	
血液生物化学检查	肝功能	丙氨酸氨基转移酶(u/L)			其他*		
		血清总胆红素(μmol/L)			痰细胞学检查*		
		其他*			精液常规检查*		
	肾功能	血清肌酐(μmol/L)		其他化验检查			
		血清尿素氮(mmol/L)					
		其他*					
	血糖(mmol/L)*						
	其他必要项目*						

(*选检项目;#上岗前、离岗、应急/事故检查时必检,在岗期间定期检查为选检;※在岗期间定期检查为必检,其他情况选检)

器械检查

项　目	检查结果	检查医师
胸部X线摄影 （X线号：__________）		
心电图		
腹部B超		
肺功能*		
心功能*		
电测听*		
脑电图*		

（*必要时检查）

特殊检查及化验报告粘贴单

备注页

医师(签字)：

职业健康体检结果及处理意见

检查日期	检查结果	处理意见
主检医师(签字)： 日期：____年__月__日		检查单位(公章) 日期：____年__月__日

复查日期	复查项目	复查结果	处理意见
主检医师(签字)： 日期：____年__月__日	检查单位(公章) 日期：____年__月__日		

注："处理意见"栏中填写对受检者从事放射工作的适任性意见或建议复查的必要项目或诊疗建议。主检医师应根据《放射工作人员健康标准》(GBZ 98—2002)提出对受检者放射工作的适任性意见。

上岗前放射工作的适任性意见可提出：①可以从事放射工作；②或不应(或不宜)从事放射工作。

上岗后放射工作的适应任性意见可提出：①可继续原放射工作；②或暂时脱离放射工作；③或不宜再做放射工作而调整做其他非放射工作。

3.5　放射工作人员健康标准

放射工作人员健康标准
GBZ 1998－2002

1　范围

本标准规定了放射工作人员健康标准的基本要求和特殊要求，不应或不宜从事放射工作的条件。

本标准适用于所有从事内、外照射（包括在医疗机构、核电厂，含放射性的厂矿等工作）的人员，以及应用放射源的工作部门或单位及其授权的医疗机构和医师。

本标准也适用于执行本标准的行政管理机构，进行评价和证明放射工作人员是否符合健康标准的部门或单位。

2　术语和定义

下列术语和定义适用于本标准。

2.1　授权的医疗机构

由卫生行政部门或单位所指定的负责对放射工作人员进行医疗保健工作的医疗机构。

2.2　授权的医学检查医师

由卫生行政部门或授权的医疗机构所指定的对放射工作人员负责进行医学检查的合格医师。

2.3　甲种工作条件

工作人员在此条件下连续工作一年所受的照射有可能超过年剂量当量限值的 3/10。

2.4　乙种工作条件

工作人员在此条件下连续工作一年所受的照射很少有可能超过年剂量当量限值的 3/10；但有可能超过 1/10。

2.5　职业性照射

放射工作人员在从事放射工作时间内所受的内、外照射（不包括医疗照射和天然辐射）。

2.6　医疗照射

人员为疾病的诊断或治疗目的而有意识接受的照射。

2.7 过量照射

人员受到大于年剂量当量限值的外照射,或摄入放射性核素大于年摄入量限值的内照射。

2.8 异常照射

人员在辐射源失控时而受到的可能超过剂量当量限值的照射,分为应急照射和事故照射。

2.9 应急照射

在事故情况下,人员在为抢救受辐射危害的人或财产、防止事故扩大而采取的紧急行动中所受到的照射,为自愿接受的可控制一定剂量的照射。

2.10 事故照射

由于辐射事故,人员在毫无准备的情况下,所接受的意外照射,为非自愿接受的。所受到剂量是无法预计和控制的。

2.11 辐射事故

由于放射源失控而引起的异常事件,直接或间接地对生命、健康和财产造成损失。

2.12 事先计划的特殊照射

在正常运行中偶尔会发生一些情况,有必要允许少数工作人员去接受已知的超过剂量当量限值的照射。

2.13 剂量当量限值

放射工作人员必须遵守的规定的剂量当量值;其目的在于防止确定性效应的发生,或将随机性效应的发生率限制在可接受的水平。

3 放射工作人员的健康标准

每一放射工作人员必须进行就业前或操作前的医学检查,和就业后工作过程中的定期医学检查。未经就业前医学检查者,不得从事放射工作。就业前医学检查是放射工作人员健康标准的重要部分,是全部医学检查的基础资料,必须全面系统、仔细、准确地询问和检查并详细记录,为就业后定期或意外事故等检查作对比和参考。

3.1 放射工作人员健康标准的基本要求,包括病史和体格检查两部分。

放射工作人员必须具备在正常、异常和紧急情况下,都能准确无误地、安全地覆行其职责的健康条件。

3.1.1 明确的个人和家庭成员的既往史、放射线及其他理化有害物质接触史、婚姻和生育史、子女健康情况等,均应予以记录。

3.1.2 目前健康状况良好。

3.1.3 正常的呼吸、循环、消化、内分泌、免疫、泌尿生殖系统以及正常的皮肤粘膜毛发、物质代谢功能等。

3.1.4 正常的造血功能，如红系、粒系、巨核细胞系等，均在正常范围内。

例如外周血：

男：血红蛋白 120～160g/L，红细胞数(4.0～5.5)×10^{12}/L；

女：血红蛋白 110～150g/L，红细胞数(3.5～5.0)×10^{12}/L；

就业前：白细胞总数(4.5～10)×10^9/L，血小板数(110～300)×10^9/L；

就业后：白细胞总数(4.0～11.0)×10^9/L，血小板数(90～300)×10^9/L。

高原地区应参照当地正常范围处理。

3.1.5 正常的神经系统功能、精神状态和稳定的情绪。

3.1.6 正常的视觉、听觉、嗅觉和触觉，以及正常的语言表达和书写能力。

3.1.7 外周血淋巴细胞染色体畸变率和微核率正常。

3.1.8 尿和精液常规检查正常。

3.2 放射工作人员健康标准的特殊要求

在符合3.1条各项健康标准基本要求的基础上，尚须符合以下特殊要求。

3.2.1 核电厂放射工作人员特殊健康要求。

3.2.1.1 头颈部及人体外形适于穿着和有效使用个人防护用具。

3.2.1.2 嗅觉：能觉察燃烧物和异常气味。

3.2.1.4 视觉：未矫正视力大于0.5，周围视野120。或更大，有立体视觉和足够的深度感。

3.2.1.5 色觉：能分辨红、绿、桔黄等颜色，能分辨安全操作的符号、代语等。

3.2.1.6 触觉：通过触摸能分辨各种形状的控制按钮和手柄等。

3.2.2 放射性厂矿和内照射的放射工作人员的特殊健康要求。

3.2.2.1 胸部X线照片和心肺功能正常。

3.2.2.2 电测听功能正常。

3.2.2.3 肝、肾功能正常。

3.2.2.4 痰细胞检查和尿中放射性核素检查正常。

就业后定期医学检查的目的是判断放射工作人员对其工作的适应性和发现就业后可能出现的某些辐射效应和其他疾病。

3.3 就业后定期检查的频度。

3.3.1 甲种工作条件者，每年进行全面医学检查一次；乙种工作条件者，每2～3年进行全面医学检查一次。检查要求同就业前，检查结果应与就业前进行对照、比较，以便判定是否适应继续放射工作，或需调整做其他工作。如发现异常，应根据具体情况，增加检查频度及检查项目。

3.3.2　胸部X线照片检查(不作透视)是否需要每年一次，应根据具体情况决定。对铀矿井下工作人员每半年至一年一次；对其他工种，负责医学检查医师可根据具体情况确定，但间隔时间不宜过长(不长于2～3年)。对于放射工龄长，年龄大的工作人员，应每年拍胸片一次，并进行早期发现癌症的各项检查。

3.4　从事放射工作后的情况，应记录。

3.4.1　从事放射线和/放射性核素的工种、工龄及剂量。

3.4.2　对放射工作的适应情况。

3.4.3　从事放射工作后，患过何种疾病及治疗情况。

3.4.4　有无受过医疗照射、过量照射、应急照射、事故照射等情况。

3.4.5　就业后至本次检查累积受照剂量当量。

4　不应(或不宜)从事放射工作的健康和其他有关条件

就业前后凡存在以下条件(或情况)之一者，不应(或不宜)从事放射工作。

4.1　严重的呼吸系统疾病(例如:活动性肺结核、严重而频繁发作的气管炎和哮喘等)。

循环系统疾病(例如:各种失代偿的心脏病、严重高血压、动脉瘤等)。

消化系统疾病(例如:活动性肺结核、严重而频繁发作的气管炎和哮喘等)。

循环系统疾病(例如:严重的消化道出血、反复发作的胃肠功能紊乱、肝脾疾病和溃疡病等)。

造血系统疾病(例如:白血病、白细胞减少症、血小板减少症、真性红细胞增多症、再生障碍性贫血等)，及不符合3.1.4项中任何一条者。

神经和精神系统疾病(例如:器质性脑血管病、脑瘤、意识障碍、癫痫、癔病、精神分裂症、精神病、严重的神经衰弱等)。

泌尿生殖系统疾病(例如:严重肾功能异常、精子异常、梅毒及其他性病)。

内分泌系统疾病(例如:未能控制的糖尿病、甲亢、甲低等)。

免疫系统疾病(例如:明显的免疫功能低下及艾滋病等)。

皮肤疾病(例如:传染性的、反复发作的、严重的、大范围的皮肤疾病等)。

4.2　严重的视听障碍(例如:高度近视、严重的白内障、青光眼、视网膜病变、色盲、立体感消失、视野缩小等)严重的听力障碍等。

4.3　恶性肿瘤，有碍于工作的巨大的、复发性良性肿瘤。

4.4　严重的、有碍于工作的残疾，先天畸形和遗传性疾病。

4.5　手术后而不能恢复正常功能者。

4.6　未完全恢复的放射性疾病(指就业后)或其他职业病等。

4.7　其他器质性或功能性疾病、未能控制的细菌性或病毒性感染等。

授权的医疗机构和医师应根据研发现疾病的程度、性质,结合其拟从事的放射工作的具体情况,综合衡量确定。

4.8　有吸毒、酗酒或其他恶习而不能改正者。

4.9　未满18岁,不宜在甲种工作条件下工作;16～17岁允许接受为培训而安排的乙种工作条件下的照射。

4.10　已从事放射工作的孕妇、授乳妇不应在甲种工作条件下工作,妊娠六个月内不应接触射线。

4.11　以前已经接受过5倍于年剂量限值照射的放射工作人员,不应再接受事先计划的特殊照射。

4.12　对放射工龄长、受过专业训练、具有专门技术、经验丰富的放射学专家或技术人员,其健康情况有不符合健康标准者,授权的医疗机构和医师,应慎重、仔细地权衡对社会和个人的利弊来决定是否继续某些限制的放射工作,或停止其放射工作。

5　放射工作的适应性意见

放射工作的适应性意见,由授权的医学检查医师提出

a)可继续原放射工作;

b)或暂时脱离放射工作;

c)或不宜再做放射工作而调整做其他非放射工作。

3.6　放射工作人员个人剂量监测

放射工作人员个人剂量监测(GB 5294—1985)

1　总则

1.1　为贯彻GB 4792—1984《放射卫生防护基本标准》)及《放射工作人员个人剂量监测管理规定》,确保个人剂量监测的质量,特制定本方法。

1.2　本方法适用于一切放射工作单位,并作为个人剂量监测专业人员的技术规范。

2　监测方法

2.1　接受外照射的工作人员,一般只须在左胸前佩带一个个人剂量计,若左

胸前被铅围裙之类的防护设备所屏蔽，则剂量计佩带在铅围裙外或左领上。当身体某一局部位置可能受到较大的照射时，还应在该部位佩带个人剂量计进行监测。

2.2　在有几种辐射的复杂情况下工作，对各类辐射的剂量贡献又不能忽略时，则需佩带能测量这几种辐射的组合式剂量计。

2.3　在γ射线和中子的混合场中，当中子剂量当量有可能超过γ或X射线剂量当量的10%时，则需要佩带既能测γ或X射线又能测中子的组合式个人剂量计。

2.4　当辐射场不均匀时，若需对工作人员进行剂量评价，则应在身体主要器官相应的体表部似佩带剂量计，或对辐射场进行特殊监测。

2.5　职业人员由于特殊需要可能接受有计划的应急照射时，应佩带直读式或报警式个人剂量计，以防止操作中接受超过预定限值的照射。

2.6　通常用空气取样器进行空气污染的取样监测，取样器应该设置在一些事先经过选择的位置，使之能合理地代表工作人员的呼吸带。在立位工作时，呼吸带可取离地面1.5 m高的位置，坐位情况下取1 m为宜。

2.7　一般采用排泄物的分析进行内照射的监测，有条件的单位对γ放射性核素，可采用体外直接测量的方法进行监测。

2.8　外照射个人剂量计的测读周期以及内照射常规监测的频度可由各单位根据具体情况合理选择。外照射个人剂量计的测读周期建议一般为30 d，也可视具体情况延长和缩短。

2.9　在常规情况下，用直接监测方法检测表面污染时，测量α放射性物质污染的探头离污染表面的距离不得超过0.5 cm，探头在污染表面上移动的速度与所用仪器的要求一致。测量β放射性物质污染的探头离污染表面的距离从2.5 cm至5 cm为宜，移动速度应与所用仪器的响应时间匹配。对于局部皮肤表面污染的检测，应由大约100 cm面积上的测量均值确定，并以此作为剂量当量评价的依据。

3　评价方法

3.1　当放射工作人员的个人剂量监测值低于年剂量当量限值时，个人剂量监测的结果可直接用作年剂量当量进行评价。

3.2　剂量当量按式(1)计算。

$$H=\bar{Q}ND \tag{1}$$

式中：$\bar{Q}$为品质因子的有效值，$\bar{Q}$近似值如表l所示；N为其他修正因素的乘积，一般情况下$N=1$。

表 1

射线种类	$\bar{Q}$
X射线、γ射线和电子	1
热中子	2.3
能量未知的中子、质子和静止质量大于原子质量单位的单电荷粒子	10
能量未知的α粒子和多电荷粒子(以及电荷数未知的粒子)	20

3.3 当放射工作人员个人剂量监测值等于或大于年剂量当量限值时，按评价的需要可用以下方法对监测结果进行处理。

3.3.1 主要器官的剂量当量按式(2)计算。

$$H_T = C_T H_S \tag{2}$$

式中：C_T 为佩带个人剂量计部位皮肤剂量当量(H_S)到器官剂量当量的转换系数，其值一般应用体模测定，也可用理论方法计算。

3.3.2 全身有效剂量当量按式(3)计算。

$$H_E = \sum_T W_T H_T \tag{3}$$

式中：W_T 为相应器官的权重因子，其建议值如表2所示。

表 2

器官(T)	性腺	乳腺	红骨髓	肺	甲状腺	骨表面	其他器官
W_T	0.25	0.15	0.12	0.12	0.03	0.03	0.30

注：其他器官系指性腺、乳腺、红骨髓、肺、甲状腺、骨表面外，接受剂量最大的另外5个器官，每个器官的 $W_T = 0.06$，皮肤、眼晶体、足、、手和前臂不应包括在其他器官以内，消化道可以作为四个器官(即胃、小肠、大肠上段和大肠下段)

3.4 当能估算出年摄入量时，可用附录C的值计算内照射有效剂量当量，也可按式(4)进行近似计算。

$$H_E = 0.05 I_j / I_{j,L} \tag{4}$$

式中：I_j 为j类放射性核素的年摄人量；$I_{j,L}$ 为j类放射性核素的年摄入限值。

3.5 在难于估算年摄入量时，可以用附录B的方法估算器官剂量和有效剂量当量。

3.6 在受到内外合并照射的情况下，原则上应用两者的有效剂量当量相加，在低于年剂量当量限值时，可以用外照射个人剂量计的监测结果与内照射有效剂量当量估算值相加。

3.7　若用固定取样器的测量结果来估算工作人员实际的吸入量，则应用实验方法确定其转换系数，无这种实验数据时，可以取固定取样器的一定倍数（一般取10倍）作为个人空气取样的估计值。进行吸入量的估算。

3.8　《放射工作人员个人剂量监测管理规定》中的不确定度是指一定置信限水平下平均值偏离的范围，一般用95%置信限水平时的测不准量与测量均值之比求得，用百分数表示。

3.9　《放射工作人员个人剂量监测管理规定》中的总不确定度只包括由于辐射场特性变化，剂量计固有误差及刻度引入的误差，不包括从测量结果推导器官剂量的误差。

4　监测记录

4.1　在开始进行个人剂量监测时，应对放射工作人员过去接受的剂量情况进行小结，并将此小结附在该人员的个人剂量档案之中，这种小结应该包括工作单位、起止日期、工作性质、受辐照的情况、个人累积受照的剂量（粗略估算）等，个人剂量档案采用表 Al 的格式。

4.2　外照射个人剂量监测应按表 A 2 的格式和内容进行记录，内照射个人监测应按表 A 3 的格式和内容进行记录。

4.3　当外照射个人剂量监测结果可疑时，应该对受照射的情况进行调查，调查结果应附在相应的个人剂量监测记录中，调查项目如下：、

a. 监测的时期及监测期间的异常情况（例如：人员受到意外照射等）；

b. 工作人员操作的异常情况；

c. 辐射场的监测结果；

d. 调查的结论；

e. 调查人员签名。

4.4　在应用工作场所模拟测量结果估算个人剂量时，应记录以下内容：

a. 受照射的时期；

b. 此时期的工作量；

c. 单位工作量（一次操作）工作人员接受的剂量值；

d. 影响剂量的各种因素的修正资料；

e. 模拟实验条件；

f. 估算结果；

g. 调查者签名。

4.5　未接受个人剂量监测的工作人员剂量档案中，应有工作场所定期监测结

果的记录。

4.6 用吸入气载放射性物质的量和照射时间来估算内污染时，记录应有以下内容，并将这些记录附在个人剂量档案中。

a. 估算体内污染量的方法；

b. 气载放射性物质的浓度，受照时间及呼吸量；

c. 确定影响测量和估算结果的各因素的修正值；

d. 估算结果；

e. 监测估算人员签名。

4.7 事故受照记录应包括以下内容：

a. 事故发生的时间和地点；

b. 事故经过(包括源与人的相对位置、受照时间等；

c. 事故原因和处理措施；

d. 剂量估算方法及结果，当需要模拟测量时，应详细记录模拟的条件和方法；

e. 在剂量估算中所使用的各修正因素的记录；

f. 建立辐射事故档案。

5 监测仪器

5.1 应根据监测的目的、对象和监测人群的大小选用适当的个人剂量汁

5.2 各种个人剂量计应有适当的读数下限和探测阀。一般来说，对读数下限(R_L)的要求可按式(5)确定。

$$R_L = 0.1 \times L \times T/365 \tag{5}$$

式中，T 为监测周期，天；L——相应的年限值。

5.3 在所应用的能量范围，个人剂量计的能量响应应在－20～＋40％之内。个人剂量计的方向响应应在±30％以内。

5.4 在95％的置信限水平，个人剂量计在实验条件下的测不准量应不大于测量均值的0.3倍，监测结果的测不准量应不大于监测均值的0.5倍。

5.5 γ(或X)射线工作场所监测仪器应具有适当的灵敏度，，应还有电离室灵敏体积中心的标志，并应具有适当的刻度单位，仪器固有误差应小于±20％。

5.6 个人剂量计使用前必须用参考辐射源进行刻度，参考源的准确度应在±5％以内。

5.7 个人剂量监测方法应定期由卫生部指定的技术负责单位组织比对，场所监测仪器每年至少由次级基准实验室校准一次，长期存放或维修后的监测仪器，使用前也应重新进行核准。

附录 A　放射工作人员个人剂量记录

表 A1　放射工作人员个人剂量档案记录表　　　　编号：________

姓名：________　性别：________　出生年月：________

参加放射工作日期：________

单位：________

记录年月	年皮肤剂量当量/mSv	内照射年有效剂量当量/mSv	附加情况记录说明

表 A2　放射工作人员外照射个人剂量监测记录表

姓名：________　性别：________　编号：________

单位：________　工种：________　时期：________

监测起止日期	皮肤剂量当量/mSv				局部剂量当量/mSv		有效剂量当量/mSv	测量仪器类型状况说明	监测人员签名
	X(γ)射线	快中子	热中子	其他	器官名称	器官剂量当量/mSv			

表 A3　放射工作人员内照射个人剂量监测记录表

姓名：________　工种：________　性别：________

编号：________　单位：________　时期：________年

采样日期	样品类型	被测核素	测量方法说明	测量结果	摄入方式 kBq	年摄入量	有效待积剂量当量 mSv	分析人员说明及签名

3.7　电离辐射防护与辐射源安全基本标准

电离辐射防护与辐射源安全基本标准(GB 18871－2002)

1　范围

本标准规定了对电离辐射防护和辐射源安全(以下简称“防护与安全”)的基本要求。

本标准适用于实践和干预中人员所受电离辐射照射的防护和实践中源的安全。

本标准不适用于非电离辐射(如微波、紫外线、可见光及红外辐射等)对人员可能造成的危害的防护。

2　定义

本标准所采用的术语和定义见附录J(标准的附录)

3　一般要求

3.1　适用

3.1.1　实践

适用本标准的实践包括：

a)源的生产和辐射或放射性物质在医学、工业、农业或教学与科研中的应用，包括与涉及或可能涉及辐射或放射性物质照射的应用有关的各种活动；

b)核能的产生，包括核燃料循环中涉及或可能涉及辐射或放射性物质照射的各种活动；

c)审管部门规定需加以控制的涉及天然源照射的实践；

d)审管部门规定的其他实践。

3.1.2　源

3.1.2.1　适用本标准对实践的要求的源包括：

a)放射性物质和载有放射性物质或产生辐射的器件，包括含放射性物质消费品、密封源、非密封源和辐射发生器；

b)拥有放射性物质的装置、设施及产生辐射的设备，包括辐照装置、放射性矿石的开发、或选冶设施、放射性物质加工设施、核设施和放射性废物管理设施；

c)审管部门规定的其他源。

3.1.2.2　应将本标准的要求应用于装置或设施中的每一个辐射源；必要时，应按审管部门的规定，本标准的要求应用于被视为单一源的整个装置或设施。

3.1.3　照射

3.1.3.1　适用本标准对实践的要求的照射，由有关实践或实践中源引起的职业照射、医疗照射或公众照射，包括正常照射和潜在照射。

3.1.3.2　通常情况下应将天然源照射视为一种持续照射，若需要应遵循本标准对干预的要求。但下列各种情况，如果未被排除或有关实践或源未被豁免，则应遵循本标准对实践要求。

a)涉及天然源的实践所产生的流出物的排放或放射性废物的处置所引起的公众照射；

b)下列情况下天然源照射所引起的工作人员职业照射：

1)工作人员因工作需要或因与其工作直接有关而受到的氡的照射，不管这种照射是高于或低于工作场所中氡持续照射情况补救行动的行动水平(见附录 H(提示的附录))；

2)工作人员在工作中受到氡的照射虽不是经常的，但所受照射的大小高于工作场所中氡持续照射情况补救行动的行动水平(见附录 H(提示的附录))；

3)喷气飞机飞行过程中机组人员所受的天然源照射；

c)审管部门规定的需遵循本标准对实践的要求的其他天然照射。

3.1.4　干预

3.1.4.1　适用本标准的干预情况是：

a)要求采取防护行动的应急照射情况，包括：

1)已执行应急计划或应急程序的事故情况与紧急情况；

2)审管部门或干预组织确认有正当理由进行干预的其他任何应急照射情况；

b)要求采取补救行动的持续照射情况，包括：

1) 天然源照射，如建筑物和工作场所内氡的照射；

2) 以往事件所造成的放射性残存物的照射，以及未受通知与批准制度（见4.2.1及4.2.2）控制的以往的实践和源的利用所造成的放射性残存物的照射；

3)审管部门或干预组织确认有正当理由进行干预的其他任何持续照射情况。

3.2 排除

任何本质上不能通过实施本标准的要求对照射的大小或可能性进行控制的照射情况，如人体内的^{40}K、到达地球表面的宇宙射线所引起的照射，均不适用本标准，即应被排除在本标准的适用范围之外。

3.3 实施的责任方与责任

3.3.1 责任方

3.3.1.1 对标准的实施承担主要责任的责任方（以下简称"主要责任方"）应是：

a)注册者或许可证持有者；

b)用人单位。

3.3.1.2 其他有关各方应对本标准的实施承担各自相应的责任，其他有关各方可以包括：

a)供方

b)工作人员；

c)辐射防护负责人；

d)执业医师；

e)医技人员；

f)合格专家；

g)由主要责任方委以特定责任的任何其他方。

3.3.2 责任

3.3.2.1 各责任方应承担本标准有关章、条所规定的一般责任和特定责任。

3.3.2.2 主要责任方应承担的一般责任是：

a)确立符合本标准有关要求的防护与安全目标；

b)制定并实施成文的防护与安全大纲，该大纲应与其所负责实践和干预的危险的性质和程度相适应，并足以保证符合本标准的有关要求。在该大纲中，应：

1)确定实现防护与安全目标所需要的措施和资源，并保证正确地实施这些措施和提供这些资源；

2)保持对这些措施和资源的经常性审查，并定期核实防护与安全目标是否得以实现；

3)鉴别防护与安全措施和资源的任何失效或缺陷，并采取步骤加以纠正和防止其再次发生；

4)根据防护与安全需要，做出便于在有关各方间进行咨询和合作的各种安排；

5)保存履行责任的有关记录。

3.4 实施的监督管理

3.4.1 本标准的贯彻和本标准实施的监督管理由审管部门负责；对于干预情况，干预组织应对本标准有关要求的贯彻负主要责任。

3.4.2 主要责任方应接受审管部门正式授权的人员对其获准实践的防护与安全的监督，包括对其防护与安全记录的检查。

3.4.3 发生违反本标准有关要求的情况时，主要责任方应：

a)调查此违反行为及其原因与后果；

b)采取相应的行动加以纠正并防止类似的违反事件再次发生；

c)向审管部门报告违反标准的原因和已经采取或准备采取的纠正行动或防护行动；

d)按照本标准的要求采取其他必要的行动。

3.4.4 主要责任方应及时报告违反本标准的事件。如果因违反标准已经演变成或即将演变成应急照射情况，应立即报告。

3.4.5 发生违反标准的事件后，如果主要责任方不能在规定的时间内按照国家有关法规采取纠正或改进行动，则审管部门应修改、中止或撤销原先已颁发的注册证、许可证或其他批准文件。

4 对实践的主要要求

4.1 基本原则

4.1.1 任何实践的引入、实施、中断或停止，以及实践中任何源的开采、选冶、处理、设计、制造、建造、装配、采购、进口、出口、销售、出卖、出借、租赁、接受、设置、定位、持有、使用、操作、维护、修理、转移、退役、解体、运输、贮存或处置，均应按照本标准的有关要求进行，除非有关实践或源产生的照射是被排除的或有关实践或源是被本标准的要求所豁免的。

4.1.2 对于适用本标准的任何实践、实践中的任何源或4.1.1所规定的任何活动，本标准各项有关要求的实施应与该实践或源的特性及其所致照射的大小和可能性相适应，并应符合审管部门规定的有关要求。

4.1.3 放射性物质的运输应遵循国家有关放射性物质安全运输法规与标准的要求。

4.2 管理要求

4.2.1 通知

4.2.1.1 拟进行某项实践或本标准4.1.1中所规定的任何活动的任何法人，均应向审管部门提交通知书，说明其目的与计划；对于含放射性质物质消费品，只要要求说明有关制造、装配、进口和销售等方面的计划。

4.2.1.2 如果实践或活动满足下列各项条件，并经审管部门确认，则可只履行通知程序，否则，还应按4.2.2的要求履行相应的批准程序：

a)所引起的正常照射不大可能超过审管部门规定的有关限值的某一很小份额；

b)所伴随的潜在照射的可能性与大小可以忽略；

c)所伴随的任何其他可能的危害后果也可以忽略。

4.2.2 批准：注册或许可

4.2.2.1 对任何密封源、非密封源或辐射发生器负责的任何法人均应向审管部门提出申请，以获得批准，除非其所负责的源是被豁免的。这类批准是采用注册的方式还是许可的方式，应由审管部门根据源或利用该源的实践的性质及所致照射的大小与可能性决定。适于以注册方式批准的实践应具有如下特征：

a)通过设施与设备的设计可在很大程度上保证安全；

b)运行程序简单易行；

c)对安全培训的要求极低；

d)运行历史上几乎没有安全问题。

4.2.2.2 对下列任何源负责的法人均应向审管部门提交申请以获得批准，对这类源的批准应采取用许可的方式：

a)辐照装置，

b)放射性矿石的开采或选冶设施；

c)放射性物质加工设施；

d)核设施；

e)放射性矿物管理设施；

f)非豁免的、审管部门尚未指明适于以注册方式批准的其他任何源。

4.2.2.3 任何申请者均应：

a)向审管部门提交支持其申请所需要的有关资料；

b)在所提交的申请资料中，说明对其所负责的源所致照射的性质、大小和可能性所作的分析，并说明为保护工作人员、公众及环境所采取的或计划采取的各种措施。

c)如果照射可能大于审管部门规定的某种水平，则进行相应的安全评价和环境影响评价，并作为其申请书的一部分提交给审管部门。

d)在审管部门颁发注册证或许可证之前，不进行本标准 4.1.1 中所规定的任何活动。

4.2.2.4　医疗照射实践及其用源的申请者在申请书中还应：

a)说明执业医师在辐射防护方面的资格；或

b)承诺只有具备有关法规规定的或许可证中写明的辐射防护专业资格的执业医师，才允许开具使用其源的检查申请单或治疗处方。

4.2.3　获准的法人：注册者和许可证持有者

4.2.3.1　注册者和许可证持有者应对制定和实施各项必需的技术与组织措施负责，确保其获准的源的防护与安全；它们可以委托其他方完成某些有关的活动或任务，但它们自己仍应对这些活动和任务承担主要责任。注册者和许可证持有者应按需要选聘合格人员，负责确保符合本标准。

4.2.3.2　注册者和许可证持有者如果拟对其获准的实践或源进行修改，并且拟议中的修改对防护或安全可能具有重要影响，则应将其修改计划通知审管部门；在获得审管部门认可前，不应进行这类修改。

4.2.4　豁免

4.2.4.1　如果源符合下列条件之一，并经审管部门确认和同意，则该源或利用该源的实践可以被本标准的要求所豁免：

a)符合本标准附录 A(标准的附录)中所规定的豁免要求；

b)符合审管部门根据本标准附录 A(标准的附录)规定的豁免准则所确定的豁免水平。

4.2.4.2　对于尚未被证明为正当的实践不应予以豁免。

4.2.5　解控

4.2.5.1　已通知或已获准实践中的源(包括物质、材料和物品)，如果符合审管部门规定的清洁解控水平，则经审管部门认可，可以不再遵循本标准的要求，即可以将其解控。

4.2.5.2　除非审管部门另有规定，否则清洁解控水平的确定应考虑本标准附录 A(标准的附录)所规定的豁免准则，并且所定出的清洁解控水平不应高于本标准附录 A(标准的附录)中规定的或审管部门根据该附录规定的准则所建立的豁免水平。

4.3　辐射防护要求

4.3.1　实践的正当性

4.3.1.1　对于一项实践，只有在考虑了社会、经济和其他有关因素之后，其对受照个人或社会所带来的利益足以弥补其可能引起的辐射危害时，该实践才是正当的。对于不具有正当性的实践及该实践中的源，不应予以批准。

4.3.1.2　涉及医疗照射的实践的正当性判断应遵循第7章所规定的详细要求。

4.3.1.3　除了被判定为正当的涉及医疗照射的实践外，在下列实践中，通过添加放射性物质或通过活化从而使有关日用商品或产品中的放射性活度增加都是不正当的：

a)涉及食品、饮料、化妆品或其他任何供人食入、吸入、经皮肤摄入或皮肤敷贴的商品或产品的实践；

b)涉及辐射或放射性物质在日用商品或产品(例如玩具等)中无意义的应用的实践。

4.3.2　剂量限制和潜在照射危险限制

4.3.2.1　应对个人受到的正常照射加以限制，以保证除本标准6.2.2规定的特殊情况外，由来自各项获准实践的综合照射所致的个人总有效剂量和有关器官或组织的总当量剂量不超过附录B(标准的附录)中规定的相应剂量限值。不应将剂量限值应用于获准实践中的医疗照射。

4.3.2.2　应对个人所受到的潜在照射危险加以限制，使来自各项获准实践的所有潜在照射所致的个人危险与正常照射剂量限值所相应的健康危险处于同一数量级水平。

4.3.3　防护与安全的最优化

4.3.3.1　对于来自一项实践中的任一特定源的照射，应使防护与安全最优化，使得在考虑了经济和社会因素之后，个人受照剂量的大小、受照射的人数以及受照射的可能性均保持在可合理达到的尽量低水平；这种最优化应以该源所致个人剂量和潜在照射危险分别低于剂量约束和潜在照射危险约束为前提条件(治疗性医疗照射除外)。

4.3.3.2　防护与安全最优化的过程，可以从直观的定性分析一直到使用辅助决策技术的定量分析，但均应以某种适当的方法将一切有关因素加以考虑，以实现下列目标：

a)相对于主导情况确定出最优化的防护与安全措施，确定这些措施时应考虑可供利用的防护与安全选择以及照射的性质、大小和可能性；

b)根据最优化的结果制定相应的准则，据以采取预防事故和减轻事故后果的措施，从而限制照射的大小及受照的可能性。

4.3.4 剂量约束和潜在照射危险约束

4.3.4.1 除了医疗照射之外，对于一项实践中的任一特定的源，其剂量约束和潜在照射危险约束应不大于审管部门对这类源规定或认可的值，并不大于可能导致超过剂量限值和潜在照射危险限值的值；

4.3.4.2 对任何可能向环境释放放射性物质的源，剂量约束还应确保对该源历年释放的累积效应加以限制，使得在考虑了所有其他有关实践和源可能造成的释放累积和照射之后，任何公众成员（包括其后代）在任何一年里所受到的有效剂量均不超过相应的剂量限值。

4.3.5 医疗照射指导水平

应制定供执业医师使用的医疗照射指导水平。这类指导水平应：

a)根据第7章的详细要求并参照附录C(提示的附录)制定；

b)对于中等身材的受检者，是一种合理的剂量指征；

c)为当前良好医术（而不是最佳医术）可以实现的医疗实践提供指导；

d)在可靠的临床判断表明需要时，可以灵活应用，即允许实施更高的照射；

e)随着工艺与技术的改进而加以修订。

4.4 营运管理要求

4.4.1 安全文化素养

应培植和保持良好的安全文化素养，鼓励对防护与安全事宜采取深思、探究和虚心学习的态度并反对固步自封，保证：

a)制定把防护与安全视为高于一切的方针和程序；

b)及时查清和纠正影响防护与安全的问题，所采用的方法应与问题的重要性相适应；

c)明确规定每个有关人员（包括高级管理人员）对防护与安全的责任，并且每个有关人员都经过适当培训并具有相应的资格；

d)明确规定进行防护与安全决策的权责关系；

e)做出组织安排并建立有效的通信渠道，保持防护与安全信息在注册者或许可证持有者各级部门内和部门间的畅通。

4.4.2 质量保证

应制定和执行质量保证大纲，该大纲应：

a)为满足涉及防护与安全的各项具体要求提供充分保证；

b)为审查和评价防护与安全措施的综合有效性提供质量控制机制和程序。

4.4.3 人为因素

应采取措施确保符合下列要求，以尽可能减小人为错误导致事故和事件的可能性：

a)所有防护与安全有关人员均经适当培训并具有相应的资格，使之能理解自己的责任，并能以正确的判断和按照所规定的程序履行职责；

b)按照行之有效的人机工程学原则设计设备和制定操作程序，使设备的操作或使用尽可能简单，从而使操作错误导致事故的可能性降至最小，并减少误解正常和异常工况指示信号的可能性；

c)设置适当的设备、安全系统和控制程序，并做出其他必要的规定，以：

1)尽可能减小人为错误导致人员受到意外照射的可能性；

2)提供发现和纠正或弥补人为错误的手段；

3)便于安全系统或其他防护措施失效时进行干预。

4.4.4 合格专家

4.4.4.1 注册者和许可证持有者应根据需要选聘合格专家，为执行本标准提供咨询。

4.4.4.2 注册者和许可证持有者应将选聘合格专家的安排通知审管部门。通知时所提供的信息应包括所聘用专家的从业或专业范围。

4.5 技术要求

本条所规定的技术要求适用于所有实践和源。注册者或许可证持有者应保证其实践和源的防护与安全符合本条中的有关要求。应用这些要求的严格程度应与注册者或许可证持有者的实践和源所引起的照射的大小和可能性相适应。对于该设施和放射性废物管理设施，除本条中规定的这些基本技术要求外，还应符合国家有关法规和标准所规定的更为专门的技术要求和其他要求。

4.5.1 源的实物保护

应按照下列要求，使源始终处于受保护状态，防止被盗和损坏，并防止任何法人未经批准进行本标准 4.1.1 所规定的任何活动：

a)确保源的实物保护符合注册证或许可证中规定的所有有关要求，并保证将源的失控、丢失、被盗或失踪的信息立即通知审管部门；

b)不将源转让给不持有有效批准证件的接收者；

c)对可移动的源定期进行盘库，确认它们处于指定位置并有可靠的保安措施。

4.5.2 纵深防御

应对源运用与其潜在照射的大小和可能性相适应的多层防护与安全措施(即纵深防御)，以确保当某一层次的防御措施失效时，可由下一层次的防御措施予以弥补或纠正，达到：

a)防止可能引起照射的事故；

b)减轻可能发生的任何这类事故的后果；

c)在任何这类事故之后，将源恢复到安全状态。

4.5.3　良好的工程实践

实践中源的选址、定位、设计、建造、安装、调试、运行、维修和退役，均应以行之有效的工程实践为基础，这种工程实践应：

a)符合现行法规、标准和有关文件的规定；

b)以确保源全寿期过程中的防护与安全为目的，有可靠的管理措施和组织措施予以支持；

c)在源的设计、建造及运行中留有足够的安全裕量，以确保可靠的正常运行性能；预留安全裕量时着眼于预防事故、减轻事故后果和限制照射，并考虑质量、多重性和可检查性；

d)考虑技术标准的发展，以及防护与安全方面的有关研究成果与经验教训。

4.6　安全的确认

4.6.1　安全评价

应在不同阶段(包括选址、设计、制造、建造、安装、调试、运行、维修和退役)对实践中源的防护与安全措施进行安全评价，以：

a)在分析外部事件对源的影响和源与其附属设备自身事件的基础上，鉴别出可能引起正常照射和潜在照射的各种情形；

b)预计正常照射的大小，并在可行的范围内估计潜在照射发生的可能性与大小；

c)评价防护与安全措施的质量和完善程度。

4.6.2　监测与验证

4.6.2.1　应确定用以验证是否符合本标准的要求所需要的参数，并对这些参数进行监测或测量。

4.6.2.2　应为进行所需要的监测与验证提供适当的设备和程序。应对这类设备定期进行维修和检验，并定期用可溯源到国家基准的计量标准进行校准。

4.6.3　记录

应保存监测与验证的记录，包括设备检验与校准记录。

5　对干预的主要要求

5.1　基本原则

5.1.1　在干预情况下，为减少或避免照射，只要采取防护行动或补救行动是正当的，则应采取这类行动。

5.1.2 任何这类防护行动或补救行动的形式、规模和持续时间均应是最优化的，使在通常的社会和经济情况下，从总体上考虑，能获得最大的净利益。

5.1.3 在应急照射情况下，除非超过或可能超过旨在保护公众成员的干预水平或行动水平(见附录E(标准的附录)的E2)，否则一般不需要采取防护行动。

5.1.4 在持续照射情况下，除非超过有关行动水平(见附录H(提示的附录))，否则一般不需要采取补救行动。

5.1.5 对于适用本标准的任何特定干预情况，本标准各项有关要求的应用应与该干预情况的性质、严重程度和所涉及的范围相适应。

5.2 管理要求

5.2.1 应急照射情况

5.2.1.1 每一注册者或许可证持有者，如果其所负责的源可能发生需要紧急干预的情况，则应制定相应的应急计划或程序，并经审管部门认可；应急计划应规定注册者或许可证持有者的场内应急职责，并考虑与其所负责的源相适应的场外应急责任；同时注册者或许可证持有者应为实施所规定的各种防护行动作好准备(详细要求见标准第10章)。

5.2.1.2 有关干预组织应根据可能出现的紧急干预情况的严重程度和可能涉及的场外范围制定相应的总体应急计划(以下称为场外应急计划)，据以协调场区内、外的应急行动和实施所需要的场外防护行动，以支持和补充根据注册者或许可证持有者应急计划实施的各种防护行动。场外应急计划应由相应的干预组织负责实施。

有关干顶组织还应为应付其他各种可能要求紧急干预的意外情况(如源非法入境、带源的卫星坠入境内或境外事故释放的放射性物质进入境内等)做出安排。

5.2.2 持续照射情况

对于超过或可能超过有关行动水平的持续照射情况，有关干预组织应按需要制定通用或场址专用补救行动计划，并经有关部门认可。采取补救行动时，负责实施的法人应确保按照经认可的补救行动计划进行。

5.2.3 工作人员与公众的保护

5.2.3.1 对于工作人员因实施干预而受到的职业照射，应按审管部门的要求，由注册者、许可证持有者、用人单位或有关干预组织承担本标准10.5所规定的各项防护责任。

5.2.3.2 对于干预情况下的公众照射，应按政府根据实施有效干预所确定的各种组织安排和职能分工，由国家、地方有关干预组织以及导致干预的实践或源的注册者或许可证持有者承担各项公众保护责任。

5.2.4　报告要求

发生或预计可能发生需要采取防护行动的应急照射情况时，注册者和许可证持有者应立即报告有关干预组织和审管部门，并应随时向它们报告：

a)事态的发展和预计的发展趋势；

b)为保护工作人员和公众成员所采取的措施；

c)已经造成的和预计可能造成的照射。

5.3　辐射防护要求

5.3.1　只有根据对健康保护和社会、经济等因素的综合考虑，预计干预的利大于弊时，干预才是正当的。如果剂量水平接近或预计会接近附录 E(标准的附录)的 E1 所给出的水平，则无论在什么情况下采取防护行动或补救行动几乎总是正当的。

5.3.2　在干预计划中，应规定最优化的干预水平和行动水平；这种最优化干预水平和行动水平的确定应以附录 E(标准的附录)的 E2 和附录 H(提示的附录)所给出的准则为基础，并应考虑国情和当地的具体条件，如：

a)通过干预可以避免的个人和集体剂量；

b)干预本身所伴有的放射和非放射健康危险，以及干预的经济、社会代价与利益。

5.3.3　在对事故进行响应的过程中，应根据下列因素对干预的正当性和预定的干预水平的优化程度重新加以考虑：

a)实际情况特有的因素，如释放的性质、气候条件和其他有关非放射性因素；

b)未来条件不确定时，防护行动带来净利益的可能性。

6　职业照射的控制

6.1　责任

6.1.1　注册者、许可证持有者和用人单位应对工作人员所受职业照射的防护负责，并遵守本标准的有关要求。

6.1.2　注册者、许可证持有者和用人单位应向所有从事涉及或可能涉及职业照射活动的工作人员承诺：

a)按照本标准附录 B(标准的附录)的规定限制职业照射；

b)按照本标准的有关要求使职业防护与安全最优化；

c)记录职业防护与安全措施的决定，并将此类决定通知有关各方；

d)建立实施本标准有关要求的防护与安全方针、程序和组织机构；并优先考虑控制职业照射的工程设计和技术措施；

e)提供适当而足够的防护与安全设施、设备和服务，它们的种类与完善程度应与预计的职业照射水平和可能性相适应；

f)提供相应的防护装置与监测设备，并为正确使用这些装置和设备做出安排；

g)提供必要的健康监护和服务；

h)提供适当而足够的人力资源，为防护与安全培圳做出安排，并根据需要安排定期再培训，以更新知识和保证工作人员达到所需要的适任水平；

i)按照本标准的要求保存有关的记录；

j)就如何有效地实施本标准和所采取的防护与安全措施等问题与工作人员或他们的代表进行协商和合作；

k)为促进安全文化素养的提高提供所需条件。

6.1.3　注册者、许可证持有者和用人单位聘用新工作人员时，应从受聘人员的原聘用单位获取他们的原有职业受照记录及其他有关资料。

6.1.4　注册者、许可证持有者和用人单位应要求工作人员遵守本标准，必要时应采取行政管理措施，确保工作人员了解他们负有保护自己及他人免受或少受辐射照射以及保持源的安全的义务和责任。

6.1.5　工作人员的义务和责任应是：

a)遵守有关防护与安全规定、规则和程序；

b)正确使用监测仪表和防护设备与衣具；

c)在防护与安全(包括健康监护和剂量评价等)方面与注册者、许可证持有者和用人单位合作，提供有关保护自己和他人的经验与信息；

d)不故意进行任何可能导致自己和他人违反本标准要求的活动；

e)学习有关防护与安全知识，接受必要的防护与安全培训和指导，使自己能按本标准的要求进行工作。

6.1.6　工作人员发现违反或不利于遵守本标准的情况，应尽快向注册者、许可证持有者或用人单位报告。

6.2　职业照射的剂量控制

6.2.1　正常照射的剂量控制

正常照射的剂量控制应符合4.3.2的规定，并应遵循4.3.3中对辐射防护最优化的有关要求。

6.2.2　特殊情况的剂量控制

6.2.2.1　如果某一实践是正当的，是根据良好的工程实践设计和实施的，其辐射防护已按本标准的要求进行了优化，而其职业照射仍然超过正常照射的剂量限值，但预计经过合理的努力可以使有关职业照射剂量处于正常照射剂量限值之下，则在这种情况下，审管部门可以按照附录 B(标准的附录)B1.1.2 的规定，例外地认可对剂量限制要求作某种临时改变。

6.2.2.2　剂量限制要求的临时改变应由注册者或许可证持有者向审管部门提出正式申请，经审查认可后，方可进行；未经审管部门认可，不得进行这种临时改变。

6.2.2.3　在申请临时改变剂量限制要求时，注册者或许可证持有者应在申请文件中对需要进行这种临时改变的特殊情况进行说明，并提供证据证明：

a)已尽了一切努力减少照射，并已按本标准的要求使防护与安全措施最优化；

b)已与有关用人单位和工作人员进行了协商，并就临时改变剂量限制要求的需要和条件取得了共识；

c)正在尽一切合理的努力改善工作条件，直到满足附录 B(标准的附录)B1.1.1 所规定的剂量限制要求；

d)工作人员个人受照的监测与记录足以证明已遵守了附录 B(标准的附录)中的有关要求，并为受照记录在有关用人单位之间进行转交提供了方便；

6.2.2.4　对剂量限制要求的任何临时改变均应：

a)按照附录 B(标准的附录)中给出的适用特殊情况的剂量限制要求进行；

b)限定改变的期限；

c)逐年接受审查；

d)不再延期；

e)仅限于规定的工作场所。

6.2.3　表面放射性污染的控制

工作人员体表、内衣、工作服、以及工作场所的设备和地面等表面放射性污染的控制应遵循附录 B(标准的附录)B2 所规定的限制要求。

6.3　从事工作的条件

6.3.1　工作待遇

不得以特殊补偿、缩短工作时间或以休假、退休金或特种保险等方面的优待安排代替为符合本标准的要求所需要采取的防护与安全措施。

6.3.2　孕妇的工作条件

女性工作人员发觉自己怀孕后要及时通知用人单位，以便必要时改善工作条件。孕妇和授乳妇女应避免受到内照射。

用人单位不得把怀孕作为拒绝女性工作人员继续工作的理由。用人单位有责任改善怀孕女性工作人员的工作条件，以保证为胚胎和胎儿提供与公众成员相同的防护水平。

6.3.3　未成年人的工作条件

年龄小于16周岁的人员不得接受职业照射。年龄小于18周岁的人员，除非为了进行培训并受到监督，否则不得在控制区工作；他们所受的剂量应按附录B（标准的附录）中B1.1.1.2的规定进行控制。

6.3.4　工作岗位的调换

审管部门或健康监护机构认定某一工作人员由于健康原因不再适于从事涉及职业照射的工作时，用人单位应为该工作人员调换合适的工作岗位。

6.4　辐射工作场所的分区

应把辐射工作场所分为控制区和监督区，以便于辐射防护管理和职业照射控制。

6.4.1　控制区

6.4.1.1　注册者和许可证持有者应把需要和可能需要专门防护手段或安全措施的区域定为控制区，以便控制正常工作条件下的正常照射或防止污染扩散，并预防潜在照射或限制潜在照射的范围。

6.4.1.2　确定控制区的边界时，应考虑预计的正常照射的水平、潜在照射的可能性和大小，以及所需要的防护手段与安全措施的性质和范围。

6.4.1.3　对于范围比较大的控制区，如果其中的照射或污染水平在不同的局部变化较大，需要实施不同的专门防护手段或安全措施，则可根据需要再划分出不同的子区，以方便管理。

6.4.1.4　注册者、许可证持有者应：

a)采用实体边界划定控制区；采用实体边界不现实时也可以采用其他适当的手段；

b)在源的运行或开启只是间歇性的或仅是把源从一处移至另一处的情况下，采用与主导情况相适应的方法划定控制区，并对照射时间加以规定；

c)在控制区的进出口及其他适当位置处设立醒目的、符合附录F（标准的附录）规定的警告标志，并给出相应的辐射水平和污染水平的指示；

d)制定职业防护与安全措施，包括适用于控制区的规则与程序；

e)运用行政管理程序（如进入控制区的工作许可证制度）和实体屏障（包括门锁和联锁装置）限制进出控制区；限制的严格程度应与预计的照射水平和可能性相适应；

f)按需要在控制区的入口处提供防护衣具、监测设备和个人衣物贮存柜；

g)按需要在控制区的出口处提供皮肤和工作服的污染监测仪、被携出物品的污染监测设备、冲洗或淋浴设施以及被污染防护衣具的贮存柜；

h)定期审查控制区的实际状况，以确定是否有必要改变该区的防护手段或安全措施或该区的边界。

6.4.2 监督区

6.4.2.1 注册者和许可证持有者应将下述区域定为监督区：这种区域未被定为控制区，在其中通常不需要专门的防护手段或安全措施，但需要经常对职业照射条件进行监督和评价。

6.4.2.2 注册者和许可证持有者应：

a)采用适当的手段划出监督区的边界；

b)在监督区入口处的适当地点设立表明监督区的标牌；

c)定期审查该区的条件，以确定是否需要采取防护措施和做出安全规定，或是否需要更改监督区的边界。

6.4.3 非密封源工作场所的分级

非密封源工作场所的分级应按附录C(标准的附录)的规定进行。

6.5 个人防护用具的配备与应用

6.5.1 注册者、许可证持有者和用人单位应根据实际需要为工作人员提供适用、足够和符合有关标准的个人防护用具，如各类防护服、防护围裙、防护手套、防护面罩及呼吸防护器具等，并应使他们了解其所使用的防护用具的性能和使用方法。

6.5.2 应对工作人员进行正确使用呼吸防护器具的指导，并检查其配戴是否合适。

6.5.3 对于需要使用特殊防护用具的工作任务，只有经担任健康监护的医师确认健康合格并经培训和授权的人员才能承担。

6.5.4 个人防护用具应有适当的备份，以备在干预事件中使用。所有个人防护用具均应妥善保管，并应对其性能进行定期检验。

6.5.5 对于任何给定的工作任务，如果需要使用防护用具，则应考虑由于防护用具的使用使工作不便或工作时间延长所导致的照射的增加，并应考虑使用防护用具可能伴有的非辐射危害。

6.5.6 注册者、许可证持有者和用人单位应通过利用适当的防护手段与安全措施(包括良好的工程控制装置和满意的工作条件)，尽量减少正常运行期间对行政管理和个人防护用具的依赖。

6.6 职业照射监测和评价

6.6.1 注册者、许可证持有者和用人单位应根据其负责的实践和源的具体情况，按照辐射防护最优化的原则制定适当的职业照射监测大纲，进行相应的监测与评价。应将监测与评价的结果定期向审管部门报告；发生异常情况时应随时报告。

6.6.2　个人监测和评价

6.6.2.1　注册者、许可证持有者和用人单位应负责安排工作人员的职业照射监测和评价。对职业照射的评价主要应以个人监测为基础。

6.6.2.2　对于任何在控制区工作的工作人员，或有时进入控制区工作并可能受到显著职业照射的工作人员，或其职业照射剂量可能大于5 mSv a^{-1}的工作人员，均应进行个人监测。在进行个人监测不现实或不可行的情况下，经审管部门认可后可根据工作场所监测的结果和受照地点和时间的资料对工作人员的职业受照做出评价。

6.6.2.3　对在监督区或只偶尔进入控制区工作的工作人员，如果预计其职业照射剂量在1mSv·a^{-1}～5mSv·a^{-1}范围内，则应尽可能进行个人监测。应对这类人员的职业受照进行评价，这种评价应以个人监测或工作场所监测的结果为基础。

6.6.2.4　如果可能，对所有受到职业照射的人员均应进行个人监测。但对于受照剂量始终不可能大于1 mSv·a^{-1}的工作人员，一般可不进行个人监测。

6.6.2.5　应根据工作场所辐射水平的高低与变化和潜在照射的可能性与大小，确定个人监测的类型、周期和不确定度要求。

6.6.2.6　注册者、许可证持有者和用人单位应对可能受到放射性物质体内污染的工作人员(包括使用呼吸防护用具的人员)安排相应的内照射监测，以证明所实施的防护措施的有效性，并在必要时为内照射评价提供所需要的摄人量或待积当量剂量数据。

6.6.3　工作场所的监测和评价

6.6.3.1　注册者和许可证持有者应在合格专家和辐射防护负责人的配合下(必要时还应在用人单位的配合下，制定、实施和定期复审工作场所监测大纲。

6.6.3.2　工作场所监测的内容和频度应根据工作场所内辐射水平及其变化和潜在照射的可能性与大小来确定，并应保证：

a)能够评估所有工作场所的辐射状况；

b)可以对工作人员受到的照射进行评价；

c)能用于审查控制区和监督区的划分是否适当。

6.6.3.3　工作场所监测大纲应规定：

a)拟测量的量；

b)测量的时间、地点和频度；

c)最合适的测量方法与程序；

d)参考水平和超过参考水平时应采取的行动。

6.6.3.4　应将实施工作场所监测大纲所获得的结果予以记录和保存。

6.6.4　监测的质量保证

应将质量保证贯穿于从监测大纲制定到监测结果评价的全过程。监测大纲必须包含有质量保证要求.以确保:测量设备具备所要求的计量特性(如准确度、稳定性、量程和分辨能力等)并得以适当的维护。测量与分析程序得以正确地建立和执行,监测的结果得以正确地记录、评价和妥善保管。

6.7　注册者、许可证持有者和用人单位的职业照射管理

6.7.1　注册者、许可证持有者和用人单位应制定和实施用以控制和管理本单位职业照射的书面规则和程序,以确保工作人员和其他人员的防护与安全水平符合本标准的要求。

6.7.2　应在所制定的规则和程序中包括有关调查水平与管理水平的具体数值,以及超过这些数值时应执行的程序。

6.7.3　应加强防护与安全培训和安全文化素养的培植,提高工作人员和有关人员对所制定的规则、程序和防护与安全规定的理解和执行的自觉性。应将所有培训记录妥善存档保管。

6.7.4　应建立监督制度和按照审管部门的要求聘任辐射防护负责人,对所有涉及职业照射的工作进行充分监督,并采取合理步骤,保证各种规则、程序、防护与安全规定等得到遵守。

6.7.5　应向所有工作人员提供:

a)他们所受职业照射(包括正常照射和潜在照射)的情况及可能产生的健康影响;

b)适当的防护与安全培训与指导;

c)他们的行动对防护与安全的意义的信息。

6.7.6　应向可能进入控制区或监督区工作的女性工作人员提供下列信息:

a)孕妇受到照射对胚胎和胎儿的危险;

b)女性工作人员怀孕后尽快通知注册者、许可证持有者和用人单位的重要性;

c)婴儿经哺乳食入放射性物质的危险。

6.7.7　应向可能受到应急计划影响的工作人员提供相应的信息、指导和培训;

6.8　职业健康监护

6.8.1　注册者、许可证持有者和用人单位应按照有关法规的规定,安排相应

的健康监护。

6.8.2　健康监护应以职业医学的一般原则为基础，其目的是评价工作人员对于其预期工作的适任和持续适任的程度。

6.9　职业照射的记录

6.9.1　注册者、许可证持有者和用人单位必须为每一位工作人员都保存职业照射记录。

6.9.2　职业照射记录应包括：

a)涉及职业照射的工作的一般资料；

b)达到或超过有关记录水平的剂量和摄入量等资料，以及剂量评价所依据的数据资料；

c)对于调换过工作单位的工作人员，其在各单位工作的时间和所接受的剂量和摄入量等资料；

d)因应急干预或事故所受到的剂量和摄入量等记录；这种记录应附有有关的调查报告，并应与正常工作期间所受到的剂量和摄入量区分开。

6.9.3　注册者、许可证持有者和用人单位应：

a)按国家审管部门的有关规定报送职业照射的监测记录和评价报告；

b)准许工作人员和健康监护主管人员查阅照射记录及有关资料；

c)当工作人员调换工作单位时，向新用人单位提供工作人员的照射记录的复制件；

d)当工作人员停止工作时，注册者、许可证持有者和用人单位应按审管部门或审管部门指定部门的要求，为保存工作人员的职业照射记录做出安排；

e)注册者、许可证持有者和用人单位停止涉及职业照射的活动时，应按审管部门的规定，为保存工作人员的记录做出安排。

6.9.4　在工作人员年满 75 岁之前，应为他们保存职业照射记录。在工作人员停止辐射工作后，其照射记录至少要保存 30 年。

7　医疗照射的控制

7.1　责任

7.1.1　许可证持有者应对保证受检者与患者的防护与安全负责。有关执业医师与医技人员、辐射防护负责人、合格专家、医疗照射设备供方等也应对保证受检者与患者的防护与安全分别承担相应的责任。

7.1.2　许可证持有者应保证：

a)只有具有相应资格的执业医师才能开具医疗照射的检查申请单或治疗

处方；

b)只能按照医疗照射的检查申请单或治疗处方对受检者与患者实施诊断性或治疗性医疗照射；

c)在开具医疗照射检查单或治疗处方时，以及在实施医疗照射期间，执业医师对保证受检者与患者的防护与安全承担主要职责与义务；

d)所配备的医技人员满足需要，并接受过相应的培训，在实施医疗照射检查单或治疗处方所规定的诊断或治疗程序的过程中能够承担指定的任务；

e)制定并实施经审管部门认可的培训准则。

7.1.3 许可证持有者将电离辐射应用于治疗或诊断时，应注意听取放射治疗物理、核医学物理或放射诊断物理等方面合格专家的意见，并应实施相应的质量保证要求。

7.1.4 执业医师和有关医技人员应将受检者与患者的防护与安全方面所存在的问题和需求及时向许可证持有者报告，并尽可能采取相应的措施，以确保受检者与患者的防护与安全。

7.2 医疗照射的正当性判断

7.2.1 正当性判断的一般原则

在考虑了可供采用的不涉及医疗照射的替代方法和利益和危险之后，仅当通过权衡利弊，证明医疗照射给受照个人或社会所带来的利益大于可能引起的辐射危害时，该医疗照射才是正当的。

对于复杂的诊断与治疗，应注意逐例进行正当性判断。还应注意根据医疗技术与水平的发展，对过去认为是正当的医疗照射重新进行正当性判断。

7.2.2 诊断检查的正当性判断

在判断放射学或核医学检查的正当性时，应掌握好适应症，正确合理地使用诊断性医疗照射，并应注意避免不必要的重复检查；对妇女及儿童施行放射学或核医学检查的正当性更应慎重进行判断。

7.2.3 群体检查的正当性判断

涉及医疗照射的群体检查的正当性判断，应考虑通过普查可能查出的疾病、对被查出的疾病进行有效治疗的可能性和由于某种疾病得到控制而使公众所获得的利益，只有这些受益足以补偿在经济和社会方面所付出的代价(包括辐射危害)时这种检查才是正当的。X射线诊断的筛选性普查还应避免使用透视方法。

7.2.4 与临床指征无关的放射学检查的控制

判断因职业、法律需要或健康保险目的而进行放射学检查是否正当，应考虑能否获得有关受检者健康状况的有用信息及获得这些信息的必要性，并应与有关专业机构进行磋商。

7.2.5　关于医学研究中志愿者的照射

对医学研究中志愿者的照射应按照国家有关规定仔细进行审查(包括涉及人体生物医学研究的伦理审查等);应将接受此类照射的可能危险控制在可以接受的水平并告知志愿受照者;只能由具有相应资格又训练有素的人员施行这种照射。

7.3　医疗照射的防护最优化

医疗照射的防护最优化除了应符合本标准其他各章对防护最优化所规定的有关要求外,还应满足下列要求。

7.3.1　设备要求

7.3.1.1　医疗照射所使用的辐射源应符合本标准其各章对辐射源的安全所规定的有关要求;尤其应将医疗照射所使用的系统设计成可及时发现系统内单个部件的故障,以使对患者的任何非计划医疗照射减至最小,并有利于尽可能避免或减少人为失误。

7.3.1.2　在设备供方的合作下,许可证持有者应保证:

a)所使用的设备不论是进口的还是国产的,均符合国家有关标准及规定;

b)备有设备性能规格和操作及维修说明书,特别应备有防护与安全说明书;

c)现实可行时,将操作术语(或其缩写)和操作值显示于操作盘上;

d)设备辐射束控制装置,这类装置应包括能清晰地并以某种故障安全方式指示辐射束是处于"开"或"关"状态的部件;

e)设备带有射束对中准直装置,以便于将照射尽可能限制于被检查或治疗的部位;

f)在没有任何辐射束调整装置的情况下,使诊治部位的辐射场尽可能均匀,并由设备供方说明其不均匀性;

g)使辐射泄漏或散射在非诊治部位所产生的照射量率保持在可合理达到的尽量低水平。

7.3.1.3　对于放射诊断设备,许可证持有者在设备供方的合作下应保证:

a)辐射发生器及其附属部件的设计和制造便于将医疗照射保持在能获得足够诊断信息的可合理达到的尽量低水平;

b)对于辐射发生器,能清晰、准确地指示各种操作参数,如管电压、过滤特性、焦点位置、源与像接收器的距离、照射野的大小,以及管电流与时间或二者的乘积等;

c)射线摄影设备配备照射停止装置,在达到预置的时间、管电流与时间的乘积或剂量后该装置能自动使照射停止;

d)荧光透视设备配备某种 X 射线管工作控制开关，只有将此开关持续按下时才能使 X 射线管工作，并配备有曝光时间指示器和(或)入射体表剂量监测器。

7.3.1.4　对于放射治疗设备，许可证持有者在设备供方的合作下应保证：

a)辐射发生器和照射装置配备有用于可靠地选择、指示和(必要并可行时)证实诸如辐射类型、能量指标、射束调整因子、治疗距离、照射野大小、射束方向、治疗时间或预置剂量等运行参数的装置；

b)使用放射源的辐照装置是故障安全的，即一旦电源中断放射源将自动被屏蔽，并一直保持到由控制台重新启动射束控制机构时为止；

c)对于高能放射治疗设备，至少具有两个独立的用于终止照射的故障安全保护系统，并配备安全联锁装置或其他手段，用以防止在工作条件不同于控制台上所选定的情况下将设备用于临床；

d)执行维修程序时，如果联锁被旁路，安全联锁装置的设计能确保只有在维修人员使用适当的器件、编码或钥匙进行直接控制的条件下照射装置才能运行；

e)不论是远距离治疗用的放射源或是近距离治疗用的放射源均符合附录 J(标准的附录)中 J2.8 所给出的对密封源的要求；

f)必要时，安装或提供能对放射治疗设备使用过程中出现的异常情况给出报警信号的监测设备。

7.3.2　操作要求

7.3.2.1　许可证持有者应：

a)在分析供方所提供资料的基础上，辩明各种可能引起非计划医疗照射的设备故障和人为失误；

b)采取一切合理措施防止故障和失误，包括选择合格人员、制定适当的质量保证与操作程序，并就程序的执行和防护与安全问题对有关人员进行充分的培训与定期再培训；

c)采取一切合理措施，将可能出现的故障和失误的后果减至最小；

d)制定应付各种可能事件的应急计划或程序，必要时进行应急训练。

7.3.2.2　对于放射诊断，许可证持有者应保证：

a)开具或实施放射诊断申请单的执业医师和有关医技人员所使用的设备是合适的，在考虑了相应专业机构所制定的可接受图像质量标准和有关医疗照射指导水平后，确保患者所受到的照射是达到预期诊断目标所需的最小照射，并注意查阅以往的检查资料以避免不必要的额外检查；

b)执业医师和有关医技人员应认真选择并综合使用下列各种参数，以使受检查所受到的照射是与可接受的图像质量和临床检查目的相一致的最低照射，对于儿童受检者和施行介入放射学更应特别重视对下列参数的选择处理：

1)检查部位，每次检查的摄片次数(或断层扫描切片数)和范围或每次透视的时间；

2)图像接收器的类型；

3)防散射滤线栅的使用；

4)初级X射线束的严格准直；

5)管电压，管电流与时间或它们的乘积；

6)图像存贮方法；

7)适当的图像处理因素等。

c)只有在把受检者转移到固定放射学检查设备是不现实的或医学上不可接受的情况下，并采取了严格的辐射防护措施后，才可使用可携式、移动式放射学检查设备；

d)除临床上有充分理由证明需要进行的检查外，避免对怀孕或可能怀孕的妇女施行会引起其腹部或骨盆受到照射的放射学检查；

e)周密安排对有生育能力的妇女的腹部或骨盆的任何诊断检查，以使可能存在的胚胎或胎儿所受到的剂量最小；

f)尽可能对辐射敏感器官(例如性腺、眼晶体、乳腺和甲状腺)提供恰当的屏蔽。

7.3.2.3　对于核医学，许可证持有者应保证：

a)开具或实施放射性核素显像检查申请单的执业医师和有关医技人员使受检者所受到的照射，是在考虑了有关医疗照射指导水平后为达到预期诊断目的所需要的最低照射，并注意查阅以往的检查资料以避免不必要的额外检查；

b)执业医师和有关医技人员针对不同受检者的特点，恰当地选用可供利用的适当的放射性药物及其用量，使用阻断非检查器官吸收的方法(必要时实施促排)，并注意采用适当的图像获取和处理技术，以使受检者受到的照射是为获得合乎要求的图像质量所需要的最低照射；

c)除有明显临床指征外，避免因进行诊断或治疗让怀孕或可能怀孕的妇女服用放射性核素；

d)哺乳妇女服用了放射性药物后，建议其酌情停止喂乳，直到其体内放射性药物的分泌量不再给婴儿带来不可接受的剂量为止；

e)仅当有明显的临床指征时才可以对儿童施行放射性核素显像，并应根据受检儿童的体重、身体表面积或其他适用的准则减少放射性药物服用量，还应尽可能避免使用长半衰期的放射性核素。

7.3.2.4 对于放射治疗，许可证持有者应保证：

a)在对计划照射的靶体积施以所需要的剂量的同时使正常组织在放射治疗期间所受到的照射控制在可合理达到的尽量低水平，并在可行和适当时采用器官屏蔽措施；

b)除有明显临床指征外，避免对怀孕或可能怀孕的妇女施行腹部或骨盆受照射的放射治疗；

c)周密计划对孕妇施行的放射治疗，以使胚胎或胎儿所受到的照射剂量减至最小；

d)将放射治疗可能产生的危险通知患者。

7.3.3 医疗照射的质量保证

7.3.3.1 许可证持有者应根据本标准所规定的质量保证要求和其他有关医疗照射质量保证的标准制定一个全面的医疗照射质量保证大纲；制定这种大纲时应邀请诸如放射物理、放射药物学等有关领域的合格专家参加。

7.3.3.2 医疗照射质量保证大纲应包括：

a)对辐射发生器、显像设备和辐照装置等的物理参数的测量（包括调试时的测量和调试后的定期测量）；

b)对患者诊断和治疗中所使用的有关物理及临床因素的验证；

c)有关程序和结果的书面记录；

d)剂量测定和监测仪器的校准及工作条件的验证；

e)放射治疗质量保证大纲的定期和独立的质量审核与评审。

7.3.3.3 许可证持有者应重视对照射剂量和放射性药物活度测定的校准，保证：

a)对医疗照射用辐射源校准可追溯到剂量标准实验室；

b)按辐射的线质或能量，以及规定条件下预定距离处的吸收剂量或吸收剂量率，对放射治疗设备进行校准；

c)按某一特定参考日期的活度、参考空气比释动能率或在规定介质中规定距离处的吸收剂量率，对近距离治疗用密封源进行校准；

d)按应服用的放射性药物的活度以及服药时所测定和记录的活度对核医学中使用的非密封源进行校准；

e)在设备调试时，在进行了可能影响剂量测定的任何维修之后，以及在审管部门认可的时间间隔结束时，均进行有关校准。

7.3.3.4 许可证持有者应保证进行下列临床剂量测定并形成文件：

a)在放射学检查中，典型身材成年受检者的入射体表剂量、剂量与面积之积、剂量率及照射时间或器官剂量等的代表值；

b)对于利用外照射束放射治疗设备进行治疗的患者，计划靶体积的最大与最小吸收剂量，以及有关部位(例如靶体积中心或开具处方的执业医师选定的其他部位)的吸收剂量；

c)在使用密封源的近距离治疗中，每位患者的选定部位处的吸收剂量；

d)在使用非密封源的诊断或治疗中，受检者或患者的典型吸收剂量；

e)在各种放射治疗中，有关器官的吸收剂量。

7.4 医疗照射的指导水平与剂量约束

7.4.1 医疗照射的指导水平

7.4.1.1 对于常用的诊断性医疗照射，应通过广泛的质量调查数据推导，并根据本标准的规定(见4.3.5)，由相应的专业机构与审管部门制定医疗照射的指导水平，并根据技术的进步不断对其进行修订、供有关执业医师作为指南使用，以便：

a)当某种检查的剂量或活度超过相应指导水平时，采取行动改善优化程度，使在确保获得必需的诊断信息的同时尽量降低受检者的受照剂量；

b)当剂量或活度显著低于相应的指导水平而照射又不能提供有用的诊断信息和给患者带来预期的医疗利益时，按需要采取纠正行动。

7.4.1.2 考虑到本标准4.3.5中b)和c)的规定，不应将所确定的医疗照射指导水平视为在任何情况下都能保证达到最佳性能的指南；实践中应用这些指导水平时应注意具体条件，如医疗技术水平、受检者的身材和年龄等。

7.4.2 放射诊断的医疗照射指导水平

对于典型成年受检者，各种常用的X射线摄影、X射线CT检查、乳腺X射线摄影和X射线透视的剂量或剂量率指导水平见附录G(提示的附录)的Gl。

7.4.3 核医学诊断的医疗照射指导水平

对于典型成年受检者，各种常用的核医学诊断的活度指导水平见附录G(提示的附录)的G2。

7.4.4 其他有关的剂量约束

7.4.4.1 医学研究中志愿者所受的医疗照射不能给受照个人带来直接利益，审管部门或其授权的机构应对这类人员的防护最优化规定相应的剂量约束。

7.4.4.2 许可证持有者应对明知受照而自愿帮助护理、扶持与慰问或探视正在接受医疗照射的患者的人员的受照剂量进行控制。这类人员个人所受到的剂量应限制在附录B(标准的附录)B1.2.2所规定的数值以下。

7.4.4.3 接受放射性核素治疗的患者应在其体内的放射性物质的活度降至一定水平后才能出院，以控制其家庭与公众成员可能受到的照射。接受了碘－131

治疗的患者，其体内的放射性活度降至低于400MBq之前不得出院。必要时应向患者提供有关他与其他人员接触时的辐射防护措施的书面指导。

7.5 事故性医疗照射的预防和调查

7.5.1 许可证持有者应采取一切合理的措施，包括不断提高所有有关人员的安全文化素养，防止发生潜在的事故性医疗照射。

7.5.2 许可证持有者应对下列各种事件及时进行调查：

a)各种治疗事件，如弄错患者或其组织的、用错药物的.或剂量或分次剂量与处方数值严重不符以及可能导致过度急性次级效应的治疗事件；

b)各种诊断性照射事件，如剂量明显大于预计值的诊断性照射，或剂量反复并显著超过所规定的相应指导水平的诊断性照射；

c)各种可能造成患者的受照剂量与所预计值显著不同的设备故障、事故或其他异常偶然事件。

7.5.3 对于7.5.2所要求的每一项调查，许可证持有者均应：计算或估算受检者与患者所受到的剂量及其在体内的分布；提出防止此类事件再次发生需要采取的纠正措施；实施其责任范围内的所有纠正措施；按规定尽快向审管部门提交书面报告，说明事件的原因和采取纠正措施的情况；将事件及其调查与纠正情况通知受检者与患者及有关人员。

7.5.4 许可证持有者应在审管部门规定的期限内保存并在必要时提供下列记录：

a)在放射诊断方面，进行追溯性剂量评价所必需的资料，包括特殊检查中荧光透视检查的照射次数和持续时间等；

b)在核医学方面，所服用的放射性药物的类型及活度；

c)在放射治疗方面，计划靶体积的说明、靶体积中心的剂量和靶体积所受的最大与最小剂量、其有关器官的剂量、分次剂量和总治疗时间；

d)放射治疗所选定的有关物理与临床参数的校准和定期核对的结果；

e)在医学研究中志愿者所受照射的剂量。

8 公众照射的控制

8.1 责任

8.1.1 注册者和许可证持有者应按本标准的要求对他们所负责的源或实践所引起的公众照射实施控制，除非这种照射是被排除的或引起这种照射的实践或源是被豁免的。对于未被排除的天然源照射或未豁免的天然源，除了氡所致的照射低于审管部门所制定的持续照射行动水平的情况以外，注册者和许可证持有者应按照审管部门的规定实施本标准的有关要求(见3.1.3.2)。

8.1.2 对于其所负责的源,注册者和许可证持有者应负责:

a)制定和实施与公众照射控制有关的防护与安全原则和程序,并建立相应的组织机构;

b)制定、采取和坚持相应的措施,保证:

1)受其所负责的源照射的公众成员的防护是最优化的;

2)受其所负责的源照射的关键人群组的正常照射受到限制,使组内成员个人的总受照剂量(见4.3.2)不超过附录B(标准的附录)所规定的公众成员的剂量限值;

c)制定、采取和保持各种所需要的措施,确保源的安全,使对与公众有关的潜在照射的控制符合本标准的要求;

d)提供适当且足够的用于公众防护的设施、设备和服务,它们的性能和范围应与照射的可能性与大小相适应;

e)对有关工作人员进行防护与安全和环境保护的培训及定期再培训,确保他们始终保持所需要的适任水平;

f)按照审管部门的要求,制定和实施公众照射监测大纲,并提供相应的监测设备,以便对公众照射进行评价;

g)按照本标准的要求,保存有关监督与监测的详细记录;

h)按照本标准第5章和第10章的有关要求,制定与所涉及危险的性质和大小相适应的应急计划或程序,并作好相应的应急准备。

8.1.3 注册者和许可证持有者应负责确保所采取的放射性物质排放控制措施的最优化过程遵循审管部门制定或认可的剂量约束,应考虑下列有关因素:

a)其他源或实践(包括实际上已评价过的未来可能出现的源和实践)的剂量贡献;

b)可能影响公众照射的任何条件的可能变化,如源的特性和运行操作条件的变化、照射途径的变化、居民习惯和分布变化、关键人群组的改变,或环境弥散条件的变化等;

c)同类源或实践的运行操作经验和教训;

d)照射评价中的各种不确定性,特别是当关键人群组与源在空间或时间上相距较远的情况下照射评价的不确定性。

8.2 外照射源的控制

如果审管部门确认某种外照射源可能引起公众照射,则这种源的注册者或许可证持有者应保证:

a)在调试之前，所有利用这种外照射源的新设施的平面布置与设备布置资料和现有设施的全部重要修改均已经审管部门审评和认可，未经审评和获得书面认可之前，不得进行调试或修改；

b)为这种源的运行制定专门的剂量约束，并报审管部门认可；

c)按照本标准的有关要求，提供最优化的屏蔽和其他防护措施。

8.3 非开放场所中放射性污染的控制

注册者和许可证持有者应保证：

a)按照本标准的要求，根据情况对其所负责的源采取最优化的措施，限制污染在公众可达到区域内引起公众照射；

b)针对源的建造和运行，建立专门的包容措施，以防止污染向公众可达的区域内扩散。

8.4 参观访问人员的控制

注册者和许可证持有者应：

a)确保进入控制区的参观访问人员有了解该区域防护与安全措施的工作人员陪同；

b)在参观访问人员进入控制区前，向他们提供足够的信息和指导，以确保他们和可能受他们的行动影响的其他人员的防护；

c)在监督区设置醒目的标志，并采取其他必要的措施，确保对来访者进入监督区实施适当的控制。

8.5 放射性废物管理

8.5.1 注册者和许可证持有者应确保在现实可行的条件下，使其所负责实践和源所产生的放射性废物的活度与体积达到并保持最小。

8.5.2 注册者和许可证持有者应按照本标准和国家其他有关法规与标准的要求，对其所负责实践和源所产生的放射性废物实施良好的管理，进行分类收集、处理、整备、运输、贮存和处置，确保：

a)使放射性废物对工作人员与公众的健康及环境可能造成的危害降低到可以接受的水平；

b)使放射性废物对后代健康的预计影响不大于当前可以接受的水平；

c)不给后代增加不适当的负担。

8.5.3 注册者和许可证持有者进行放射性废物管理时，应充分考虑废物的产生与管理各步骤之间的相互关系，并应根据所产生废物中放射性核素的种类、含量、半衰期、浓度以及废物的体积和其他物理与化学性质的差别，对不同类型的放射性废物进行分类收集和分别处理，以利于废物管理的优化。

8.6　放射性物质向环境排放的控制

8.6.1　注册者和许可证持有者应保证，由其获准的实践和源向环境排放放射性物质时符合下列所有条件，并已获得审管部门的批准：

a)排放不超过审管部门认可的排放限值，包括排放总量限值和浓度限值；

b)有适当的流量和浓度监控设备，排放是受控的；

c)含放射性物质的废液是采用槽式排放的；

d)排放所致的公众照射符合本标准附录B(标准的附录)所规定的剂量限制要求；

e)已按本标准的有关要求使排放的控制最优化。

8.6.2　不得将放射性废液排入普通下水道，除非经审管部门确认是满足下列条件的低放废液，方可直接排入流量大于10倍排放流量的普通下水道，并应对每次排放作好记录；

a)每月排放的总活度不超过10 ALI_{min}(ALI_{min}是相应于职业照射的食入和吸入ALI值中的较小者，其具体数值可按B1.3.4和B1.3.5条的规定获得)；

b)每一次排放的活度不超过1 ALI_{min}，并且每次排放后不少于3倍排放量的水进行冲洗。

8.6.3　注册者和许可证持有者在开始由其负责的源向环境排放任何液态或气载放射性物质之前应根据需要完成以下工作，并将结果书面报告审管部门：

a)确定拟排放物质的特性与活度及可能的排放位置和方法；

b)通过环境调查和适当的运行前试验或数学模拟，确定所排放的放射性核素可能引起公众照射的所有重要照射途径；

c)估计计划的排放可能引起的关键人群组的受照剂量。

8.6.4　注册者和许可证持有者在其所负责源的运行期间应：

a)使所有放射性物质的排放量保持在排放管理限值以下可合理达到的尽量低水平；

b)对放射性核素的排放进行足够详细和准确的监测，以证明遵循了排放管理限值，并可依据监测结果估计关键人群组的受照剂量；

c)记录监测结果和所估算的受照剂量；

d)按规定向审管部门报告监测结果；

e)按审管部门规定的报告制度、及时向审管部门报告超过规定限值的任何排放。

8.6.5　注册者和许可证持有者应根据运行经验的积累和照射途径与关键人群组构成的变化，对其所负责源的排放控制措施进行审查和调整，但任何调整均需在书面征得审管部门的同意后才能实施。

8.7 公众照射的监测

8.7.1 注册者和许可证持有者应按照审管部门的要求，并结合其所负责实践和源的实际情况：

a)制定并实施详细的监测大纲，以保证本标准中有关外照射源所致公众照射的各项要求得以满足，并可对这类照射进行评价；

b)制定并实施详细的监测大纲，以保证本标准中有关放射性物质向环境排放的各项要求和审管部门所制定的各项要求得以满足，使审管部门能够确认在推导排放管理限值时的假设条件继续有效，并能依据监测结果估算关键人群组的受照剂量；

c)按规定保存监测记录；

d)按规定期限向审管部门提交监测结果的摘要报告；

e)及时向审管部门报告环境辐射水平或污染显著增加的情况；若这种增加可能是由其所负责源的辐射或放射性流出物所造成的，则应迅速报告；

f)建立和保持实施应急监测的能力，以备事故或其他异常事件引起环境辐射水平或放射性污染水平意外增加时启用；

g)验证对排放的放射性后果进行预评价时所作假设的正确性。

8.8 含放射性物质消费品的管理

8.8.1 任何人均不得向公众出售能够引起辐射照射的消费品，除非：

a)所引起的照射是被排除的；

b)消费品本身满足附录A(标准的附录)所规定的豁免要求，已被审管部门所豁免；或

c)消费品本身是已由审管部门批准销售的。

8.8.2 非豁免消费品的制造商和供应商应保证其产品符合本标准的要求，特别应保证其产品设计与制造中那些在正常操作和使用过程中或在误操作、误使用、事故或处置情况下可能影响人员受照的特性均已实现最优化；在对这些特性进行最优化时，应执行审管部门制定或认可的剂量约束，并应考虑下列因素：

a)所使用的各种放射性核素及其辐射类型、辐射能量、活度和半衰期；

b)所使用的放射性核素的化学和物理形态及其正常和异常情况下对防护与安全的影响；

c)消费品中放射性物质的包容和屏蔽，以及在正常和异常情况下接触这些放射性物质的可能性；

d)对售后服务的需求及提供服务的方式；

e)同类消费品的有关经验；

8.8.3　消费品的制造商和供应商应保证：

a)在每件消费品的可见表面上以印刷、粘贴或其他方式牢固地固定一个醒目的标签，说明该消费品含有放射性物质，并说明该消费品的销售已获得有关审管部门的批准；

b)在每个供应消费品的包装体上也清楚地标明 a)中所规定的信息。

8.8.4　消费品的制造商和供应商应随每件消费品提供一份说明书，就下列各个方面给出明确而贴切的说明和指导：

a)该消费品的安装、使用和维修；

b)售后服务；

c)所包含的放射性核素及其在规定年月日的活度；

d)正常使用过程和服务、修理期间的辐射剂量率；

e)推荐的处置方法。

9　潜在照射的控制—源的安全

9.1　责任

9.1.1　注册者和许可证持有者应对其所负责源的潜在照射的控制(即源的安全)负责，应实施本标准第 3 章所规定的一般要求和第 4 章与第 5 章所规定的主要要求，并应根据其所负责源的实际情况实施本章所规定的详细要求。

对于获准营运核设施或放射性废物管理设施的许可证持有者，除了本标准的要求之外，还应遵循国家有关核设施、放射性废物管理设施的防护与安全的专门法规与标准所规定的要求。

9.1.2　注册者和许可证持有者应通过与源的供方或设计者、建(制)造者以合同等法律上有效的方式的合作，保证其实践中的源：

a)是经良好设计和建(制)造的；

b)符合有关防护与安全要求及相应质量标准；

c)经过检查，确认符合相应技术规格书的要求。

9.1.3　注册者和许可证持有者应对其所负责源的运行操作的安全负全部责任；注册者和许可证持有者可以把所负责的源的运行操作任务委托给其他方进行，但仍然要负责保证源的所有运行操作符合本标准要求。

9.2　安全评价

9.2.1　注册者和许可证持有者应根据第 4 章所规定的有关要求(见 4.2.2.3 和 4.6.1)，对其所负责的源进行安全评价。对于结构、系统及部件设计一致的同类型源，如果已存在对源的技术性能的安全评价，则经审管部门认可，可只对源在当地的设置、使用及运行操作条件进行一般的安全评价。其他情况下，通常应进行全面详细的专门安全评价。

9.2.2　安全评价应视源的实际情况包括对下列问题的全面严格审查：

a)源的运行操作限值和运行操作条件；

b)潜在照射产生的可能性及其性质和大小；

c)可能导致潜在照射或可能导致与防护和安全有关的构筑物、系统、部件和程序失效(单一失效或组合失效)的各种途径，以及这类失效可能造成的后果；

d)环境变化可能影响防护与安全的途径，以及这类影响的可能后果；

e)与防护和安全有关的运行操作程序可能出现错误的途径，以及这类错误可能造成的后果；

f)听提出的任何设计修改或运行操作修改及其对防护与安全的意义。

9.2.3　在安全评价中，还应视源的实际情况考虑下述问题：

a)可能导致放射性物质突然大量释放的因素和可能释放的最大活度，以及为预防或控制这类释放可以采取的措施；

b)可能导致放射性物质连续小量释放的因素，以及为防止或控制这类释放可以采取的措施；

c)可能引起任何辐射束意外照射的因素，以及为防止、识别和控制此类事件的发生可以采取的措施；

d)为限制潜在照射的可能性和大小所用的安全装置的独立性以及安全装置的冗余性和多样性的适宜程度。

9.2.4　应将安全评价形成文件，如有必要，应由注册者或许可证持有者依据有关质量保证大纲组织对安全评价文件进行独立的审核。

注册者和许可证持有者应按审管部门规定的审管要求，将安全评价文件提交审管部门进行审评。

9.2.5　在下列情况下，必要时重新或补充进行安全评价；

a)拟对源或与源有关的设施、运行操作程序或维修程序作重大修改；

b)运行操作经验或者引起或可能引起潜在照射的事故、故障、失误或事件的资料表明现有的安全评价不当或无效；或

c)源的活度发生或可能发生显著改变，或有关安全导则或技术标准已经变更。

9.3　对设计的要求

9.3.1　一般要求

9.3.1.1　源的设计和建(制)造应保证源：

a)符合本标准规定的防护与安全要求；

b)满足工程、性能和功能方面的技术规格书；

c)满足与部件和系统的防护与安全功能和性能相适应的质量标准；

d)便于将来在满足本标准规定的防护与安全与要求的前提下退役。

9.3.1.2 对于简单的源，应备有关于正确安装、使用和安全注意事项的资料；对于复杂和较复杂的源，还应备有详细的设计资料。所有资料的表述方式与表述语言文字均应易于其使用者正确理解和执行。

9.3.2 源的选址或定位

9.3.2.1 为具有大量放射性物质和可能造成这些放射性物质大量释放的源选择场址时，应考虑可能影响该源的辐射安全的各种场址特征和可能受到该源影响的场址特征，并应考虑实施场外干预(包括实施应急计划和防护行动)的可行性。

9.3.2.2 在确定装置和设施(例如医院和制造厂)内的小型源的位置时，应考虑：

a)可能影响该源的安全和保安的因素；

b)可能影响该源引起职业照射和公众照射的因素，包括诸如通风、屏蔽、距人员活动区的距离等；

c)考虑了上述因素后工程设计上的可行性。

9.3.3 事故的预防和事故后果的缓解

9.3.3.1 源的各种与防护或安全有关的系统、部件和设备的设计与建(制)造应尽可能有效地预防与该源相关的各种可能的事故、偶发事件或异常事件，将工作人员和公众成员遭受照射的大小与可能性限制到可合理达到的尽量低水平。

9.3.3.2 设计应依据纵深防御原则(见4.5.2)，设置与源的潜在照射的大小和可能性相适应的多重防护与安全措施，并使源的防护与安全重要系统、部件和设备具有适当的冗余性、多样性和独立性，将可以预见的各种事故或事件发生的可能性降至足够低，并有效地控制或缓解它们的后果。

9.3.3.3 设计应为识别可能显著影响防护或安全的非正常运行条件提供必要的系统和设备，所提供的系统和设备应具有足够快响应，以便能及时采取纠正行动。

9.3.3.4 不管哪种源，只要需要均应设置适当的自动安全系统，一旦源的运行状态超出规定的运行操作限制条件时，能自动将源安全地关闭或减少源的辐射输出量。

9.3.3.5 设计还应做出适当安排，以：

a)保证能对安全重要系统、部件和设备进行定期检查和检验，并为进行这类检查和检验提供相应的方法和手段；

b)提供适当的方法和手段，确保遵循防护与安全规定进行维修、检查和检验时工作人员不受到过量照射；

c)为对工作人员进行运行操作和维修方面的培训提供所需要的专门设备和手段；

d)为工作人员实施必要的应急响应计划或程序提供适度的手段。

9.3.4 设计的改进

9.3.4.1 对于已用于实践的源，如果由于安全评价的结果或任何其他原因，认为有必要对这种源的防护与安全措施进行改进，则只有在对拟议中的改进的防护与安全含义进一步作了适当的安全评价之后，特别是应在评价或排除了这种改进对防护与安全的可能的负面影响之后，方可实施这种改进；如果拟议中的改进对防护与安全可靠可能具有重要影响，则还必须上报审管部门，获得批准后方可实施(见 4.2.3.2)。

9.4 对运行操作的要求

9.4.1 一般要求

9.4.1.1 注册者和许可证持有者应：

a)建立明确的职责关系，对源整个运行操作寿期内的防护与安全实施管理，必要时还应建立和健全防护与安全管理组织；

b)制定书面运行操作程序，保证按所制定的程序进行源的运行操作，并应按相应的质保大纲定期对运行操作程序进行复查和必要的更新；

c)定期审查防护与安全措施的总体有效性，并定期或按需要对源的与防护和安全有关的系统、部件和设备进行适当的检查、维修、试验和保养，以使源在其整个运行操作寿期内均能满足其防护与安全设计要求。

9.4.1.2 注册者和许可证持有者应根据其所负责实践和源的实际情况，配备足够的合格运行操作人员和必要的管理人员，并定期或不定期地对他们进行培训和考核，使他们具备和保持所要求的适任能力。

9.4.2 源的盘查

9.4.2.1 注册者和许可证持有者必须建立和保持严格的盘查制度，随时掌握源的数量、存放、分布和转移情况，严防源被遗忘、失控、丢失、失踪或被盗。对于长期闲置的源和已经不能应用或不再应用的源，更应坚持进行严格的盘查。

9.4.2.2 注册者和许可证持有者对其所负责的源的盘查至少应记录和保存下列资料：

a)每个源的位置、形态、活度及其他说明；

b)每种放射性物质的数量、活度、形态、分布、包装和存放位置。

9.4.3 异常事件和事故的调查与跟踪

9.4.3.1 注册者和许可证持有者应按本标准的要求和审管部门的有关规定，制定对异常事件和事故进行调查、跟踪和报告的程序。

9.4.3.2 在下列任何一种情况下，注册者和许可证持有者均应按审管部门规定的要求和所制定的程序进行调查和跟踪：

a)防护与安全相关的量超过了规定的调查水平，或防护与安全相关的运行操作参数超出了规定的运行操作条件范围；

b)发生了可能导致某个量超过有关限值或运行操作限制条件的设备故障、失误、差错或其他异常事件；

c)发生了事故；

d)源的破损或泄漏超过了技术规格书的规定；

e)源丢失或被盗。

9.4.3.3 发生事件或事故后应尽快进行调查，并应提出包括下述内容的书面报告：

a)事件或事故的过程与原因；

b)所造成的辐射剂量和污染及其他后果；

c)防止类似事件或事故再次发生的措施和建议。

9.4.3.4 注册者和许可证持有者应按审管部门的规定，将事故或应报告事件的正式调查报告尽快报送审管部门，并送交其他有关各方。

9.4.4 事故处理准则

9.4.4.1 对于涉及其所负责源的可合理预见的运行操作错误或事故，注册者和许可证持有者应事先作好准备，使一旦需要时能采取必要的行动进行响应和纠正。

9.4.4.2 对于可能造成异常照射的源，在有可能采取行动控制或影响事故进程和缓解事故后果的场合，注册者和许可证持有者应：

a)在考虑源的防护与安全装置对事故的预期响应的前提下，事先制定事故处理程序或指南；

b)对运行操作人员和有关应急人员进行培训和定期再培训，使他们掌握事故发生时需要执行的程序；

c)使控制事故进程及后果可能需要的设备、仪表和诊断辅助手段处于随时可用的状态。

9.4.5 运行操作经验的反馈

9.4.5.1　注册者和许可证持有者应在其所负责源的正常、非正常运行操作和退役过程中，特别应从所发生的事件和事故中，积累和总结对防护与安全具有重要意义的经验和资料，用以改进自己所负责源的防护与安全，并按审管部门的规定向审管部门提交和向其他有关各方(如源的供方、设计者和同类源的注册者与许可证持有者等)提供这些资料；这些资料应包括与所给定活动相关的剂量数据、维修数据、事件描述和纠正措施等。

9.4.5.2　注册者和许可证持有者应与源的供方或设计者协商，共同建立和保持一种机制，使后者能将其所获得的有关源的防护与安全的资料及时反馈给注册者和许可证持有者。

9.5　质量保证

9.5.1　注册者和许可证持有者应负责制定和实施符合本标准 4.4.2 所规定的主要要求的质量保证大纲或程序。所制定和实施的质量保证大纲或程序的性质和范围应与注册者或许可证持有者所负责源的潜在照射的大小和可能性相适应。

9.5.2　质量保证大纲应规定；

a)各项有计划的和系统的活动，以确保所规定的各项与防护和安全有关的设计及运行操作要求(包括经验反馈要求)得到满足；

b)管理机制，使与源的设计和运行操作有关的各种任务分析、方法开发、标准制定和技能鉴别等能正确、有效地进行和完成；

c)确认程序，用以对设计、材料的供应和使用，制造工艺、检查与检验方法以及运行操作程序和其他程序等进行确认。

10　应急照射情况的干预

10.1　责任

注册者或许可证持有者以及有关干预组织和审管部门，应按国家有关法规和本标准的要求承担对应急照射情况下干预的准备、实施和管理方面的责任。

10.2　应急计划

10.2.1　应根据源的类型、规模和场址特征制定应急计划，将场内、场外应承担的应急干预的准备、实施和管理责任规定清楚并做出相应的安排。场内应急计划和场外应急计划相互衔接和协调。

10.2.2　注册者或许可证持有者和相应的于预组织及审管部门应保证：

a)对可能需要进行应急干顶的任何实践或源均已制定应急计划，并履行了相应的批准程序；

b)干预组织参与相关应急计划的制定；

c)确定应急计划的性质、内容和范围时，不但考虑了对该源进行事故分析的结果，而且考虑了由同类源运行操作和发生过的事故所吸取的经验与教训；

d)对应急计划定期进行复审和修订；

e)对参与实施应急计划人员的培训做出规定，并对以适当的间隔进行应急响应演习做出安排；

f)向预计可能会受到事故影响的公众成员提供早期信息。

10.2.3 应急计划应根据情况包括下列内容：

a)在报告有关负责部门和启动干预行动方面的责任的划分与安排；

b)对可能导致应急干预情况的源的各种运行操作条件和其他条件的鉴别；

c)根据附录E(标准的附录)E2中给出的准则并考虑可能发生的事故或紧急事件的严重程度所确定的有关防护行动的干预水平及它们的适用范围；

d)与有关干预组织进行联系的程序(包括通信安排)和由消防、医疗、公安和其他有关组织获得支援的程序；

e)用于评价事故及其场内、外后果的方法与仪器的描述；

f)事故情况下发布公众信息的安排；

g)终止每种防护行动的准则。

10.2.4 注册者和许可证持有者应保证为迅速获得并向有关应急组织传递足够的资料做出适当安排，以便：

a)对放射性物质向环境的任何事故性排放的范围和严重程度进行早期预测或评价；

b)随着事故的发展对事故进行快速和连续的跟踪评价；

c)确定对防护行动的需求。

10.3 干预的决策与干预水平

10.3.1 一般要求

10.3.1.1 应依据干预水平和行动水平来实施应急照射情况下的干预。干预水平用干预中采取某一特定防护行动时预计可以防止的剂量来表示；行动水平则用放射性核素在食品、水和农作物等中的放射性活度浓度来表示，有时也可用预期剂量率或预期剂量来表示。

10.3.1.2 相应于有关防护行动的干预水平和行动水平应是最优化的，但不允许超过附录E(标准的附录)El所给出的任何情况下均要求进行干预的急性照射剂量行动水平。应急计划中所确定的干预水平值只应作为实施防护行动的初始准则；应在对事故进行响应的过程中，在考虑当时的主导情况及其可能的演变的基础上对有关于预水平值进行相应的修改。

10.3.2 干预的正当性

如果任何个人所受的预期剂量(而不是可防止的剂量)或剂量率接近或预计会接近可能导致严重损伤的阀值(如附录E(标准的附录)El所列),则采取防护行动几乎总是正当的(见5.3.1)。在这种情况下,对任何不采取紧急防护行动的决策,必须对其正当性进行判断。

10.3.3 防护行动的最优化:紧急防护行动的干预水平和行动水平

10.3.3.1 采取紧急防护行动的决策应以事故时的主导情况为基础。实际可行时,则应根据放射性物质向环境释放的预计情景来做出,但不能为了要验证释放而推迟到根据释放开始后的测量结果来做出。除了这些紧急防护行动之外,还有其他一些在特定情况下可能实行的防护行动,如人员去污或简易的呼吸道防护等,但本标准未对这类防护行动规定专门的干预水平。

10.3.3.2 应在应急计划中根据附录E(标准的附录)E2.1所给出的准则明确规定相应于紧急防护行动(包括隐蔽、撤离和碘预防)的干预水平;不管什么群体,当其可防止的剂量预计会超过所规定的干预水平时,则应考虑实施相应的防护行动。

10.3.3.3 需要时,应在应急计划中规定用于停止和替代特定食品与饮水供应的行动水平。

10.3.3.4 如果不存在食品短缺和其他强制性的社会或经济因素,则停止和替代特定食品与饮水供应的行动水平应根据附录E(标准的附录)E2.2所给出的准则确定。应将所确定的行动水平应用于可直接食用的食品和经稀释或恢复水分后再食用的干燥的或浓缩的食品。

10.3.3.5 某些情况下,如果食品短缺或有其他重要的社会或经济因素考虑,可以采用数值稍高一些的优化的食品与饮水行动水平。但是,当所使用的行动水平高于附录E(标准的附录)所给出的行动水平时,则采取行动的决策必须经过干顶的正当性判断和行动水平的最优化分析。

10.3.3.6 对于消费数量很少(如少于每人每年10kg)的食品,如香料,由于它们在人们的全部膳食中所占的份额很小,使个人照射的增加也很小,因此,可以采用比主要食品高10倍的行动水平。

10.3.4 防护行动的最优化:较长期防护行动的干预水平和行动水平

10.3.4.1 应根据事故后土壤或水体的污染情况考虑农业、水文和其他技术或工业方面的防护行动。

10.3.4.2 受放射性核素污染食品的国际贸易应遵循附录E(标准的附录)E2.2中所规定的准则。

10.3.4.3　应在应急计划中根据附录E(标准的附录)E2.3所给出的准则规定适用于受照人员临时避迁和返回的干预水平。

10.3.4.4　干预组织应使临时避迁人员了解他们回家园的大体时间和他们的财产和保护状况。

10.3.4.5　下列情况下,应根据附录E(标准的附录)E2.3所规定的准则考虑受照人员的永久再定居:

a)预计临时避迁的时间会超过所约定的期限;或

b)根据可防止的剂量,判定永久再定居是正当的。

10.3.4.6　在开始实施永久再定居计划之前,应与可能受影响的人们进行充分的协商。

10.4　事故后的评价和监测

10.4.1　应采取一切合理的步骤,对事故使公众成员受到的照射进行评价,并应通过适当的方式将评价结果向公众公布。

10.4.2　评价应以已获得的最有价值的资料为基础,并应根据实质上能产生更准确结果的任何新资料及时加以修改。

10.4.3　应将各项评价和它们的修改以及对工作人员、公众和环境监测的结果进行全面记录,并予以妥善保存。

10.4.4　如果评价表明,继续实施防护行动已不再是正当的,则应停止所实施的防护行动。

10.5　从事干预的工作人员的防护

10.5.1　除下列情况而采取行动以外,从事干预的工作人员所受到的照射不得超过附录B(标准的附录)中所规定的职业照射的最大单一年份剂量限值:

a)为抢救生命或避免严重损伤;

b)为避免大的集体剂量;

c)为防止演变成灾难性情况。

在这些情况下从事干预时,除了抢救生命的行动外,必须尽一切合理的努力,将工作人员所受到的剂量保持在最大单一年份剂量值的两倍以下;对于抢救生命的行动,应做出各种努力,将工作人员的受照剂量保持在最大单一年份剂量限值的10倍以下,以防止确定性健康效应的发生。此外,当采取行动的工作人员的受照剂量可能达到或超过最大单一年份剂量限值的10倍时,只有在行动给他人带来的利益明显大于工作人员本人所随的危险时,才应采取该行动。

10.5.2　采取行动使工作人员所受的剂量可能超过最大单一年份剂量限值时,采取这些行动的工作人员应是自愿的;应事先将采取行动所要面临的健康危险清楚而全面地通知工作人员，并应在实际可行的范围内，就需要采取的行动对他们进行培训。

10.5.3　应在应急计划中明确规定负责确保 10.5.1 和 10.5.2 所规定的要求得以满足的法人。

10.5.4　一旦应急干预阶段结束，从事恢复工作（如工厂与建筑物修理，废物处置，或厂区及周围地区去污等）的工作人员所受的照射则应满足本标准第 6 章所规定的有关职业照射的全部具体要求。

10.5.5　应采取一切合理的步骤为应急干预提供适当的防护，并对参与应急干预的工作人员的受照剂量进行评价和记录。干预结束时，应向有关工作人员通告他们所接受的剂量和可能带来的健康危险。

10.5.6　不得因工作人员在应急照射情况下接受了剂量而拒绝他们今后再从事伴有职业照射的工作。但是，如果经历过应急照射的工作人员所受到的剂量超过了最大单一年份剂量限值的 10 倍，或者工作人员自己提出要求，则在他们进一步接受任何照射之前，应认真听取合格医生的医学劝告。

11　持续照射情况的干预

11.1　责任

注册者或许可证持有者以及有关干预组织和审管部门，应按国家有关法规和本标准的要求承担其对持续照射情况下干预的准备、实施和管理方面的责任。

11.2　补救行动计划

11.2.1　干预组织应根据情况制定通用的或场址专用的持续照射情况补救行动计划。该计划应在考虑下列因素后规定正当的和最优化的补救行动及相应的行动水平：

a)个人照射和集体照射；

b)辐射危险和非辐射危险；

c)补救行动的经济和社会代价、利益及所需经费的支付责任。

11.3　补救行动的正当性判断

11.3.1　在持续照射情况下，如果剂量水平接近或预计会接近附录 E（标准的附录）表 E1.2 所列出的值，则不管在何种情况下采取补救行动几乎总是正当的（见 5.3.1）。在这种情况下，对任何不采取补救行动的决策，则应进行正当性判断。

11.3.2　对下列两类情况采取补救行动不具有正当性：

a)污染和剂量水平很低，不值得花费代价去采取补救行动；

b)污染非常严重和广泛，采取补救行动花费的代价太大。

11.3.3　与特定实践有关的补救行动的正当性判断应考虑该实践的注册或许可情况：

a)对于已注册或许可并处于辐射防护体系控制下的实践，在考虑与该实践有关的持续照射的补救行动时，其正当性判断应是该实践正当性判断的组成部分，不应单独考虑补救行动本身的净利益；

b)对于未履行注册或许可程序的以往的实践，可以只根据与补救行动直接有关的各种因素(如厂址开放的价值、去污可避免的健康危害、投资以及公众的接受程度等)来判断补救行动的正当性。

11.3.4　对于一种已确定为正当的补救行动，即通过检验确认其能带来净利益而认为有理由实施的补救行动，应在实施过程中对其详细特征不断加以调整，以使获得的净利益达到最大。

11.4　持续照射情况的行动水平或剂量约束

11.4.1　应以适当的量规定通过补救行动实施干预的行动水平，如考虑采取补救行动时的年剂量率或所存在的放射性核素的适当平均的活度浓度。

11.4.2　氡持续照射情况的行动水平

11.4.2.1　对于住宅和工作场所内的氡持续照射情况，最优化的行动水平处于附录 H(提示的附录)中所规定的水平范围之内。

11.4.2.2　审管部门或干预组织应在考虑有关社会或法律情况后，对住宅内氡持续照射情况的补救行动是强制实施还是推荐实施做出决策。

11.4.3　放射性残存物持续照射的剂量约束

11.4.3.1　对于获准的实践或源退役所造成的持续照射，其剂量约束应不高于该实践或源运行期间的剂量约束。使用这类剂量约束的典型情况有：

a)核设施退役后厂址的开放；

b)以往实践所污染的场区或土地的重新开发或利用，并且这种重新开发或利用可能导致公众照射的增加。

11.4.3.2　剂量约束值通常在公众照射剂量限值10%～30%(即0.1 mSv/a～0.3 mSv/a)的范围之内。但剂量约束的使用不应取代最优化要求，剂量约束值只能作为最优化值的上限(见4.3.4)。

11.4.3.3　如果不存在其他照射的可能性，并且降低照射的经济代价太大，则在这种情况下经审管部门认可，可将剂量约束值放宽到1 mSv/a。

11.4.3.4　如果剂量约束已超过1 mSv/a，并且为进一步减小持续照射而采取技术性措施的经济代价太大，则在这类情况下应采用行政手段对持续照射进行有组织的控制。应对有组织控制的严格程度进行决择，使之适应当时的情况。

附录A 豁 免

A1 豁免准则

A1.1 如果审管部门确认某项实践是正当的，并确认该实践中的源满足本附录所规定的豁免准则或豁免水平，或满足审管部门根据这些豁免准则所规定的其他豁免水平，则该实践和该实践中的源可以被本标准的要求所豁免。

A1.2 豁免的一般准则是：

a)被豁免实践或源对个人造成的辐射危险足够低，以至于再对它们加以管理是不必要的；

b)被豁免实践或源所引起的群体辐射危险足够低，在通常情况下再对它们进行管理控制是不值得的；

c)被豁免实践和源具有固有安全性，能确保上述准则 a)和 b)始终得到满足。

A1.3 如果经审管部门确认在任何实际可能的情况下下列准则均能满足，则可不作更进一步的考虑而将实践或实践中的源予以豁免：

a)被豁免实践或源使任何公众成员一年内听受的有效剂量预计为 10 μSv 量级或更小；和

b)实施该实践一年内所引起的集体有效剂量不大于约 1 人 · Sv，或防护的最优化评价表明豁免是最优选择。

A2 可豁免的源与豁免水平

A2.1 根据 A1.1～A1.3 规定的准则，下列各种实践中源经审管部门认可后可被本标准的要求豁免：

a)符合下列条件并具有审管部门认可的型式的辐射发生器和符合下列条件的电子管件(如显像用阴极射线管)：

1)正常运行操作条件下，在距设备的任何可达表面 0.1 m 处所引起的周围剂量当量率或定向剂量当量率不超过 1 μSv/h；或

2)所产生辐射的最大能量不大于 5 keV。

b)符合以下要求的放射性物质，即任何时间段内在进行实践的场所存在的给定核素的总活度或在实践中使用的给定核素的活度浓度不超过表 A1 所给出的或审管部门所规定的豁免水平；

A2.2 表 Al 给出的放射性核素的豁免活度浓度和豁免活度，是根据某些可能

还不足以可无限制使用的照射情景和模式、参数推导得出的，仅可作为申报豁免的基础。考虑豁免时，审管部门应根据实际情况逐例审查，某些情况下，也可以要求采用更为严格的豁免水平。应用表A1所给出的豁免水平时，还应注意以下各点：

a)这些豁免水平原则上只适用于在组织良好、人员训练有素的工作场所对小量放射性物质和源的工业应用及实验室或医学应用，例如，利用小的密封点源校准仪器，将小量非密封放射性溶液装进容器，工业示踪，一瓶低活度气体的医用等；

b)对于未被排除的天然放射性核素豁免的应用，仅限于引入到消费品中的天然放射性核素、或是将它们作为一种放射源使用(如^{226}Ra，^{210}Po)、或是利用它们的元素特性(如钍、铀)等情况；

c)如果存在一种以上的放射性核素，仅当各种放射性核素的活度或活度浓度与其相应的豁免活度或豁免活度浓度之比的和小于1时，才可能考虑给予豁免；

d)除非有关的照射已被排除，否则，对于较大批量放射性物质的豁免，即使其活度浓度低于表A1给出的豁免水平，也需要由审管部门作更进一步的考虑；

e)严禁为申报豁免而采用人工稀释等方法来降低放射性活度浓度。

A2.3 遵循审管部门规定的条件(例如与放射性物质的物理或化学形态有关的条件和与放射性物质的使用或处置有关的条件等)时，可以给予有条件的豁免。对于符合下列条件的内装按照A2.1中b)项未予豁免的放射性物质的设备，可以给予这种有条件的豁免：

a)具有审管部门认可的型式；

b)其放射性物质呈密封源形式，能有效地防止与放射性物质的任何接触或能有效地防止放射性物质的泄漏；

c)正常运行操作条件下，在距设备的任何可达表面0.1 m处所引起的周围剂量当量率或定向剂量当量率不超过1 μSv/h；

d)审管部门已明确规定了处置必须满足的条件。

表A1 作为申报豁免基础的豁免水平：放射性核素的豁免活度浓度与豁免活度(部分核素)

核素	活度浓度 $Bq \cdot g^{-1}$	活度 Bq
H－3	1E＋06	1E＋09
U－230	1E＋01	1E＋05
U－231	1E＋02	1E＋07

续表

核　素	活度浓度 Bq·g^{-1}	活度 Bq
U－232	1E＋00	1E＋03
U－233	1E＋01	1E＋04
U－234	1E＋01	1E＋04
U－235	1E＋01	1E＋04
U－236	1E＋00	1E＋04
U－237	1E＋02	1E＋06
U－238	1E＋01	1E＋04
U天然	1E＋00	1E＋03
U－239	1E＋02	1E＋06
U－240	1E＋03	1E＋07
Pu－234	1E＋02	1E＋07
Pu－235	1E＋02	1E＋07
Pu－236	1E＋01	1E＋04
Pu－237	1E＋03	1E＋07
Pu－238	1E＋00	1E＋04
Pu－239	1E＋00	1E＋04
Pu－240	1E＋00	1E＋03
Pu－241	1E＋02	1E＋05
Pu－242	1E＋00	1E＋04
Pu－243	1E＋03	1E＋07
Pu－244	1E＋00	1E＋04

附录B 剂量限值和表面污染控制水平

B1 剂量限值

本附录所规定的剂量限值适用于实践所引起的照射，不适用于医疗照射，也不适用于无任何主要责任方负责的天然源的照射。

本附录所规定的剂量限值与潜在照射的控制无关，也与决定是否和如何实施干预无关，但实施干预的工作人员应遵循第11章中的有关要求。

B1.1 职业照射

B1.1.1 剂量限值

B1.1.1.1 应对任何工作人员的职业照射水平进行控制，使之不超过下述限值：

a)由审管部门决定的连续5年的年平均有效剂量(但不可作任何追溯平均)，20 mSv；

b)任何一年中的有效剂量，50 mSv；

c)眼晶体的年当量剂量，150 mSv；

d)四肢(手和足)或皮肤的年当量剂量，500 mSv。

B1.1.1.2 对于年龄为16岁～18岁接受涉及辐射照射就业培训的徒工和年龄为16岁～18岁在学习过程中需要使用放射源的学生，应控制其职业照射使之不超过下述限值；

a)年有效剂量，6 mSv；

b)眼晶体的年当量剂量，50 mSv；

c)四肢(手和足)或皮肤的年当量剂量，150 mSv。

B1.1.2 特殊情况

在特殊情况下，可依据第6章6.2.2所规定的要求对剂量限值进行如下临时变更：

a)依照审管部门的规定，可将B1.1.1.1中a)项指出的剂量平均期破例延长到10个连续年；并且，在此期间内，任何工作人员所接受的年平均有效剂量不应超过20 mSv，任何单一年份不应超过50 mSv；此外，当任何一个工作人员自此延长平均期开始以来所接受的剂量累计达到100 mSv时，应对这种情况进行审查；

b)剂量限制的临时变更应遵循审管部门的规定，但任何一年内不得超过50 mSv，临时变更的期限不得超过5年。

B1.2　公众照射

B1.2.1　剂量限值

实践使公众中有关关键人群组的成员所受到的平均剂量估计值不应超过下述限值：

a)年有效剂量，1 mSv；

b)特殊情况下，如果5个连续年的年平均剂量不超过1 mSv，则某一单一年份的有效剂量可提高到5 mSv；

c)眼晶体的年当量剂量，15 mSv；

d)皮肤的年当量剂量，50 mSv。

B1.2.2　慰问者及探视人员的剂量限制

B1.2.1　所规定的剂量限值不适用于患者的慰问者（例如，并非是他们的职责、明知会受到照射却自愿帮助护理、支持和探视、慰问正在接受医学诊断或治疗的患者的人员）。但是，应对患者的慰问者所受的照射加以约束，使他们在患者诊断或治疗期间所受的剂量不超过5 mSv。应将探视食入放射性物质的患者的儿童所受的剂量限制于1 mSv以下。

B1.3　遵守剂量限值情况的确认

B1.3.1　本附录所规定的剂量限值适用于在规定时间内外照射引起的剂量和在同一期间内摄入所致的待积剂量的和；计算待积剂量的期限，对成年人的摄入一般应为50年，对儿童的摄入则应算至70岁。

B1.3.2　为确认是否遵守剂量限值，应利用规定期间内贯穿辐射所致外照射个人剂量当量与同一期间内摄入的放射性物质所致的待积当量剂量或待积有效剂量的和。

B1.3.3　应采用下列方法之一来确定是否符合有效剂量的剂量限值要求：

a)将总有效剂量与相应的剂量限值进行比较；这里，总有效剂量 E_T 按下式计划：

$$E_{\mathrm{T}} = H_{\mathrm{P}}(d) + \sum_{\mathrm{j}} e(\mathrm{g})_{\mathrm{j,ing}} I_{\mathrm{j,ing}} + \sum_{\mathrm{j}} e(\mathrm{g})_{\mathrm{j,inh}} I_{\mathrm{j,inh}}$$

式中，$H_p(d)$ 为该年内贯穿辐射照射所致的个人剂量当量；$e(g)_{j,ing}$ 和 $e(g)_{j,inh}$ 为同一期间内g年龄组食入和吸入单位摄入量放射性核素j后的待积有效剂量；$I_{j,ing}$ 和 $I_{j,inh}$ 为同一期间内食入和吸入放射性核素j的摄入量。

b)检验是否满足下列条件：

$$\frac{H_{\mathrm{P}}}{DL} + \sum_{\mathrm{j}} \frac{I_{\mathrm{j,ing}}}{I_{\mathrm{j,ing,L}}} + \sum_{\mathrm{j}} \frac{I_{\mathrm{j,inh}}}{I_{\mathrm{j,inh,L}}} \leqslant 1$$

式中，DL 为相应的有效剂量的年剂量限值；$I_{j,ing,L}$ 和 $I_{j,inh,L}$ 为食入和吸入放射性核素 j 的年摄入量限值(ALI)(即通过有关途径摄入的放射性核素 j 的量所导致的待积有效剂量等于有效剂量的剂量限值)。

c) 通过任何其他认可的方法。

B1.3.4　除氡子体及其子体外，表 B3 和 B6 分别对职业照射和公众照射给出了食入和吸入单位摄入量所致的待积有效剂量 $e(g)_{j,ing}$ 和 $e(g)_{j,inh}$。利用下列关系式，可以由相应的单位摄入量的待积有效剂量的值得到放射性核素 j 的年摄入量限值：

$$I_{j,L}=\frac{DL}{e_j}$$

式中，DL 为相应的有效剂量的年剂量限值；e_j 为表 B3 和 B6 给出的放射性核素 j 的单位摄入量所致的待积有效剂量的相应值。

B1.3.5　对于职业照射，表 B3 给出了食入和吸入放射性核素的剂量转换系数，即食入和吸入单位摄入量的待积有效剂量；前者是相应于元素的各种化学形态的不同肠道转移因子 f_1(即转移到肠道体液中的摄入份额)给出的；后者是相应于新呼吸道模型中给出的缺省肺吸收类别(F、M 和 S)并引入摄入核素自肺廓清到消化道的合适份额 f_1 给出的。表 B4 给出了 f_1 值；表 B5 给出了元素的各种化学形态的肺吸收类别。对于职业照射，在一定的假设下，可将 $I_{j,L}$ 用作 ALI。

B1.3.6　对于公众照射，表 B6(略)给出了在不同肠道转移因子 f_1 的情况下公众成员食入放射性核素后的剂量转换系数。计算中所使用的 f_1 值也示于该表。表 B7(略)相应于各种肺吸收类别(F、M 和 S)给出了公众成员吸入放射性核素的剂量转换系数。表 B8(略)列出了下述计算所依据的肺吸收类别和载有生物动力学模型和吸收类别详细资料的 ICRP 出版物的编号；对于其肺吸收情况已知的 31 种元素，给出了与 3 种吸收类别相应的剂量转换系数，同时，还推荐了仅当放射性核素的化学形态未知时才可使用的缺省值。对其余 60 种附加元素，相应于 F、M 和 S 三种肺吸收类别，给出了其放射性核素的剂量转换系数；计算其放射性核素的剂量时，考虑了体重、几何尺寸和排泄率与年龄相关的改变，但对用于计算全身活度的生物动力学模型未作这种改变。

B1.3.7　表 B9(略)给出了婴儿、儿童和成人的气体和水蒸气剂量转换系数。成人的数值既适用于工作人员也适于公众成员。表 B10(略)给出了成人暴露于惰性气体时的有效剂量率。这些值对工作人员和公从成员中的成年人都适用。

B1.3.8　对于氡子体的照射，如果利用的转换系数为 1.4 mSv/(mJhm^{-3})，则 B1.1.1 中的剂量限值可解释为：20 mSv 相当于 14 $mJhm^{-3}$(4 个工作水平月)；50 mSv 相当于 35 $mJhm^{-3}$(10 个工作水平月)。对于氡子体和子体的照射，如果利用表 B1 和表 B2(略)中所规定的相应限值，则 B1.3.3 公式中的 $I_{j,ing,L}$ 和 $I_{j,inh,L}$ 可用 α 潜能摄入量来表示；或者，采用表 B1 和表 B2(略)中规定的相应限值时，$I_{j,ing,L}$ 和 $I_{j,inh,L}$ 可用 α 潜能照射量(常用 WLM 表示)来替代。

B1.3.9 任何一种放射性核素通过某一给定途径被摄入后，所引起的器官或组织的待积当量剂量可通过下述方法来确定：

a)将通过这一途径所摄入的该放射性核素的估计摄入量乘以相应于该组织或器官的单位摄入量的待积当量剂量值；或

b)采用其他认可的方法。

B2 表面污染控制水平

B2.1 工作场所的表面污染控制水平如表 B11 所列。应用这些控制水平时应注意：

a)表 B11 中所列数值系指表面上固定污染和松散污染的总数。

b)手、皮肤、内衣、工作袜污染时，应及时清洗，尽可能清洗到本底水平。其他表面污染水平超过表 B11 中所列数值时，应采取去污措施。

c)设备、墙壁、地面经采取适当的去污措施后，仍超过表 B11 中所列数值时，可视为固定污染，经审管部门或审管部门授权的部门检查同意，可适当放宽控制水平，但不得超过表 B11 中所列数值的 5 倍。

d)β 粒子最大能量小于 0.3 MeV 的 β 放射性物质的表面污染控制水平，可为表 B11 中所列数值的 5 倍。

e)^{227}Ac、^{210}Pb、^{228}Ra 等 β 放射性物质，按 α 放射性物质的表面污染控制水平执行。

f)氚和氚化水的表面污染控制水平，可为表 B11 中所列数值的 10 倍。

g)表面污染水平可按一定面积上的平均值计算：皮肤和工作服取 100 cm^2，地面取 1 000 cm^2。

B2.2 工作场所中的某些设备与用品，经去污使其污染水平降低到表 B11 中所列设备类的控制水平的五十分之一以下时，经审管部门或审管部门授权的部门确认同意后，可当作普通物品使用。

表 B1　氡子体和子体的摄入量及照射量限值

量	单位	氡子体值	子体值
5 年以上的年平均值			
α 潜能摄入量	J	0.017	0.051
α 潜能照射量	J·h·m^{-3}	0.014	0.042
	WLM	4.0	12
单一年份的最大值			
α 潜能摄入量	J	0.042	0.127
α 潜能照射量	J·h·m^{-3}	0.035	0.105
	WLM	10.0	30

表 B3　工作人员吸入和食入单位摄入量所致的待积有效剂量 $e(g)$(部分核素)

核素	物理半衰期	吸入				食入	
		类别	f_1	$e(g)_{1\mu m}$	$e(g)_{5\mu m}$	f_1	$e(g)$
氢							
氚化水	12.3a					1.000	1.8E−11
OBT	12.3a					1.000	4.2E−11
U−231	4.20	F	0.020	8.3E−11	1.4E−10	0.020	2.8E−10
		M	0.020	3.4E−10	3.7E−10	0.020	2.8E−10
		S	0.002	3.7E−06	4.0E−10	0.002	
U−232	72.0a	F	0.020	4.0E−06	4.7 E−06	0.020	3.3E−07
		M	0.020	7.2E−06	4.8 E−06	0.020	3.7E−08
		S	0.002	3.5E−05	2.6 E−05	0.002	
U−233	1.58E+05a	F	0.020	5.7E−07	6.6 E−07	0.020	5.0 E−08
		M	0.020	3.2E−06	2.2 E−06	0.020	8.5 E−09
		S	0.002	8.7E−06	6.9 E−06	0.002	
U−234	2.44W+05a	F	0.020	5.5E−07	6.4 E−07	0.020	4.9 E−08
		M	0.020	3.1E−06	2.1 E−06	0.002	8.3 E−09
		S	0.002	8.5E−06	6.8 E−06		
U−235	7.04E+08a	F	0.020	5.1E−07	6.0 E−07	0.020	4.6 E−08
		M	0.020	2.8E−06	1.8 E−06	0.002	8.3 E−09
		S	0.002	7.7E−06	6.1 E−06		

续表

核素	物理半衰期	吸入				食入	
		类别	f_1	$e(g)_{1\mu m}$	$e(g)_{5\mu m}$	f_1	$e(g)$
U－235	7.04E＋08a	F	0.020	5.1E－07	6.0 E－07	0.020	4.6 E－08
		M	0.020	2.8E－06	1.8 E－06	0.002	8.3 E－09
		S	0.002	7.7E－06	6.1 E－06		
U－236	2.34E＋07a	F	0.020	5.2 E－07	6.1 E－07	0.020	4.6 E－08
		M	0.020	2.9 E－06	1.9 E－06	0.002	7.9 E－09
		S	0.002	7.9 E－06	6.3 E－06		
U－237	6.75d	F	0.020	1.9 E－10	3.3 E－10	0.020	7.6 E－10
		M	0.020	1.6 E－19	1.5 E－09	0.002	7.7E－10
		S	0.002	1.8 E－19	1.7 E－09		
U－238	4.47E＋09a	F	0.020	4.9 E－07	5.8 E－07	0.020	4.4 E－08
		M	0.020	2.6 E－06	1.6 E－06	0.002	7.6E－09
		S	0.002	7.3 E－06	5.7 E－06		
U－239	0.392d	F	0.020	1.1 E－11	1.8 E－11	0.020	2.7E－11
		M	0.020	2.3 E－11	3.3 E－11	0.002	2.8E－11
		S	0.002	2.4 E－11	3.5 E－11		
U－240	14.1h	F	0.020	2.1 E－10	3.7 E－10	0.020	E－09
		M	0.020	5.3 E－10	7.9 E－10	0.002	1.1 E－09
		S	0.002	5.7 E－10	8.4 E－10		
Pu－234	8.80h	M	5.0E－04	1.9E－08	1.6 E－08	5.0E－04	1.6E－10
		S	1.0E－05	2.2E－08	1.8 E－08	1.0E－05	1.5E－10
						1.0E－04	1.6E－10
Pu－235	0.422d	M	5.0E－04	1.5E－12	2.5 E－12	5.0E－04	2.1 E－12
		S	1.0E－05	1.6E－12	2.6 E－12	1.0E－05	2.1 E－12
						1.0E－04	2.1 E－12
Pu－236	2.85a	M	5.0E－04	1.8E－05	2.9E－05	5.0E－04	8.6E－08
		S	1.0E－05	9.6E－06	3.0 E－05	1.0E－05	6.3 E－09
						1.0E－04	2.1 E－08
Pu－237	45.3d	M	5.0E－04	3.3E－10	2.9 E－10	5.0E－04	E－10
		S	1.0E－05	3.6E－10	3.0 E－10	1.0E－05	1.0 E－10
						1.0E－04	1.0 E－10

续表

核素	物理半衰期	吸入				食入	
		类别	f_1	$e(g)_{1\mu m}$	$e(g)_{5\mu m}$	f_1	$e(g)$
Pu−238	87.7a	M	5.0E−04	4.3E−05	3.0E−05	5.0E−04	2.3E−07
		S	1.0E−05	1.5E−05	1.1E−05	1.0E−05	8.8E−09
						1.0E−04	4.9E−08
Pu−239	2.41E+04a	M	5.0E−04	4.7E−05	3.2E−05	5.0E−04	2.5E−07
		S	1.0E−05	1.5E−05	8.3E−05	1.0E−05	9.0E−09
						1.0E−04	5.3E−08
Pu−240	6.54E+03a	M	5.0E−04	4.7E−05	3.2E−05	5.0E−04	2.5E−07
		S	1.0E−05	1.0E−05	8.3E−06	1.0E−05	9.0E−09
						1.0E−04	5.3E−09
Pu−241	14.4a	M	5.0E−04	8.5E−07	5.8E−07	5.0E−04	4.7E−09
		S	1.0E−05	1.6E−07	8.4E−08	1.0E−05	1.1E−10
						1.0E−04	9.6E−10
Pu−242	3.76E+05a	M	5.0E−04	4.4E−05	3.1E−05	5.0E−04	2.4E−07
		S	1.0E−05	1.4E−05	7.7E−06	1.0E−05	8.6E−09
						1.0E−04	5.0E−08
Pu−243	4.95h	M	5.0E−04	8.2E−11	1.1E−10	5.0E−04	8.5E−11
		S	1.0E−05	8.5E−11	1.1E−10	1.0E−05	8.5E−11
						1.0E−04	8.5E−11
Pu−244	8.26E+07a	M	5.0E−04	4.4E−05	3.0E−05	5.0E−04	2.4E−07
		S	1.0E−05	1.3E−05	7.4E−06	1.0E−05	1.1E−08
						1.0E−04	5.2E−08
Pu−245	10.5h	M	5.0E−04	4.5E−10	6.1E−10	5.0E−04	7.2E−10
		S	1.0E−05	4.8E−10	6.5E−10	1.0E−05	7.2E−10
						1.0E−04	7.2E−10
Pu−246	10.9d	M	5.0E−04	7.0E−09	6.5E−09	5.0E−04	3.3E−09
		S	1.0E−05	7.6E−09	7.0E−09	1.0E−05	3.3E−09
						1.0E−04	3.3E−09

表 B4　化合物和计算工作人员食入量单位摄入量所致有效剂量所用的肠转移因子 f_1 的值(部分核素)

元素	肠转移因子 f_1	化合物
氢	1.000	氚化水(食入)
	1.000	有机束缚氚
铀	0.020	所有未特别指定的化合物
	0.002	大多数四价化合物
钚	5.0E−04	所有未特别指定的化合物
	5.0E−04	硝酸盐
	1.0E−04	不溶性化合物

表 B5　化合物、肺吸收类别和计算人员吸入单位摄入量所致剂量所用的肠转移因子 f_1 的值(部分核素)

元素	吸收类别	肠转移因子 f_1	化合物
铀	F	0.020	大多数六价化合物
	M	0.020	微溶化合物
	S	0.002	难溶化合物
钚	M	5.0E−04	所有未特别指定的化合物
	S	1.0E−05	不溶性化合物

表 B11　工作场所的放射性表面污染控制水平(Bq/cm²)

表面类型		α放射性物质		β放射性物质
		极毒性	其他	
工作台、设备、墙壁、地面	控制区	4	4×10	4×10
	监督区	4×10^{-1}	4	4
工作服、手套、工作鞋	控制区 监督区	4×10^{-1}	4×10^{-1}	4
手、皮肤、内衣、工作袜		4×10^{-2}	4×10^{-2}	4×10^{-1}

附录C　非密封源工作场所的分级

C1　非密封源工作场所的分级

应按表C1将非密封源工作场所按放射性核素日等效最大操作量的大小分级。

表C1　非密封源工作场所的分级

级　　别	日等效最大操作量/Bq
甲	$>4\times10^{9}$
乙	$2\times10^{7}\sim4\times10^{9}$
丙	豁免活度值以上$\sim2\times10^{7}$

C2　放射性核素的日等效操作量的计算

放射性核素的日等效操作量等于放射性核素的实际日操作量(Bq)与该核素毒性组别修正因子的积除以与操作方式有关的修正因子所得的商。放射性核素的毒性组别修正因子及操作方式有关的修正因子分别见表C2和表C3。放射性核素的毒性分组见附录D(标准的附录)。

表C2　放射性核素毒性组别修正因子

毒性组别	毒性组别修正因子
极毒	10
高毒	1
中毒	0.1
低毒	0.01

表 C3　操作方式与放射源状态修正因子

操作方式	放射源状态			
	表面污染水平较低的固体	液体，溶液，悬浮液	表面有污染的固体	气体，蒸汽，粉末，压力很高的液体，固体
源的贮存	1000	100	10	1
很简单的操作	100	10	1	0.1
简单操作	10	1	0.1	0.01
特别危险的操作	1	0.1	0.01	0.001

附录 D　放射性核素的毒性分组(部分核素)

D1　极毒组

^{234}U、^{238}Pu、^{239}Pu、^{240}Pu、^{241}Am

D1　高毒组

^{241}Pu

D1　中毒组

$U_{天然}$

D1　低毒组

^{3}H、^{235}U、^{238}U

附录 F　电离辐射的标志和警告标志

F1　电离辐射标志

电离辐射的标志如图 F1 所示。

F2　电离辐射警告标志

电离辐射的警告标志的标志如图 F2 所示。警告标志的含义是使人们注意可能发生的危险。其背景为黄色，正三角形边框及电离辐射标志图形均为黑色，“当心电离辐射”用黑色粗等线体字。正三角外边 $a_1=0.034L$，内边 $a_2=0.700a_1$，L 观察距离。

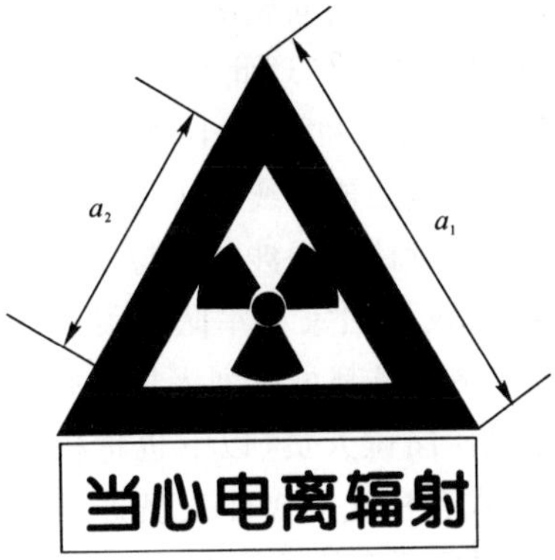

图 F1　电离辐射的标志

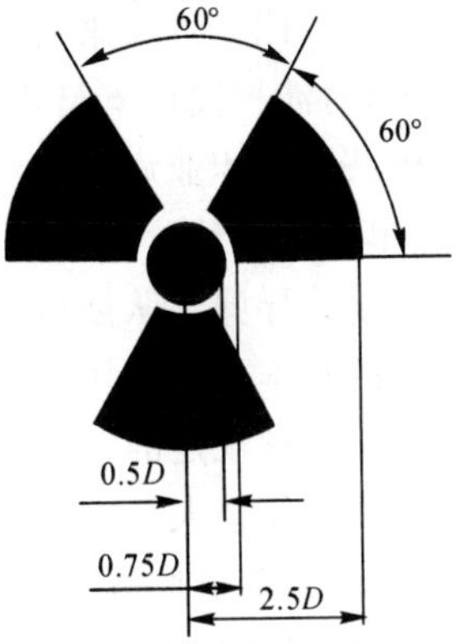

F2　电离辐射的警告标志

附录 H　持续照射情况下的行动水平

H1　住宅中的氡

在大多数情况下，住宅中氡持续照射的优化行动水平就在年平均活度为 200 Bq $^{222}Rn/m^3$～400 Bq $^{222}Rn/m^3$（平衡因子 0.4）范围内。其上限值用于已建住宅氡持续照射的干预，其下限值用于对待建住宅氡持续照射的控制。

H2　工作场所中氡

工作场所氡持续照射情况下补救行动水平是在年平均活度浓度为 500 Bq $^{222}Rn/m^3$～1000 Bq $^{222}Rn/m^3$（平衡因子 0.4）范围内。达到 500 Bq $^{222}Rn/m^3$ 时宜考虑采取补救行动，达到 1000 Bq $^{222}Rn/m^3$ 时应采取补救行动。

其他附录略。

第4章　核导弹部队涉核岗位放射性个人剂量监测与评价

从第1章国家近年来对军队涉核岗位退役人员上访问题的处理政策有关内容可以得出，对涉核岗位人员进行个人放射性剂量监测是处理此类问题的基本依据。中华人民共和国职业病防治法也要求对放射工作场所和放射性同位素的运输、贮存，用人单位必须配置防护设备和报警装置，保证接触放射线的工作人员佩戴个人剂量计。对核导弹部队涉核岗位个人剂量监测是对核导弹涉核岗位工作人员职业健康评价的基本要求。作者从应用角度出度，建议按国家和军队有关有毒有害岗位保健津贴管理规定的领取放射性岗位保健津贴人员都可以列入核导弹部队涉核岗位放射性工作个人。按此理解核导弹部队涉核岗位人员(以下也称核武器操作人员)开展个人剂量监测与评价工作。目前军队有核武器操作人员外照射剂量监测与评价、核武器操作人员内照射剂量监测与评价两个技术标准。

4.1　核导弹部队涉核岗位人员剂量监测有关标准

核武器操作人员外照射剂量监测与评价(GJB 6052－2007)

1　范围

本标准规定了核武器操作人员外照射剂量监测的一般要求、监测原则、方法、评价、质量保证及监测管理等。

本标准适用于核武器操作人员的外照射剂量监测与评价。其他因工作需要而接触核武器人员的外照射剂量监测与评价可参照执行。

2　引用文件

下列文件中的有关条款通过引用而成为本标准的条款。凡注日期或版次的引用文件，其后的任何修改单(不包括勘误的内容)或修订版本都不适用于本标准，但提倡使用本标准的各方探讨使用其最新版本的可能性。凡不注日期或版次的引用文件，其最新版本适用于本标准。

GJB 1368—1992　核弹头贮存库房环境放射性污染监测

3　术语和定义

下列术语和定义适用于本标准。

3.1　核武器操作人员　nuclear weapon operators

从事核武器工作的人员。

3.2　外照射剂量监测与评价　external exposure dose monitoring and evaluating

利用人员佩带剂量计对受照剂量进行的测量，以及对测量结果的分析与评价。

3.3　常规监测　routine monitoring

为确定工作条件是否适合于继续进行操作，在预定场所按预先规定的时间间隔进行的监测。对常规监测，照射工作条件和照射影响因素是确定的、已知的且相对比较固定。

3.4　特殊监测　special monitoring

为了阐明某一特殊问题（如核事故、应急干预）而在一个有限期间内进行的监测。对特殊监测，照射工作条件和照射影响因素可能是未知或不确定的。

3.5　操作监测　operational monitoring

针对一定的操作进行的监测。对操作监测（如进行某一特殊实验），照射工作条件和照射影响因素是确定的、已知的，监测结果可用于管理决定或制定操作最优化规程。

3.6　场所监测　area monitoring

为工作人员提供操作场所的辐射水平数据而进行的监测。

3.7　控制区　controlled area

需要或可能需要专门防护措施或安全手段的任何区域，以便控制在正常工作条件下的正常照射或防止放射性污染的扩散，并预防潜在照射或限制潜在照射的范围。

3.8　监督区　supervised area

未被确定为控制区，在其中通常不需要专门的防护手段或安全措施，但需要经常对职业照射条件进行监督和评价的任何区域。

3.9　扩展场　expanded field

由实际的辐射场导出的一个假设的辐射场。在其中的整个有关体积内，注量及其角度和能量分布与参考点上的实际辐射场相同。

3.10　齐向扩展场　aligned and expanded field

由实际的辐射场导出的一个假设的辐射场。在其中的整个有关体积内，注量及其能量分布与参考点上的实际辐射场相同，但注量是单向的。

3.11　周围剂量当量　ambient dose equivalent，$H^*(d)$

相应于测量点的齐向扩展场在 ICRU 球内与齐向场方向相反的半径上、深度为 d 处产生的剂量当量。d 的推荐值为 10mm。

3.12　定向剂量当量　directional dose equivalent，$H'(0.07)$

相应于测量点的扩展场在 ICRU 球内指定方向的半径上、深度为 d 处产生的剂量当量。d 的推荐值为 0.07mm。

3.13　个人剂量当量　individual dose equivalent，$H_p(d)$

人体某一指定点下面适当深度 d 处软组织内的剂量当量 $H_p(d)$。这一剂量学量既适用于强贯穿辐射，也适用于弱贯穿辐射。对强贯穿辐射，推荐深度 $d=$ 10mm；对弱贯穿辐射，推荐深度 $d=0.07$mm。

3.14　防护量　protective quantity

国际放射防护委员会(ICRP)规定的剂量学量，主要用来进行个人受照剂量评价，包括：当量剂量 H_T、有效剂量 E。

4　一般要求

4.1　监测原则

4.1.1　核武器操作人员外照射监测应采用个人剂量计监测的方法，在个人剂量监测不可行的情况下，可通过工作场所辐射水平来估算工作人员外照射剂量，但估算结果应经辐射防护主管部门审核同意后，方可记入个人剂量档案。

4.1.2　在控制区工作的人员应进行个人外照射常规监测，在监督区工作的人员，当其年有效剂量大于(或等于)1 mSv 时应监测，始终小于 1 mSv 时可不监测。

4.1.3　对于短期工作和临时进入放射工作场所的人员(包括上级检查人员)，应佩带直读式个人剂量计，并按规定记录和保存他们的剂量资料。

4.1.4　用于核武器操作人员外照射监测的仪器及方法，应符合有关的国家标准或国家军用标准。

4.1.5　个人剂量监测必须实行质量保证措施，并将质量保证始终贯穿于从监测计划制定到结果评价的全过程。

4.1.6　监测量

核武器操作人员外照射剂量所要监测的量是个人剂量当量 $H_p(d)$。根据 d 取值的不同，$H_p(d)$ 可分成：

a) $H_p(0.07)$，适用于体表下 0.07 mm 深处的器官或组织，多用于皮肤；

b) $H_p(3)$，适用于体表下 3 mm 深处的器官或组织，多用于眼晶体；

c) $H_p(10)$，适用于体表下 10 mm 深处的器官或组织，在特定条件下也适用于有效剂量评价。

4.1.7　监测分类

核武器操作人员外照射监测按其监测目的和要求的不同分为常规监测、操作监测和特殊监测。

4.2　监测方法

4.2.1　常规监测

4.2.1.1　外照射常规监测应采用热释光个人剂量计，X、γ直读式电子剂量计和相应的读出器，监测方法见附录 A。

4.2.1.2　监测项目应根据核武器或核部件的辐射特性确定，包括 X、γ 射线、中子和高能 β 射线外照射监测。

4.2.1.3　监测周期一般为 1 个月，也可视具体情况延长或缩短，但最长不得超过 3 个月。

4.2.1.4　当无个人剂量计时，可根据工作场所的监测结果 $H^*(d)$、$H'(d)$、受照条件和受照时间等相关资料估算个人外照射剂量。$H^*(d)$、$H'(d)$ 的监测装备应满足：

a) $H^*(d)$ 的外照射监测装备具备各向同性响应性能，并在标准 γ 或中子辐射场中校准。

b) $H'(d)$ 的外照射监测装备应在标准 γ 或 β 辐射场中校准。

4.2.2　操作监测和特殊监测

4.2.2.1　在操作监测和特殊监测中，操作人员应佩带具有直读和报警功能的个人剂量计，以控制所接受的照射。

4.2.2.2　当操作人员和应急工作人员受到事故或应急照射时，除了佩带剂量计进行监测外，必要时应进行外周血淋巴细胞染色体畸变分析、微核分析，并估算受照剂量。

5　个人剂量计

5.1　剂量计性能要求

5.1.1　量程应能覆盖监测范围，探测下限不大于 10 μSv。对于常规监测，探测上限应达到 1 Sv；对于特殊监测，探测上限应达到 10 Sv。

5.1.2　受能量范围为 50 keV ～ 3 MeV 的光子辐照时，能量响应的变化应不大于 30%；受能量范围为 0.1 MeV ～ 15 MeV 的中子辐照时，能量响应的变化应不大于 50%；受能量范围为 0.5 MeV ～ 3 MeV 的 β 射线辐照时，能量响应的变化应不大于30%。

5.1.3 角响应引入的误差应不大于30%。

5.1.4 热释光个人剂量计应能同时监测X、γ、β射线及中子照射，直读式电子剂量计应能测量剂量率、累积剂量，并具有报警功能。

5.1.5 应具有容易识别的标识和编码。

5.1.6 在一个监测周期内累积剂量的损失应不大于10%。

5.1.7 应具有足够好的机械强度，且其大小、形状、结构和重量应不得影响人员操作。

5.2 剂量计佩带要求

5.2.1 常规监测时，剂量计应佩带在左胸前，若左胸前被防护用品所屏蔽，剂量计应佩带在衣服左领上。监测眼晶体当量剂量时，应将剂量计佩带在额头上。

5.2.2 操作监测和特殊监测时，除在左胸前佩带剂量计外，还应在可能受到较大剂量的照射部位佩带辅助剂量计。

5.3 剂量计校准与型式检验

5.3.1 应使用合适的人体模型对个人剂量计定期进行校准；

5.3.2 校准用的标准源或参考辐射源，其标定的发射率量值应能追溯到国家基准或国际标准；

5.3.3 剂量计校准与型式检验方法见附录B。

6. 外照射剂量评价

6.1 评价原则

6.1.1 核武器操作人员的年受照剂量小于5 mSv时，只需记录个人剂量监测的结果；年受照剂量达到或超过5 mSv时，除应记录个人监测剂量结果外，还应进一步调查；年受照剂量大于20 mSv时，除应记录个人剂量监测结果外，还应估算人员主要受照器官或组织的当量剂量，并及时进行人员有效剂量评估。

6.1.2 常规监测应每年进行一次评价，操作或特殊监测应随时进行分析和评价。

6.1.3 核武器操作人员在正常情况下的照射水平不应超过以下限值：

a) 连续5年的年平均有效剂量(但不可作任何追溯性平均)，20 mSv；

b)任何一年中的有效剂量，50 mSv；

c) 眼晶体的年当量剂量，150 mSv；

d) 四肢(手和足)或皮肤的年当量剂量，500 mSv。

6.1.4 在内外复合照射的情况下，按(1)式计算的年有效剂量E，当E值不大于 20 mSv 时，可认为不超过剂量限值。

$$E = H_p(d) + \sum_j e_{j,ing} I_{j,ing} + \sum_j e_{j,inh} I_{j,inh} \quad (1)$$

式中，$H_p(d)$ 为该年内贯穿辐射所致外照射个人剂量当量，mSv；$e_{j,ing}$ 为工作人员单位食入量放射性核素 j 所致的待积有效剂量，mSv Bq^{-1}；$I_{j,ing}$ 为该年内工作人员的放射性核素 j 食入量，Bq；$e_{j,inh}$ 为工作人员单位吸入量放射性核素 j 所致的待积有效剂量，mSv Bq^{-1}；$I_{j,inh}$ 为该年内工作人员的放射性核素 j 吸入量，Bq。

6.2　评价方法

6.2.1　在个人外照射剂量评价中，应依据当量剂量 H_T 或有效剂量 E 等防护量，并将仪器直接测量得到的响应经校准和计算获得的 $H^*(10)$、$H'(0.07)$、$H_p(d)$ 转换为防护量。

6.2.2　核武器操作人员受到 X、γ、β 射线及中子混合辐射场全身外照射时，在人员的年受照剂量低于 20 mSv 时，按(2) 式估算有效剂量 E，按(3) 式估算皮肤当量剂量 H_{sk}。

$$E = H_p(10)_{X,\gamma} + H_p(10)_n \quad (2)$$

式中，$H_p(10)_{X,\gamma}$ 为 X、γ 射线个人剂量当量 $H_p(10)$ 的测量值，Sv；$H_p(10)_n$ 为中子个人剂量当量 $H_p(10)$ 的测量值，Sv。

$$E = H_p(0.07)_{X,\gamma} + H_p(0.07)_n \quad (3)$$

式中，$H_p(0.07)_{X,\gamma}$ 为 X、γ 射线个人剂量当量 $H_p(10)$ 的测量值，Sv；$H_p(0.07)_n$ 为中子个人剂量当量 $H_p(10)$ 的测量值，Sv。

6.2.3　在没有个人剂量监测资料时，可按 5.1.4 条规定，用 $H^*(10)$、$H'(0.07)$ 测量值估算外照射剂量，但应经辐射防护主管部门审查同意后，方可记入个人剂量档案。

6.2.4　在年剂量监测结果超过当量剂量或有效剂量相应限值时，应进一步估算主要受照器官或组织的当量剂量 H_T 和有效剂量值 E，具体估算方法见附录 C。

7. 监测质量保证

7.1　监测计划

7.1.1　核武器操作人员外照射剂量监测部门在制定监测计划时，应同时制定质量保证计划。制定质量保证计划一般应考虑：

a)对个人剂量计及相应读出设备的性能、质量，及其校准、维护提出要求；

b) 对监测方法或程序、参考辐射源的使用作出规定；

c) 明确监测过程中每一环节的质量控制措施；

d) 对监测结果的量值溯源和不确定度提出要求；

e)明确组织机构及人员职责；

f) 对技术人员的培训和考核提出要求。

7.1.2 对照剂量计

个人剂量计除应满足本标准第 6.1 条的要求外，监测时还应使用能提供本底资料的对照剂量计，以确保监测结果的准确可靠。

7.1.3 剂量测量系统

应制定和严格遵守剂量测量的标准方法，在每次剂量测量前后，应对剂量测量系统的校准值进行验证，以保证测量系统的稳定和测量结果的可靠。

7.1.4 比对测量

个人剂量监测仪器应定期的进行测量比对，每次测量前应用参考源检验其工作参数是否正常。

7.1.5 个人剂量计的存放

个人剂量计在非工作期间应放入屏蔽室内存放。对从事开放型放射源的操作进行监测时，剂量计应加密封套，防止放射性污染。剂量计回收后应作放射性表面污染检查，若发现污染应及时去污，并在剂量读数记录上加注说明其对测读值的影响。

7.1.6 数据处理

监测报告所采用的量、单位和符号等应采用国家法定单位，数据处理按 GJB1368－1992 中附录 A 进行。

7.2 监测管理

7.2.1 职责

7.2.1.1 辐射防护主管部门的职责

a)根据本标准要求制定相应的核武器操作人员外照射剂量监测实施细则；

b)个人剂量监测仪器补充、更新和定期校准；

c)培训、考核剂量监测人员；

d)定期或适时组织个人剂量监测仪器的测量比对。

7.2.1.2 个人剂量监测部门职责

a)根据本标准制定相应的个人剂量监测和监测质量保证计划，并组织实施；

b)个人剂量监测仪器的管理，剂量计的发放、回收、测量和记录；

c)监测结果分析、评价和存档；

d)对测量结果定期总结、上报。

7.2.2 个人剂量记录

7.2.2.1　核武器操作人员外照射剂量监测结果记录格式参见附录 D 中表 D.1。

7.2.2.1　因事故或应急受到的过量照射结果记录格式参见附录 D 中表 D.2。

7.2.3　剂量档案

7.2.3.1　应建立核武器操作人员的个人剂量档案，其格式参见附录 D 中表 D.3。

7.2.3.2　个人剂量档案应在工作人员脱离辐射工作后保存 30 年。

7.2.3.3　应建立单位剂量档案，按附录 D 中的表 D.4 进行填写。

核武器操作人员内照射剂量监测与评价(GJB651－2007)

1　范围

本标准规定了核武器操作人员内照射剂量监测的一般要求、监测方法和剂量评价等内容。

本标准适用于核武器操作人员的内照射剂量监测与评价。其他因工作需要接触核武器人员的内照射剂量监测与评价可参照使用。

2　引用文件

下列文件中的条款通过引用而成为本标准的条款。凡是注日期或版次的引用文件，其后的任何修改单(不包含勘误的内容)或修订版本均不适用于本标准，但提倡使用本标准各方探讨使用其最新版本的可能性。凡是不注日期或版次的引用文件，其最新版本适用于本标准。

GB 8999－1988　电离辐射监测质量保证一般规定

GB 18871－2002　电离辐射防护与辐射源安全基本标准

GBZ 129－2002　职业性内照射个人监测规范

GJB 1353－1992　核导弹坑道内氡及其子体放射防护

GJB 1368－1992　核弹头贮存库房环境放射性污染监测

GJB 3096－1997　核弹头装检人员个人监测规定

3　术语和定义

GBZ 129－2002、GJB 3096－1997 确立的以及下列术语和定义适用于本标准。

3.1　核武器操作人员　nuclear weapon operators

从事核武器工作的人员。

3.2 内照射剂量监测与评价 internal exposure dose monitoring and evaluating

对人员摄入放射性核素的量及所受内照射剂量的测量与评价。它可通过测量人员排泄物、环境介质中(如空气)的放射性核素种类和活度来推算,也可通过体外直接测量法(如利用全身计数器)进行测量。

3.2 常规监测 routine monitoring

为确定工作条件是否适合于继续进行操作,在预定场所按预先规定的时间间隔进行的监测。对常规监测,照射工作条件和照射影响因素是确定的、已知的且相对比较固定。

3.3 特殊监测 special monitoring

为了阐明某一特殊问题(如核事故、伤口污染程度监测、医学干预后监测)而在一个有限期间内进行的监测。对特殊监测,照射工作条件和照射影响因素可能是未知或不确定的。

3.4 操作监测 operational monitoring

针对一定的操作进行的监测。对操作监测(如进行某一特殊实验),照射工作条件和照射影响因素是确定的、已知的,监测结果可用于管理决定或制定操作最优化规程。

3.5 控制区 controlled area

需要或可能需要专门防护措施或安全手段的任何区域,以便控制在正常工作条件下的正常照射或防止放射性污染的扩散,并预防潜在照射或限制潜在照射的范围。

3.6 监督区 supervised area

未被确定为控制区,在其中通常不需要专门的防护手段或安全措施,但需要经常对职业照射条件进行监督和评价的任何区域。

3.7 年摄入量限值(ALI) annual limit on intake

参考人在一年时间内经吸入、食入或通过皮肤所摄入的某种给定放射性核素的量,其所产生的待积有效剂量等于相应的剂量限值。

3.8 待积有效剂量 committed effective dose

摄入放射性物质后产生的待积器官或组织当量剂量乘以相应的权重因子,然后求和得出的量。

4 一般要求

4.1 监测目的

估算核武器操作人员放射性核素摄入量、待积剂量；评价或检查工作场所、工作人员的防护措施以及环境辐射安全程度。在事故照射情况下，为核武器操作人员的健康监督和治疗提供有价值的资料。

4.2　监测分类

按监测目的的不同，核武器操作人员内照射监测类型分常规监测、特殊监测和操作监测。

4.3　监测方法

a)体外直接测量法。全身计数器直接测量器官内铀、钚等放射性核素的含量；

b)生物样品间接测量法。尿中氚、铀、钚等放射性核素的监测；

c)空气采样测量分析法。空气中氚、铀、钚、氡等放射性核素的监测。

4.4　评价指标

氚、铀、钚、氡等核素的摄入量、待积当量剂量、待积有效剂量。

4.5　监测原则

监测部门应依据本标准要求，结合核武器操作实际情况，按照常规监测、特殊监测和操作监测分别制定内照射监测计划。监测计划应对监测方法、设备、人员、质量保证、测量时间等作出具体规定。监测部门按 GJB 3096－1997 中 5.4 和 5.6 的规定，进行监测数据的记录、评价、分析、上报、个人剂量档案管理等工作。

5　测量方法

5.1　尿中氚、铀、钚的测量

a)尿中氚含量测量采用氧化蒸馏—液体闪烁计数法，参见附录 B.1。

b)尿中铀含量测量采用激光液体分析法，参见附录 B.2。

c)尿中钚含量测量采用离子交换法，参见附录 B.3。

5.2　体外直接测量

利用全身计数器等直接测量体内铀、钚等核素，应按照仪器准备、仪器刻度、人员准备、测量、结果评价等程序进行。监测部门应建立体内铀、钚核素测量操作规程。

5.3　空气中氚、铀、钚、氡的测量

a)空气中氚的测量按 GJB 1368－1992 的规定进行。

b)空气中铀、钚的监测按 GJB 1368－1992 的规定进行。

c)空气中氡的测量可参考 GJB 1353－1992 的附录。

6　监测评价

6.1　摄入量计算

6.1.1 常规监测

a)利用尿中氚、铀、钚或体外直接测量的结果,按下式估算摄入量:

假定某一放射性核素的摄入发生在监测周期(T)的中点,利用该监测周期末获得的测量值$M(t)$,按下式计算摄入量(I):

$$I = M(t)/m(T/2) \quad (1)$$

式中,I为放射性核素的摄入量,Bq;$M(t)$为摄入后t天时器官内核素含量或日排泄量的测量值。对氚的单位取 Bq L^{-1};对铀、钚的单位取 Bq;$m(T/2)$为摄入单位活度后$T/2$天时器官内核素含量或日排泄量的预期值。对氚的单位取(Bq L^{-1})/Bq 摄入量;对铀、钚的单位取 Bq /Bq 摄入量;氚、铀、钚等核素的$m(T/2)$值见附录 B.4。T(d)是常规监测中两次监测之间的时间间隔,$T/2$为两次常规监测之间的时间间隔的时间中点。

b)利用工作场所空气中氚、铀、钚的监测结果,按下式估算摄入量:

$$I = K_1 C t \quad (2)$$

式中,C为工作场所空气中氚、铀、钚等核素浓度,Bq m^{-3};K_1为工作人员呼吸率,$K_1 = 1.2\ m^3\ h^{-1}$;t为工作人员工作时间,h。

6.1.2 操作监测和特殊监测

a)利用尿中氚、铀、钚或体外直接测量的结果,按下式估算摄入量:

假定某一放射性核素的摄入时刻(t)是已知的,则利用监测获得的测量值$M(t)$,按下式计算摄入量I:

$$I = M(t)/m(t) \quad (3)$$

式中,I为放射性核素的摄入量,Bq;$M(t)$为摄入后t天时器官内核素含量或日排泄量的测量值。对氚的单位取 Bq L^{-1};对铀、钚的单位取 Bq;$m(t)$为摄入单位活度后t天时器官内核素含量或日排泄量的预期值。对氚的单位取(Bq L^{-1})/Bq 摄入量;对铀、钚的单位取 Bq/Bq 摄入量;氚、铀、钚等核素的$m(t)$值见附录D,对于超过 10 天的$m(t)$值可根据 GBZ 129－2002 附录 A 中有关的图查出。

b)利用工作场所空气中氚、铀、钚的监测结果,参照常规监测估算摄入量。

6.1.3 对常规监测,在以前监测周期中产生的摄入可能影响当前监测周期的测量结果,如果当前测量值的 10% 以上来自上个监测周期中的摄入,并已估算了其摄入量和剂量,应当对当前监测周期的测量结果进行校正。对常规监测计划中的一系列测量,可按以下列步骤进行校正:

a)确定第一个监测周期内摄入量的数值;

b)预计该摄入量对以后各监测周期测量结果的贡献;

c)在以后各监测周期的数据中扣除这次的贡献;

d) 对于下一个监测周期，重复作 a) 至 c)。

6.2　待积有效剂量计算

采用下式计算：

$$E=\sum_{j} I_{j}\times e_{j} \tag{4}$$

式中，E 为摄入放射性核素产生的待积有效剂量，Sv；I_j 为第 j 种放射性核素的摄入量，Bq；e_j 为剂量转换系数，即单位摄入量产生的待积有效剂量，$Sv\cdot Bq^{-1}$。食入或吸入单位氚、铀、钚等核素的剂量转换系数见附录 E。

6.3　内照射剂量评价

6.3.1　对只有内照射，根据 GB18871－2002 附录 B.1.3.3 的内容，采用下列方法之一来确定和评价内照射剂量。

第一种方法是将放射性核素的摄入量与其年摄入量限值进行比较，评价是否满足式(5)。若满足式(5)，可以认为不超过人员年剂量限值。

第二种方法是将待积有效剂量与年剂量限值进行比较，并评价是否满足式(6)。若满足式(6)，可以认为不超过人员年剂量限值。

$$\sum_{j}\frac{I_{j,ing}}{ALI_{j,ing}}+\sum_{j}\frac{I_{j,inh}}{ALI_{j,inh}}\leqslant 1 \tag{5}$$

$$E\leqslant 0.02(\mathrm{Sv}) \tag{6}$$

式中　$I_{j,ing}$ 为食入第 j 种核素的摄入量，Bq；$I_{j,inh}$ 为吸入第 j 种核素的摄入量，Bq；$ALI_{j,ing}$ 为食入第 j 种核素的年摄入量限值，Bq；$ALI_{j,inh}$ 为吸入第 j 种核素的年摄入量限值，Bq。

食入和吸入氚、铀、钚等核素的年摄入量限值 $ALI_{j,ing}$ 和 $ALI_{j,inh}$ 值见附录 E。

6.3.2　当内外照射同时存在时，将内、外照射监测结果代入式(7)，评价是否满足式(7)。若满足式(7)，可以认为不超过人员年剂量限值。

$$\frac{H_P}{H_L}+\sum_{j}\frac{I_{j,ing}}{ALI_{j,ing}}+\sum_{j}\frac{I_{j,inh}}{ALI_{j,inh}}\leqslant 1 \tag{7}$$

式中，H_P 为外照射个人剂量监测的深部个人剂量当量，Sv；H_L 为有效剂量限值，$H_L=0.02$ Sv。

6.3.3　氡的剂量评价

氡照射剂量计算采用(8) 式进行。在进行总的内照射剂量评价时，应将氡的剂量贡献计算在内。

$$E_{R_n}=K_2Ct \tag{8}$$

式中，E_{Rn} 为吸入氡所致的剂量，mSv；C 为空气中氡浓度，$Bq\cdot m^{-3}$；K_2 为剂量转换因子，$K_2=9\times10^{-6}$ mSv $(Bq\cdot h\cdot m^{-3})^{-1}$；$t$ 为工作人员工作时间，h。

附录 A

尿中氚含量测量方法—氧化蒸馏、液体闪烁计数法

A.1 概述

本测量方法适用于尿中总氚的分析，尿中总氚含量在 7.0×10^{1} Bq·L^{-1}～7.5×10^{5} Bq·L^{-1}时均可使用。

A.2 原理

尿样用过硫酸钾氧化和蒸馏纯化，蒸馏液与闪烁液混合制样，用低本底液体闪烁测量仪测定样品中氚的放射性活度。

A.3 试剂

A.3.1 过硫酸钾，$K_2S_2O_8$含量不少于 99.5%。

A.3.2 2,5-二苯基噁唑，$OC(C_6H_5)=CHN=CC_6H_5$，简称 PPO，分析纯。

A.3.3 1,4-[双-(5-苯基噁唑-2)]苯，$[OC(C_6H_5)=CHN=C]_2C_6H_4$，简称 POPOP，分析纯。

A.3.4 甲苯，$C_6H_5CH_3$含量不少于 99.5%。

A.3.5 曲拉通 X-100(Triton X-100)，$C_8H_{17}(C_6H_4)(OCH_2CH_2)_{10}OH$。

A.3.6 曲拉通-甲苯溶液。溶液配制方法，取 1 份曲拉通 X-100(A.3.5)与 2.5 份甲苯(A.3.4)混合，配制适量乳化闪烁液，摇匀，放置备用。

A.3.7 曲拉通-甲苯溶液闪烁液的配制。将 6.00 g PPO(A.3.2)和 0.30 g POPOP(A.3.3)放入 1000 mL 容量瓶中，用溶液(A.3.6)溶解并稀释到刻度。暗处保存备用。

A.3.8 标准氚水，浓度比待测试样高 1～2 个数量级。不确定度<3%。

A.3.9 低本底水，氚含量低于 1 Bq·L^{-1}的水。

A.3.10 硝酸(HNO_3)，比重 1.4 g·mL^{-1}，浓度 65.0 % ～ 68.0 %。

A.3.11 标准中所列试剂，除注明者外，均指符合国家标准或专业标准的分析纯试剂，水为蒸馏水或同等纯度的水。

A.4 主要仪器和设备

A.4.1 低本底液体闪烁测量仪，对氚的计数效率大于 15%，本底计数率小于 0.15 s^{-1}。

A.4.2 分析天平，感量 0.1 mg。

A.4.3 氧化蒸馏装置。

A.4.4 容量瓶，20 mL。

A.5 操作步骤

A. 5. 1　尿样的收集、预处理和贮存:用聚乙烯塑料桶或磨口玻璃容器收集工作人员尿液 100mL;对收集的尿液在 24 h 内加硝酸(A. 2. 10)酸化,酸度在 1% ～ 5%。尿样可在室温下贮存 4 个月,其均匀性变异系数在分析方法的统计误差范围内。

A. 5. 2　样品的氧化与蒸馏

取 30 mL 尿样于 250 mL 蒸馏瓶中,加 6. 0 g 过硫酸钾(A. 3. 1)和几粒小玻璃珠(防止爆沸)。将蒸馏瓶放入调温型电热套内,安装冷凝管呈回流状态。加热,当样液开始起泡沫时,控制温度保持近沸,氧化回流 20 min,接着升温沸煮 5 min。扭转冷凝管呈蒸馏状态,开始蒸馏,弃前面几毫升蒸馏液,蒸至近干,收集全部蒸馏液摇匀,备用。

A. 5. 3　样品的制备

A. 5. 3. 1　本底样品。取 4. 00 mL 低本底水(A. 3. 9)放入 20 mL 容量瓶(A. 4. 4)中,加入 14. 0 mL 闪烁液(A. 3. 7),摇匀。

A. 5. 3. 2　待测样品

取 4. 00 mL 蒸馏液(A. 5. 2)放入 20 mL 容量瓶(A. 4. 4)中,加 14. 0 mL 闪烁液(A. 3. 7),摇匀。

A. 5. 3. 3　加标样品

准确取 0. 1 ～ 0. 2 mL 标准氚水(A. 3. 8)放入 20 mL 容量瓶(A. 4. 4)中,再加入待测蒸馏液样品(A. 5. 2),使总体积为 4. 00 mL。加 14. 0 mL 闪烁液(A. 3. 7),摇匀。

A. 5. 4　测量

A. 5. 4. 1　准备

将上述制备好的本底样品(A. 5. 3. 1)、待测样品(A. 5. 3. 2)、加标样品(A. 5. 3. 3)同时放入低本底液体闪烁测量仪(A. 4. 1)的样品室中,避光 5h。

A. 5. 4. 2　测量本底样品

按(A. 2)式确定的方法选用计数时间进行测量。

A. 5. 4. 3　确定液体闪烁测量仪的计数效率

选用确定的计数时间,对氚加标样品进行测量,用下式计算仪器的计数效率:

$$\eta=\frac{n_a-n_c}{A} \tag{A.1}$$

式中,η 为仪器的计数效率;n_a 为氚加标样品的计数率,s^{-1};n_c 为待测样品的计数率,s^{-1};A 为加标样品中所加氚的活度,Bq。

A. 5. 4. 4　测量待测样品

按下式决定测量待测样品的时间，对待测样品进行测量。

$$t_c=\frac{n_c+\sqrt{n_c\times n_b}}{n^2\times\sigma^2} \tag{A.2}$$

式中，t_c 为测量待测样品的时间，s；n_c 为待测样品和本底的总计数率，s^{-1}；n_b 为本底的计数率，s^{-1}；n 为待测样品的净计数率，s^{-1}；σ 为预定的相对标准误差。

A.5.5　计算

用公式(A.3)计算尿样中氚的浓度：

$$C=\frac{n_c-n_b}{\eta\times V} \tag{A.3}$$

式中，C 为尿中氚的浓度，$Bq\cdot L^{-1}$；n_c 为样品(A.5.4.4)的计数率，s^{-1}；n_b 为本底样品(A.5.4.2)的计数率，s^{-1}；η 为仪器对氚的计数效率；V 为测量用蒸馏液的体积，L。

A.6　质量保证

A.6.1　分析样品时，应按先低水平后高水平的顺序进行。每次作完实验后，蒸馏瓶、容量瓶等都应彻底清洗、烘干、备用，以避免交叉污染。

A.6.2　样品的氧化蒸馏过程中，应注意控制温度，防止尿液泡沫上浮超过蒸馏瓶的支管处。

A.6.3　本附录推荐用曲拉通-甲苯作为制备闪烁液的溶剂。若选用二氧六环作溶剂，闪烁液的制备方法如下：取 6.0 g 2,5-二苯噁唑(PPO)、0.60 g 1,4-[双-(5-苯基噁唑-2)]苯(POPOP)和 100g 萘溶于二氧六环中，并稀释至 1L。

A.6.4　在尿样分析实验中，不能存放较强活度的氚标准液，以防止交叉污染。

A.6.5　如果采用与本附录推荐的不同体积容量瓶时，要做有关的条件实验，确定蒸馏液与闪烁液的最佳体积比。

A.6.6　尿样的收集、预处理和贮存工作应有专人负责。收集尿样的聚乙烯塑料桶或玻璃容器使用前应进行清洗。使用时贴上制式标签，制式标签由监测部门统一制定，内容应包括采样单位、采样人、采样日期、采样时间、被采样人、采样地点、采样量、保存有效期等信息。收集或预处理后的尿样应妥善保存，防止遗失等。尿样的收集、预处理和贮存工作等有关信息应存档、备查。

A.6.7　留取尿样时要远离氚操作现场。为了保证所取尿样的代表性，应在氚摄入体内至少 1h 以后才能取尿样。如果尿样的收集需要储存若干天以后再进行测量，可在尿样中加入防腐剂，并在标签上注明防腐剂的名称和体积。在进行测量和计算时，应考虑加入防腐剂的影响。

A. 6. 8　监测人员应进行培训，进行空白分析实验，熟练掌握本方法要求，达到合格后方可开展监测工作。

附录 B

尿中铀含量测量方法—激光液体分析法

B. 1　概述

本测量方法适用于尿中微量铀的分析测量。测定范围为 0. 025 ～ 20 μg/L，回收率大于 85%。

B. 2　原理

尿样经硝酸和过氧化氢硝化，破坏腐殖酸，呈白色无机尿盐。再用过硫酸铵和适量水溶解氧化尿盐，使样品中铀转成硫酸铀酰溶液。调节溶液 PH 值至 3 ～ 4，加入荧光增强剂，使之与铀酰离子生成络合物，提高铀酰离子在激光诱发下产生荧光的效率，并掩蔽其他干扰离子，用标准加入法测定铀的荧光强度。计算尿样的铀浓度。

B. 3　试剂

B. 3. 1　八氧化三铀(U_3O_8)，基准试剂，含量大于 99. 9 %。

B. 3. 2　硝酸(HNO_3)，比重 1. 4 g · mL^{-1}，浓度 65. 0 % ～ 68. 0 %。

B. 3. 3　过氧化氢(H_2O_2)，浓度不低于 30%。

B. 3. 4　过硫酸铵($(NH_4)_2S_2O_8$)，含量不少于 98%。

B. 3. 5　氢氧化钠(NaOH)，含量不少于 96. 8%。

B. 3. 6　荧光增强剂，荧光增强倍数不少于 100 倍。

B. 3. 7　PH 试纸。

B. 3. 8　硝酸，5 mol · L^{-1}。

B. 3. 9　硝酸，5%。

B. 3. 10　硝酸，0. 05%。

B. 3. 11　氢氧化钠，10 mol · L^{-1}。

B. 3. 12　铀标准贮备溶液，1. 0 mg · mL^{-1}。配制方法是称取 0. 1179 g 八氧化三铀(B. 3. 1)，经 850℃灼烧半小时，溶解于 5 mL 硝酸(B. 3. 2)中，在电炉上微微加热至全部溶解，冷却后转入 100 mL 容量瓶中，用水稀释至刻度。

B. 3. 13　铀标准工作溶液(用时现配)。配制方法是将铀标准溶液(B. 3. 12)用硝酸(B. 3. 10)逐级稀释，使铀浓度为 B. 3. 13. 1～ B. 3. 13. 4 规定浓度。

B. 3. 13. 1　10 μg · mL^{-1}。

B.3.13.2　1.0 μg·mL^{-1}。

B.3.13.3　0.1 μg·mL^{-1}。

B.3.13.4　0.025 μg·mL^{-1}。

B.3.14　标准中所列试剂,除注明者外,均指符合国家标准或专业标准的分析纯试剂,水为蒸馏水或同等纯度的水。

B.4　主要仪器和设备

B.4.1　激光铀分析仪,检测下限 0.05 μg·L^{-1}。

B.4.2　微量取液器或 0.1 mL 玻璃刻度管。

B.4.3　分析天平,感量 0.1 mg。

B.4.4　无分度吸管,50 mL,A 级。

B.4.5　无分度吸管,25 mL,A 级。

B.4.6　电炉(最高温度 1000℃,带温度控制)。

B.4.7　马福炉(最高温度 1100℃,带温度控制)。

B.5　操作步骤

B.5.1　尿样的收集、预处理和贮存:在常规监测中,用聚乙烯塑料桶或磨口玻璃容器收集工作人员 24 h 尿液 500～2000 mL;在特殊监测中,用聚乙烯塑料桶或磨口玻璃容器收集工作人员工作后尿液 200～500 mL。对收集的尿液在 24 h 内加硝酸(B.3.2)酸化,酸度在 1%～5%。尿样可在室温下贮存 4 个月,其均匀性变异系数在分析方法的统计误差范围内。

B.5.2　用无分度吸管(B.4.4)吸取均匀尿样 50 mL(V_5)于 250 mL 三角烧杯中,加入 7.5 mL 硝酸(B.3.2),摇匀,于电炉上蒸至近干。为防止崩溅,瓶口加盖表面皿。取下冷却,待黄烟冒尽。当尿样铀浓度大于 1.0 μg/mL 时,尿样量可取 25 mL,用无分度吸管(B.4.5)吸取。

B.5.3　加入 5mL 过氧化氢(B.3.3),溶解残渣,于电炉上蒸至近干。若残渣仍带黄色,可继续滴加 1mL 过氧化氢(B.3.3),重新蒸至近干,直至残渣变白,放置冷却。

B.5.4　加入 5 g 过硫酸铵(B.3.4),用约 15 mL 水洗涤瓶壁,溶解白色残渣,于电炉上蒸至冒白烟,无气泡。稍冷后,沿瓶口加入 5～8 mL 水溶解尿盐,溶液转入 25 mL 比色管(或容量瓶)中,用 10 mL 水分 4 次洗涤三角烧瓶,洗液均转入比色管中。

B.5.5　用氢氧化钠(B.3.5)和硝酸(B.3.8)调节溶液 PH 值至 3～4(用 pH

试纸(B.3.7)指示)，用水稀释至定容体积($V_4=25\text{mL}$)，试样待测量。

样品测量用标准加入法

B.5.5.1　校准仪器读数：取 4.5 mL 水于比色杯中，加入 0.5mL 荧光增强剂(B.3.6)，在激光铀分析仪(B.4.1)上测量荧光强度计数为 N_1。再向杯中加入 50.0 μL ± 0.5 μL 铀标准溶液(B.3.13.3)，充分搅匀，测量荧光强度计数为 N_2。调节仪器灵敏度，使 1μg/ L 铀标准溶液的荧光强度净计数(N_2-N_1差值)为 200 ～ 250。

B.5.5.2　取 4.5 mL±0.05mL(V_1)试样于比色杯中，在铀分析仪上测得非铀荧光强度(包括仪器本底)计数为 N_0。向杯中加入 0.500 mL ± 0.005 mL(V_2)荧光增强剂(B.3.6)，充分均匀，测量荧光强度计数为 N_1。再向杯内加入 50.0 μL ±0.5 μL(V_3)铀标准溶液(B.3.13.3)，充分搅匀，测量荧光强度计数为 N_2。

B.5.5.3　根据测量样品的荧光强度计数，按下式计算被测试样的铀浓度：

$$C_1=\frac{(N_1-N_0)\times(V_1+V_2)\times C_3}{N_2\times(V_1+V_2+V_3)-N_1(V_1+V_2)}\times\frac{V_3}{V_1} \tag{B.1}$$

当 $V_3/V_1\leqslant 1/100C_3/C_1\geq 100$ 时，V_3 可忽略不计，(B.1) 式简化为

$$C_1=\frac{N_1-N_0}{N_2-N_1}\times\frac{V_3}{V_1}\times C_3 \tag{B.2}$$

当 $V_1=4.5\ \text{mL}, V_2=0.5\ \text{mL}, V_3=0.05\ \text{mL}, C_3=100\ \mu\text{g}\cdot\text{L}^{-1}$ 时，(B.1) 式可简化为：

$$C_1=\frac{1.11\times(N_1-N_0)}{1.01\times(N_2-N_1)} \tag{B.3}$$

式中，C_1 为步骤 B.5.5 中试样的铀浓度，μg L^{-1}；C_3 为步骤 B.5.6.2 中加入的铀标准溶液浓度，μg L^{-1}；N_1 为样品加入荧光增强剂后的荧光强度计数；N_2 为样品加入铀标准溶液后的荧光强度计数；V_1 为步骤 B.5.6.2 中取待测试样的体积，mL；V_2 为加入荧光增强剂的体积，mL；V_3 为步骤 B.5.6.2 中加入的铀标准溶液的体积，mL。

B.5.6　回收率的测定

B.5.6.1　分别向 4 个 250 mL 三角烧瓶中加入 1.000 mL ± 0.005 mL(V_0)铀标准溶液(B.3.13.4)。

B.5.6.2　按照步骤 B.5.2 ～ B.5.6 的方法进行操作。

B.5.6.3　按下式计算铀的化学回收率：

$$R=\frac{(C_2-C_1)\times V_4}{C_0\times V_0} \tag{B.4}$$

式中，R 为铀的化学回收率；C_0 为步骤 B.5.7.1 中加入的铀标准溶液浓度，$\mu g \cdot L^{-1}$；C_1 为试样的铀浓度，$\mu g \cdot L^{-1}$；C_2 为加标试样的铀浓度，$\mu g \cdot L^{-1}$；V_0 为步骤 B.5.7.1 中加入的铀标准溶液的体积，mL；V_4 为步骤 B.5.5 中试样稀释定容体积，mL。

B.5.6.4　回收率测定要求。分析每批样品时，需同时在该批样品中取一个样品，至少制备 4 个平行试样，用于测量回收率。

B.5.7　空白试验

B.5.7.1　按照步骤 B.5.2 规定的方法进行操作。注意不加入尿样。

B.5.7.2　按照步骤 B.5.3 ～ B.5.6 的方法进行操作，测量空白试样的荧光强度。

B.5.7.3　计算空白样品的荧光强度计数的平均值与标准偏差，并检查其与仪器本底值（使用步骤 B.5.6.2 规定的方法，在比色杯内加入与样品同体积的水，在 95%的置信度下检验是否有显著性差异。

B.5.7.4　空白试验要求。每当更换试剂或更换测量仪器时必须进行空白试验，样品数不得少于 4 个。

B.6　结果计算

B.6.1　计算方法

B.6.1.1　按下式计算尿样中的铀浓度（$\mu g \cdot L^{-1}$）

$$C = \frac{C_1 \times V_4}{R \times V_5} \tag{B.5}$$

式中，C 为尿样中的铀浓度，$\mu g \cdot L^{-1}$；C_1 为试样的铀浓度，$\mu g \cdot L^{-1}$；V_4 为同 B.4 式；V_5 为步骤 B.5.2 中取尿样体积，mL；R 为铀的化学回收率。

通过表 B.1，可以将 B.5 式计算的单位体积尿中铀的质量单位换算为单位体积尿中铀的活度单位。

表 B.1　铀的质量单位与活度单位的换算系数

同位素	换算系数	
	$Bq \cdot mg^{-1}$	$\mu g \cdot Bq^{-1}$
^{235}U	71.1	14.1
^{238}U	12.4	80.4

B.6.1.2　当 C 值小于 5 $\mu g \cdot L^{-1}$ 时，应考虑减去试剂本底，按下列计算尿样

中的铀浓度

$$C=\frac{(C_1\times C_0)\times V_4}{R\times V_5} \tag{B.6}$$

式中，C_0为步骤 B.5.8.2 空白试样的铀浓度，$\mu g\cdot L^{-1}$。

B.6.2　精密度

每个样品至少分析 2 个平行样品，重复性和再现性应达到下表 B.2 所列要求。

表　B.2

铀浓度范围	重复性	再现性
0.025～2.000 $\mu g\cdot L^{-1}$	15%	20%
2.000～20 $\mu g\cdot L^{-1}$	15%	20%

B.7　质量保证

B.7.1　用标准加入法测量样品，标准铀溶液的加入量要大致与未知值相当。如小于 2 $\mu g\cdot L^{-1}$的铀样品要加到使试样溶液含有 1 $\mu g\cdot L^{-1}$的标准铀量为宜。对 5 $\mu g\cdot L^{-1}$的铀样品加到使试样溶液含 2～5 $\mu g\cdot L^{-1}$的标准铀量为宜。

B.7.2　加入铀标准溶液的微量体积必须准确，使用的工具不能接触被测量样品的溶液。所使用的试剂应达到 B.3.14 的要求，使用的仪器应功能正常，保证正常使用。

B.7.3　按 A.6.6、A.6.8 要求进行。

B.7.4　如果尿样的收集需要储存若天以后再进行测量，可在尿样中加入防腐剂，并在标签上注明防腐剂的名称和体积。在进行测量和计算时，应考虑加入防腐剂的影响。

附录 C

尿中钚含量测量方法—离子交换法

C.1　概述

本测量方法适用于尿样中钚的分析。放射性浓度测量范围为 10^{-4}～10 Bq·L^{-1}。尿中钚的浓度为 2.5×10^{-2} Bq·L^{-1}时的分析误差小于 25%，同一实验室变异系数小于 15%。

C.2　原理

尿样用浓硝酸、过氧化氢硝化后，用氨水调节 pH，生成碱式磷酸盐共沉淀。

再进行湿法灰化破坏有机物，残渣用硝酸溶解，然后用强碱性阴离子交换法分离纯化钚，盐酸－氢氟酸溶液解吸钚。在硝酸－硝酸氨溶液中电沉积制源，用低本底 α 射线测量装置进行测量。

C.3　主要仪器和设备

C.3.1　低本底 α 射线测量装置，最小探测限为 10^{-4}～10^{-3} Bq。

C.3.2　玻璃交换柱。

C.3.3　电沉积装置及不锈钢镀片。

C.4　试剂

C.4.1　8.00 mol 盐酸－0.30 mol 硝酸溶液。

C.4.2　0.36 mol 盐酸—0.01 mol 氢氟酸溶液。

C.4.3　0.15 mol 硝酸—0.15 mol 硝酸铵溶液。

C.4.4　1 mol 氨基磺酸亚铁(或 2 mol 盐酸羟铵)溶液。

C.4.5　4 mol 亚硝酸钠溶液。

C.4.6　聚苯乙烯三甲胺强碱性阴离子交换树脂(251 × 8 型或 201 × 7 型) 60 ～ 100 目。

C.4.6.1　树脂的处理。用水浸泡 24 h 后弃去上清液，用 3 mol 氢氧化钠浸泡 2 h 后用水冲洗到中性，再用 3mol 盐酸浸泡 2h 后用水冲洗到中性备用。

C.4.6.2　树脂的装柱。用湿法将树脂装入交换柱中(床高 60 mm)，柱的上下两端用少量聚四氟乙烯细丝填塞，再用 20 mL 7.5 mol 的硝酸以 1mL min^{-1} 流速通过交换柱后备用。

C.4.6.3　交换柱的再生。依次用 10 mol 解吸液，20mL 水，20 mL 7.5mol 硝酸以 1mL min^{-1} 流速通过交换柱后备用。

C.4.7　每当更换试剂时，用尿做一次空白试验，其步骤同 C.5.1 ～ C.5.8 条。

C.4.8　硝酸(HNO_3)，比重 1.4 g · mL^{-1}，浓度 65.0% ～ 68.0%。

C.4.9　所有试剂均为分析纯，其放射性纯度必须保证在空白样品水平，作为试剂加入的水均指去离子水。

C.5　操作步骤

C.5.1　尿样的收集、预处理和贮存：在常规监测中，用聚乙烯塑料桶或磨口玻璃容器收集工作人员 24 h 尿液 500～2000 mL；在特殊监测中，用聚乙烯塑料桶或磨口玻璃容器收集工作人员工作后尿液 200～500 mL。对收集的尿液在 24 h

内加硝酸(C.4.8)酸化,酸度在1% ~ 5%。尿样可在室温下贮存4个月,其均匀性变异系数在分析方法的统计误差范围内。

C.5.2 取750 mL尿样,加入10mL浓硝酸,5 mL 30%过氧化氢(尿中含DTPA等促排剂时增至15~20 mL)盖上表面皿,在电炉上加热煮沸15 min(防止飞溅)转入80℃ ± 5℃恒温水浴中,加入2 mL磷酸,在转速为1000 rpm ~ 1500 rpm搅拌下加入氨水,调节pH至8 ~ 9后继续搅拌20 min。

C.5.3 放置2 h以上,弃去上清液。在沉淀物内加入10~20 mL浓硝酸,5~15 mL 30%过氧化氢,加热处理至近干或呈白色残渣。

C.5.4 用20~30 mL 7.5 mol硝酸溶解残渣,加入0.1~ 0.2 mL 1mol氨基磺酸亚铁(或加入0.5 mL 2mol盐酸羟胺)还原5~10 min后再加入0.15~0.30mL 4mol亚硝酸钠氧化5~0 min,煮沸使过量的亚硝酸钠完全分解(防止结晶析出),冷却至室温。

C.5.5 控制料液硝酸浓度为7~8 mol,以0.3~1.0 mL·min^{-1}流速通过事先准备好的树脂柱,用10 mL 7.5 mol硝酸分多次洗涤原烧杯,洗涤液以相同的流速通过交换柱。

C.5.6 依次用20 mL 8.0 mol盐酸—0.3 mol硝酸,20 mL 7.5mol硝酸洗涤,再用2 mL 1mol硝酸降低酸度,流速与吸附流速相同。

C.5.7 在不低于20℃条件下,用8 mL 0.36 mol盐酸—0.01 mo l氢氟酸溶液以0.2~0.5 mL·min^{-1}流速解吸钚,收集解吸液至烧杯中,加入1mL浓硝酸在电砂浴上缓慢蒸干(防止崩溅)。

C.5.8 将上述烧杯中的残渣用8 mL 0.15 mol硝酸—0.15 mol硝酸铵溶液分多次溶解,并转入电沉积槽中,将电沉积槽置于冷水浴中,在电压约为24 V,极间距离为5~10 mm,电流密度为800~1100 mA·cm^{-2}下电沉积1.5h,终止前加入1 mL氨水,继续电沉积1 min,断开电源弃去电沉积液,依次用水和无水乙醇洗涤电镀片,电镀片在红外灯下烘干后在低本底α射线测量装置上进行测量。

C.6 计算

$$A = \frac{n \times V_T}{60 \times \eta \times Y \times V} \qquad (C.1)$$

式中,A为24 h尿中钚的放射性活度,Bq;n为样品源净计数率,cpm;η为仪器对钚的探测效率,cpm dpm^{-1};V_T为24h排尿量,L;V为分析尿样的体积,L;Y为钚的全程放化回收率。

测量样品时间

按下式决定测量样品的时间，对待测样品进行测量。

$$t_c = \frac{n_c + \sqrt{n_c \times n_b}}{n^2 \times \sigma^2} \tag{C.2}$$

式中，t_c 为测量样品试样的时间，min；n_c 为样品源加本底的总计数率，cpm；n_b 为本底的计数率，cpm；n 为样品源的净计数率，cpm；σ 为预定的相对标准误差。

C.7　质量保证

C.7.1　尿中钚含量测量方法—离子交换法所使用的试剂和仪器达到要求，保证正常使用。

C.7.2　按 A.6.6、A.6.8 要求进行。

C.7.3　如果尿样的收集需要储存若天以后再进行测量，可在尿样中加入防腐剂，并在标签上注明防腐剂的名称和体积。在进行测量和计算时，应考虑加入防腐剂的影响。

附录 D

吸入情况下 ^{3}H，^{235}U，^{238}U，^{239}Pu 等核素的 $m(t)$ 和 $m(T/2)$

D.1　氚(^{3}H)放射性核素的 $m(t)$ 和 $m(T/2)$

表 D.1　特殊监测：吸入氚水后尿中氚放射性浓度的预期值 $m(t)$

摄入后时间 t/d	$m(t)$ (Bq L^{-1})(Bq 摄入量)$^{-1}$
1	2.3E−02
2	2.1E−02
3	2.0E−02
4	1.9E−02
5	1.7E−02
6	1.6E−02
7	1.5E−02
8	1.4E−02
9	1.3E−02
10	1.2E−02

D.2　铀(^{235}U、^{238}U)放射性核素的 $m(t)$ 和 $m(T/2)$

表 D.2　常规监测:吸入氚水后尿中氚放射性浓度的预期值 $m(T/2)$

监测周期 T/d	$m(T/2)$ / $(Bq\ L^{-1})(Bq\ 摄入量)^{-1}$
30	8.9E−03
14	1.5E−02
7	1.9E−02

表 D.3　特殊监测:吸入 ^{235}U 或 ^{238}U 情况下的预期值 $m(t)$

摄入后时间 t/d	S 类化合物(UO_2,U_3O_8) $m(t)$/Bq (Bq 摄入量)$^{-1}$		
	肺	日尿排泄	日粪排泄
1	6.4E−02	7.0E−04	1.1E−01
2	6.3E−02	4.4E−05	1.6E−01
3	6.2E−02	2.6E−05	8.4E−02
4	6.1E−02	2.4E−05	3.5E−02
5	6.1E−02	2.2E−05	1.4E−02
6	6.0E−02	2.0E−05	5.7E−03
7	6.0E−02	1.9E−05	2.5E−03
8	5.9E−02	1.8E−05	1.3E−03
9	5.8E−02	1.7E−05	8.2E−04
10	5.8E−02	1.6E−05	6.5E−04

表 D.4　常规监测:吸入 ^{235}U 或 ^{238}U 情况下的预期值 $m(T/2)$

监测周期 T/d	S 类化合物(UO_2,U_3O_8) $m(T/2)$/Bq (Bq 摄入量)$^{-1}$		
	肺	日尿排泄	日粪排泄
360	3.2E−02	3.3E−06	3.7E−05
180	3.8E−02	4.3E−06	1.1E−04

续表

监测周期 T/d	S类化合物(UO_2,U_3O_8)		
	$m(T/2)$/Bq (Bq 摄入量)$^{-1}$		
	肺	日尿排泄	日粪排泄
120	4.2E−02	5.2E−06	1.9E−04
90	4.5E−02	6.0E−06	2.5E−04
60	4.9E−02	7.7E−06	3.5E−04
30	5.5E−02	1.2E−05	4.9E−04
14	6.0E−02	1.9E−05	2.5E−03
7	6.1E−02	2.4E−05	3.5E−02

D.3　钚(^{239}Pu)放射性核素的 $m(t)$ 和 $m(T/2)$

表 D.5　特殊监测:吸入 ^{239}Pu 情况下的预期值 $m(t)$

摄入后时间 t/d	M类(所有未特别指定的化合物)			S类(不溶氧化物)		
	$m(t)$/Bq (Bq 摄入量)$^{-1}$			$m(t)$/Bq (Bq 摄入量)$^{-1}$		
	肺	日尿排泄	日粪排泄	肺	日尿排泄	日粪排泄
1	5.8E−02	2.3E−04	1.1E−01	6.4E−02	2.3E−06	1.1E−01
2	5.6E−02	1.3E−04	1.5E−01	6.3E−02	1.4E−06	1.6E−01
3	5.5E−02	7.8E−05	8.0E−02	6.2E−02	8.3E−07	8.4E−02
4	5.4E−02	5.3E−05	3.4E−02	6.1E−02	5.9E−07	3.5E−02
5	5.3E−02	3.9E−05	1.3E−02	6.1E−02	4.5E−07	1.4E−02
6	5.3E−02	3.0E−05	5.4E−03	6.0E−02	3.7E−07	5.7E−03
7	5.2E−02	2.4E−05	2.3E−03	6.0E−02	3.1E−07	2.5E−03
8	5.1E−02	2.0E−05	1.2E−03	5.9E−02	2.7E−07	1.3E−03
9	5.0E−02	1.7E−05	7.6E−04	5.8E−02	2.4E−07	8.2E−04
10	5.0E−02	1.5E−05	5.8E−04	5.8E−02	2.3E−07	6.5E−04

表 D.6 常规监测:吸入^{239}Pu情况下的预期值 $m(T/2)$

监测周期 T/d	M 类(所有未特别指定的化合物) $m(T/2)$/Bq (Bq 摄入量)$^{-1}$			S 类(不溶氧化物) $m(T/2)$/Bq (Bq 摄入量)$^{-1}$		
	肺	日尿排泄	日粪排泄	肺	日尿排泄	日粪排泄
360	1.2E−02	5.4E−06	1.7E−05	3.2E−02	1.6E−07	3.7E−05
180	2.2E−02	7.1E−06	6.7E−05	3.8E−02	1.6E−07	1.1E−04
120	2.8E−02	8.1E−06	1.3E−04	4.2E−02	1.6E−07	1.9E−04
90	3.3E−02	8.7E−06	1.9E−04	4.5E−02	1.7E−07	2.5E−04
60	3.8E−02	9.5E−06	2.8E−04	4.9E−02	1.7E−07	3.5E−04
30	4.6E−02	1.1E−05	4.3E−04	5.5E−02	1.9E−07	4.9E−04
14	5.2E−02	2.4E−05	2.3E−03	6.0E−02	3.1E−07	2.5E−03
7	5.4E−02	5.3E−05	3.4E−02	6.1E−02	5.9E−07	3.5E−02

附录 E

^{3}H,^{235}U,^{238}U,^{239}Pu 等核素的年摄入量限值(规范性附录)

^{3}H,^{235}U,^{238}U,^{239}Pu 等核素的年摄入量限值 ALI_{ing} 和 ALI_{inh} 值见表 E.1。

表 E.1 ^{3}H,^{235}U,^{238}U,^{239}Pu 等核素的年摄入量限值

核素种类	半衰期 a	吸入			食入		
		化合物类型	ALI_{inh}/Bq	$e_{inh}(50)$/Sv·Bq^{-1}	f_1	ALI_{ing}/Bq	$e_{ing}(50)$/Sv·Bq^{-1}
^{3}H	12.3	$^{3}H_2O$	1.1×10^{9}	1.8×10^{-11}	1.000	1×10^{9}	1.8×10^{-11}
^{235}U	7.04×10^{8}	S	3.3×10^{3}	6.1×10^{-6}	0.002	2.4×10^{6}	8.3×10^{-9}
^{238}U	4.47×10^{9}	S	3.5×10^{3}	5.7×10^{-6}	0.002	2.6×10^{6}	7.6×10^{-9}
^{239}Pu	$2.41x10^{4}$	S	2.4×10^{3}	8.3×10^{-6}	$1.0x10^{-5}$	2.2×10^{6}	9.0×10^{-9}

1. e_{inh} 和 e_{ing} 分别为吸入和食入情况下的剂量转换系数。

2. S 表示 S 类化合物(如 UO_2 和 U_3O_8)在肺部的慢速吸收,f_1 表示化合物的胃肠道吸收因子。

4.2 热释光个人剂量计测量个人剂量原理

4.2.1 个人剂量计概述

国家军用标准要求，用于核武器操作人员外照射监测的仪器及方法，应符合有关的国家标准或国家军用标准。外照射常规监测应采用热释光个人剂量计，X、γ直读式电子剂量计和相应的读出器。在辐射防护监测中，对工作人员进行外照射个人剂量监测是一项重要的工作内容。而外照射个人剂量计是指佩带在工作人员身体某一部位处，用来定量测量工作人员所受外照射个人剂量的仪器。

外照射个人剂量计由于随身佩带，且涉及大量工作人员的使用，因此，对外照射个人剂量计性能要求较多，一般包括准确度、量程、能量响应、角响应、区分不同种类的辐射等剂量测量的要求，还必须具有轻便、小型、结实、佩戴方便、易使用、价格低等特点。从个人剂量计的历史发展上，已经有三类个人剂量计得到应用。

一是胶片襟章型剂量计。这是早期普遍应用的一种个人剂量计。其基本原理是根据电离辐射作用于胶片引起底片感光，测量胶片的黑度即可确定剂量的大小，其中胶片是将 AgBr 等感光物质用明胶固定在透明基片上，感光材料受照后在胶片上产生潜像，再经过显影、定影处理，胶片变黑的程度与受照剂量大小有关。这类个人剂量计的优点是体积小、价格低、结实实用、能长期保存原始记录；但存在灵敏度低、线性差、标准化使用和处理差、需要专用实验室和专业人员等不足。因此，这类剂量计随着其他类个人剂量计的发展已逐渐不再应用。

二是电子型个人剂量计。这类个人剂量计是随着电离室等基本探测器发展而逐渐得到应用和发展。它的基本原理仍然是基于射线作用电离室等探测器内的灵敏体积的物质所产生的电离效应，通过收集作用后产生的电离量，即可以分析受作用的剂量。近年来，随着微电子技术的发展，电子型个人剂量计在实际工作中得到广泛的应用。电子型个人剂量计的优点是可测量累积剂量或瞬时剂量、使用较为方便、数据可直接显读和贮存等；但也存在测量不够准确，环境条件对电离室绝缘性能有直接影响等不足。

三是固体类个人剂量计。这类个人剂量计是利用某些固体探测物质具有吸收辐射能量后会发生某些物理变化，如引起颜色变化、加热发光、光致发光、电导系数变化等，通过这些变化确定辐射剂量。其中以热释光个人剂量计、荧光玻璃个人剂量计、固体径迹个人剂量计等应用广，适合于个人剂量监测。目前，由于热释光个人剂量计研究成熟，因而我国的法定个人剂量计定为热释光个人剂量计。

4.2.2 热释光个人剂量计

1. 热释光材料的加热发光机制

在热释光个人剂量计中，最重要的是能够探测辐射的热释光材料元件。因此，下面首先简要分析热释光材料的加热发光机制。按照固体能带理论，晶体物质的电子能级分属于两种能带：处于基态的已被电子占满的容许能带，称为满带；没有电子填入或尚未填满的容许能带，称为导带。它们被一定宽度的禁带所隔开。在晶体中，由于存在杂质原子以及有原子或离子的缺位和结构位错等，这些缺陷破坏了电中性，形成了局部电荷中心，它们能吸引和束缚异性电荷粒子。在能带图上，也就是相当于在禁带中存在一些孤立的局部能级。在靠近导带下面的局部能级，能够吸附电子，又称为电子陷阱；在靠近满带上面的局部能级，能够吸附空穴，称为激活能级，如图 4.1 所示。在没有受到辐射照射前，电子陷阱是空着的，而激活能级是填满电子的。

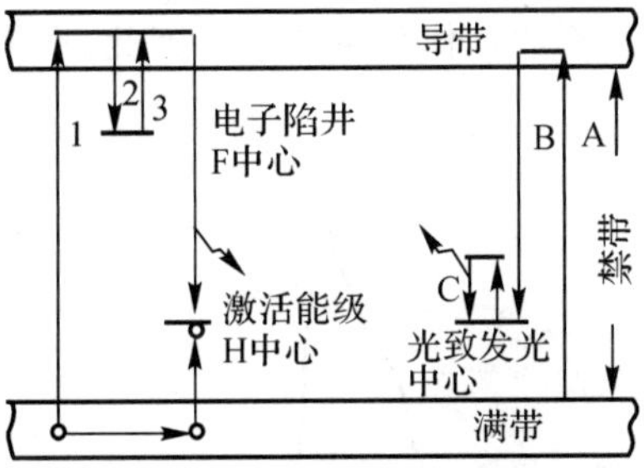

图 4.1 热释光材料的发光机制

当射线照射晶体时，在晶体原子上产生电离或激发，使满带或激活能级中的电子受激而进入导带，同时产生了一个空穴，如过程 1 所示。由于低能态较高能态稳定，进入导带的电子不久可能会落入电子陷阱；满带中的空穴也会移入激活能级，如过程 2 所示。这时，它们分别叫做 F 发光中心和 H 发光中心。这些中心的形成相当于将辐射能量贮存起来。在常温条件下，这些中心可以保持几百年或更久。当加热晶体，并当温度达到一定值时，F 发光中心的电子会获得能量又进入导带，最终将与 H 发光中心的空穴复合，如过程 3 所示，在复合过程中发出光来，称之为热释光。加热放出的总光子数与发光中心释放出来的总电子数成正比，也即正比于所吸收的辐射能量。所以测量在一定温度范围内释放出来的总发光量便可确定吸收剂量。

受辐射照射后的固体加热时，发光强度与加热固体的温度有关。通常将发光强度与热释光发光时的温度之间的曲线称为发光曲线。如对应用较为普遍的 LiF(Mg,Ti)热释光材料的发光曲线，在线性升温条件下测量得到发光曲线如图 4.2 所示的形状。从图中可以看出，热释光体发光曲线是比较复杂的，随温度变化有多个峰。热释光体发光曲线是研究热释光体材料内部能带结构、研究设计改进热释光材料组成、确定热释光元件发光量测量程序的重要依据。对上述 LiF(Mg,Ti)热释光材料的发光曲线可以认为，随着温度升高，电子首先由较浅的陷阱放出。在某一温度下，电子释放速率最大，相应的光强度也大；当这种陷阱中贮存的电子放尽时，强度减小，这就完成了发光曲线上的第一个峰。随后是较深陷阱中的电子释放。对应于几种不同深度的陷阱，就有几种不同的发光峰。对同一种固体，发光曲线形状基本不变，但随加热速率稍有变化。加热越快，峰越窄越高，相应于峰值的加热温度也有变化。然而，对给定的剂量，发光总额(即相应于峰曲线下的面积)是不变的。测量时原则上可以用任何一个峰的积分强度确定剂量，但是低温峰一般不稳定，有严重的衰退现象，必须在测量程序中设置予热阶段消除；而很高温度的峰包含有红外辐射的贡献，不适宜作剂量测量。因此，在测量过程应选择合适的峰位进行测量。

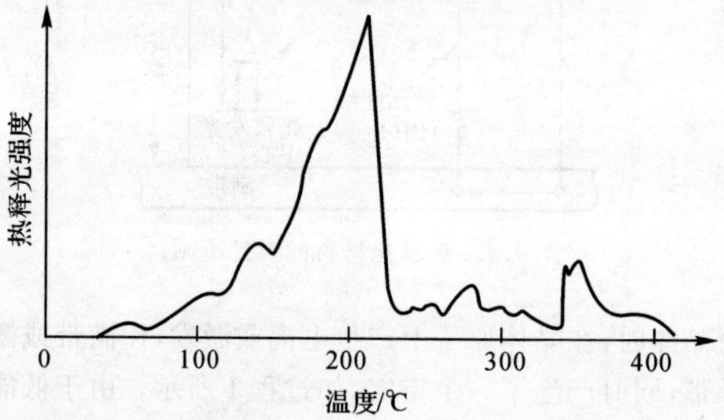

图 4.2　线性升温条件下 LiF(Mg、Ti)热释光材料的发光曲线

针对发光曲线的特点，测量剂量时也有两种方法：第一种方法称为峰高法，通常选择发光主峰(大而高的峰)的峰高。这种方法具有速度快、衰退影响小、本底荧光和热辐射本底干扰小等，其不足是峰的高度是加热速度的函数，所以升温速度和加热过程的重复性对测量结果的影响可能较大。第二种称为光和法，通常选择发光主峰曲线下的面积。这一方法受升温速度和加热过程重复影响小，可以采用较高的升温速度，并可通过采用测量发光曲线中一部分面积的方法(也称窗口测量法)消除低温峰及噪声本底的影响。其不足主要是受“假荧光”热释光本底及残余

剂量干扰较大，所以在测量时必须选择合适的“测量”程序和“退火”程序，合理选择各程序中的持续时间，以保证热释光体各个部分的温度达到均匀平衡，以利于充分释放所储存的辐射能量。

2. 热释光个人剂量计的系统组成和测量原理

(1)热释光个人剂量计的系统包括三个部分设备：一是可以佩带在工作人员身体某一部位处，用来测量工作人员所受外照射个人剂量的热释光个人剂量计，它是由热释光测量元件、特殊设计的用于封装放置热释光元件的卡片等组成；热释光材料根据需要可以做成方片、园片、粉末等形式。二是由对热释光测量元件进行加热和发光的测量装置、用于对热释光测量元件进行退火处理的高精度退火炉、用于照射热释光元件的提供剂量标准的^{60}Co 或^{137}Cs 标准辐照装置或标准辐射场等实验室设备及场地组成。三是用于个人剂量档案管理的计算机管理系统。下面主要以国产 FJ－427A 型微机热释光仪为例说明热释光的测量原理。

FJ－427A 型微机热释光仪的原理如图 4.3 所示。剂量仪由加热、光电转换、输出显示等部分组成。仪器的基本工作原理是：将经过照射后的待测剂量元件(26)放入加热盘(27)中，并随抽屉(28)一起被推入测量位置。仪器计算机给出信号，通过 P10(17)、固体继电器 SRR(20)及加热变压器(29)进行加热，电热盘反面焊有镍铬－镍铝电偶，其输出信号经冷端补偿(19)和直流放大器(5)放大后，由模拟数学变换器 ADC(6)转换成数字量，送入计算机，通过软件程序与设置的升温程序进行比较。根据加热盘的实际温度低于或高于给定值来控制固体继电器的导通或截止。加热变压器通过固体继电器接入交流电网，从而完成闭环反馈系统，使加热盘的温度变化规律与给定的程序一致。

在进行热释光元件测量时，需要给仪器预选设置加热程序。加热程序一般结合热释光元件的发光曲线和其他性能实验确定。实际的加热程序一般包括预热、测量、退火三个阶段，每个阶段均可包括线性升温及恒温两个部分，其升温速度、恒温温度及持续时间均可根据需要设置。三个阶段的设置不同会形成不同测量程序。如果选择退火时间等于零，则加热程序只包括预热及测量两个阶段，这个情况在用另外的专用退火炉对元件进行退火时可以采用；如预热时间、退火时间均等于零，则为不分阶段的线性升温程序，这种情况用于测量热释光体的发光曲线；升温曲线及相应的发光曲线例示于图 4.4，其中只有在测量阶段才有积分计数，而预热和退火阶段只用于消除低温峰和高温峰的影响。

在测量过程中，剂量元件在加热过程释放的光达到光电倍增管(1)的阴极，在剂量片与光电倍增管之间加有蓝色滤光和红光滤光片各一片，用于滤除与信号无关的干扰光，以改善仪器的信噪比。光电倍增管采用 GBD－20 型的锑钾双碱光阴极的小直径倍增管，它具有极小的暗电流和较好的温度稳定性，适宜测量微弱信号。光电倍增管将接收到的光信号变成电流信号，并进一步通过电流频率变换器(2)转变为脉冲频率，通过计数器(3)、CTC(4)送入计算机显示并记录，同时该频率信号又通过DAC(22)转换成直流电压信号，从仪器后面板输出供打印机画出发光曲线及升温曲线等。

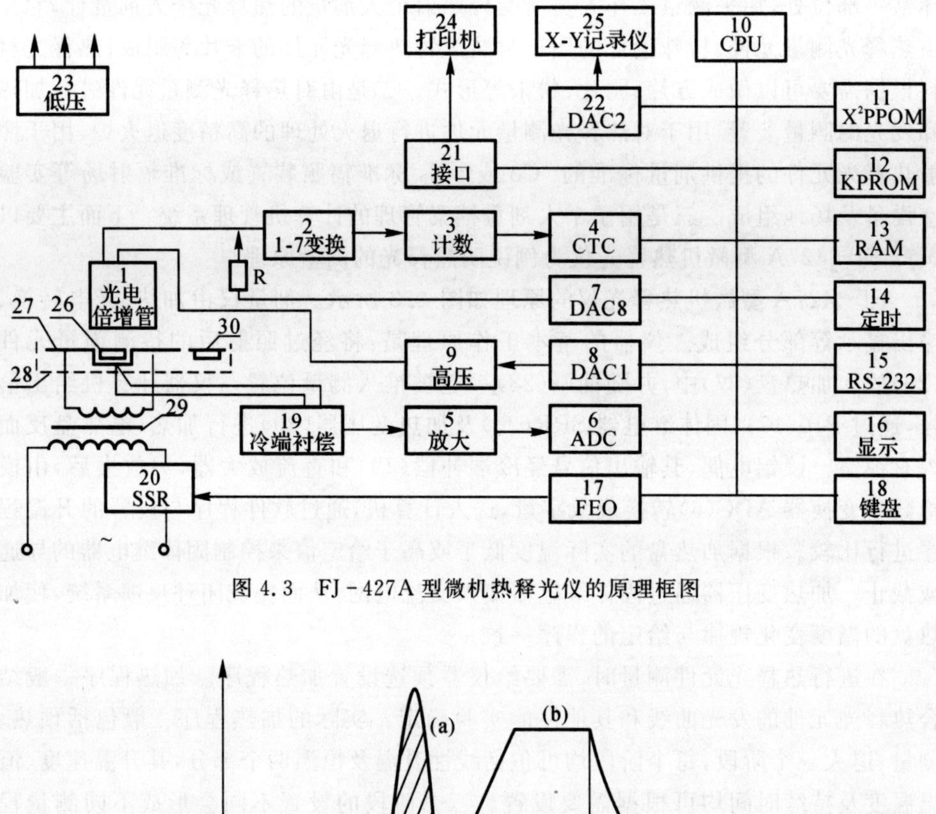

图 4.3　FJ－427A 型微机热释光仪的原理框图

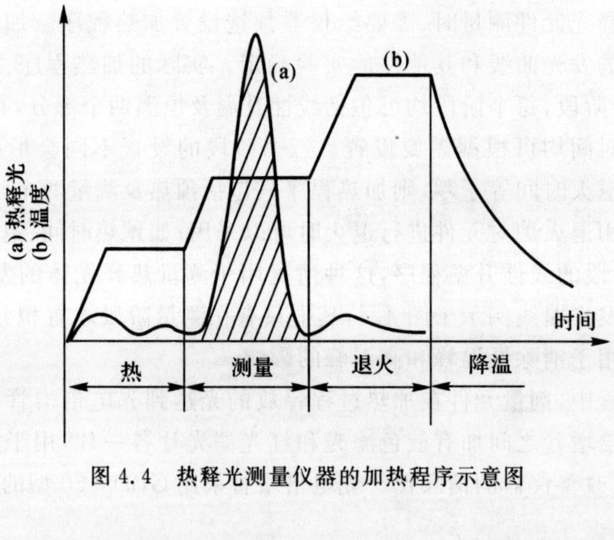

图 4.4　热释光测量仪器的加热程序示意图

(2)测量程序。热释光元件测量由下列步骤组成：

1)加热程序确定和输入。升温程序应主要根据材料的性质、发光曲线的形状、剂量片的大小、厚度、导热性等因素，经反复实验确定。通常热释光元件生产厂都会提供相关的加热程序，如对于 JR1152 型氟化锂 LiF(Mg,Ti)方片建议的程序为：预热温度 $T_1=140℃$，测量温度 $T_2=240℃$，退火温度 $T_3=300℃$；预热时间、测量时间和退火时间相等，即 $t_1=t_2=t_3=20s$；升温速率 HR 为 20℃/s。

2)退火。剂量片每次照射前需经过高温退火，以消除残留本底，并恢复其原有的灵敏度。退火也应有一定退火程序。如 JR1152 型氟化锂 LiF(Mg,Ti)采用专用退火炉的退火程序是在 400℃下保持 1h，然后立即倒在金属板上快速冷却；采用测量仪器退火的退火程序是在 400℃下保持 20 s，然后立即取出放在金属板上快速冷却，或者让片子在加热盘中自然冷却到 100℃后再取出。退火后的片子应避免强列阳光和日光灯的直射，并不得与任何其他物品磨擦。

3)筛选。剂量在使用前必须经过筛选。通常要求剂量元件按规定退火后，用大剂量 10 mGy 和小剂量 100 μGy 反复照射几次，每次照射后在同一台仪器上测量，一组片子的变异系数要求不大于 4%。

4)校准。仪器在正式使用前必须经过校准并定期开展这一工作。校准时采用剂量计的材料、形状、射线种类、能量、仪器升温程序必须保持与正式测量相同。由于热释光法是相对测量法，所以校准的目的是求出对特定热释光元件测量标定系数。通常是先用退火后未经照射的剂量片测量本底，求出本底平均值，输入仪器中自动扣除；然后在标准辐照装置上用 10～ 100 mGy 的剂量对一组剂量片进行辐照，求出标定系数。

3. 热释光体的种类和特性

目前，研究和应用的热释光材料很多，它们大致可分为两类：一类是原子序数较低的材料，如 LiF，$Li_2B_4O_7$(Mn)，BeO 等，其特点是组成接近组织等效材料，能量响应好；另一类是原子序数较高的材料，如 CaF_2(Mn)，$CaS0_4$(Dy)等，其特点是灵敏度高，但能量响应不好。表 4.1 列出了一些热释光材料的物理特性，对热释光材料研究和热释光元件性能评价主要包括如下指标。

(1)热释光元件的能量响应通常以对 30 keV 的最大灵敏度和对 ^{60}Co 的 γ 射线能量的灵敏度之比来说明。这里的灵敏度是指每单位吸收剂量所对应的热释光量。在 X，γ 照射量和吸收剂量测量时，通常要求能量响应要好，这是选择用于个人剂量计热释光元件的一个重要指标，特别是测量低能 X，γ 时。但需要指出，有些热释光材料本身的能量响应可能不好，但可以通过加金属滤片的方法加以改善。例如，对 $CaS0_4$(Dy)使用 1 mm 锡或铜的滤片包装后，它对能量 100 keV 以上的 γ

射线得到基本上平坦的能量响应曲线，于 40keV 以上的 γ 射线，能量响应差别不大于 50%。

(2)热释光元件的线性和超线性。热释光元件的线性和超线性是指热释光体的响应与照射量之间的关系。实验发现，照射量在 2.58×10^{-7} C · kg^{-1}到 2.58×10^{-1} C · kg^{-1}范围内，热释光体的响应与照射量之间是线性关系；照射量在大于 2.58×10^{-1} C · kg^{-1}时，会出现“超线性”现象，即灵敏度高于线性关系的数据。对于超线性，可以用“深陷阱竞争模型”来解释。该模型的观点是，固体中各种深度的电子陷阱各按照一定的概率被电子填充，但深陷阱的数目少，填充电子的概率又大，因而先被电子填满。深陷阱填满后，就再没有和主峰陷阱竞争电子的能力了，因而使主峰陷阱的填充概率增加而出现响应增加的“超线性”现象；也有提出用“径迹相互干扰模型”来解释，这种分析认为，在高照射量时，带电粒子的径迹相互间会发生干扰，因而使电子和空穴之间的复合概率增加，出现“超线性”。对热释光元件的线性和超线性的研究对于确定热释光元件测量范围具有重要作用。

(3)热释光元件发光量的衰退。衰退现象是指，如果发光峰在较低温度出现，那末在常温下，就可能有电子从陷阱中放出，存放时间越长，放出的电子数越多。因而加热测量时，测到的热释光就弱。实验表明，发光主峰的温度位置越低或主峰前的小峰数目越多，衰退越严重。测量约在 200℃以上的发光峰时其衰退可大为减轻。研究热释光元件发光量的衰退现象可以指导正确确定热释光剂量计的使用周期，通常要求热释光个人剂量计的使用时间越长越好，但由于衰退现象和其他因素的影响，在放射性工作人员的常规监测中必须规定其使用周期。

(4)热释光元件的重复性。对热释光元件而言，其贮存的辐射能量可以光的形式表现出来，但热释光个人剂量计不能读出测量的发光量，而且其所有热释光体只允许一次加热测量，因为加热后，贮存的信息就被破坏了，因此，热释光元件不能进行数据的复查测量，这对剂量监测来说，是一个缺点。另外热释光元件在测量完成后，可以经过高温退火程序然后进行下次测量，关于热释光元件重复使用的次数没有统一的标准，主要通过对其主要性能指标的变化进行分析确定。对不同材料，可以通过分析热释光材料的发光曲线确定元件的退火程序。如研究表明，对 LiF 热释光元件，其退火程序是 400℃下保持 1 小时。在该条件下，可使 400℃ 以下的所有发光峰陷阱中的电子全部释放出来，而陷阱能级并不破坏。在实际工作，研究热释光元件的重复性对于提高测量精度、提高热释光元件的利用率具有重要作用。

(5)敏化现象。研究发现，在生产 LiF 元件的工艺过程中，当其受到 2.58×10^{0} C · kg^{-1}到 2.58×10^{1} C · kg^{-1}范围内高剂量的预辐照，如果在低于 350℃下退火，再辐照时会出现灵敏度(对主峰)增高和线性区延伸到预辐照剂量附近的现象，这称为敏化现象。在工艺中采用“敏化”处理，可改进热释光体的某些性能。对于敏化现象，深陷阱竞争模型是这样来解释的。因为热释光体中存在不同深度的陷阱，包括主峰陷阱和更高温度下释放电子的深陷阱。通过高剂量的预辐照后，深陷阱已全被电子填满，若又未在退火中释放掉，这样在下次再辐照时，深陷阱就不起作用了，它不再与主峰陷阱竞争电子，只是在主峰陷阱中有电子的俘获和释放。这样就会提高灵敏度和改善超线性。

(6)分散性。热释光元件的分散性是指同一批探测器在相同退火、照射和测量条件下，热释光灵敏度不尽相同。影响分散性的因素较多，但主要是材料特性和生产工艺所致，也包括了测量系统的涨落和操作的不重复性所产生的影响。因此，一般要求在使用前进行探测元件分散性的筛选，分组作出修正系数。在测量过程中应尽量保证测量系统的稳定性和操作技术的重复性。

(7)本底。通常将未经人为辐照的元件的测量值统称为本底(也可称为假荧光)。它包括元件表面与空气中水气或有机杂质接触产生的化学热释光、摩擦产生的磨擦热释光、天然环境辐射所致热释光、以及测量过程中外界光源的影响等。这一特性与材料种类和使用条件有关，因此在使用过程中应保持探测元件和加热盘的清洁，要消除天然环境辐射和外界光源的影响。

表 4.1　一些热释光材料的物理特性

指标	LiF	$Li_2B_4O_7$ (Mn)	LiF_2 (天然)	CaF_2 (Mn)	BeO	$CaSO_4$ (Mn)	$CaSO_4$ (Dy)
有效原子序数	8.14	7.15	16.5	16.5	7.58	15.5	15.0
最大发光峰波长/埃	4000	6050	3800	5000	4100	5000	4800
发光主峰温度/℃	195	200	260	260	180	110	220
发光峰数目	11～12	11～12	—	1	1	1	1
对 ^{60}Co 射线灵敏度(相对于 LiF)	1	0.3	23	3	2	70	—40
测量有效范围(10^{-2} Sv)	0.005～10^5	0.001～10^6	0.001～10^4	(0.001～3)×10^4	0.01～10^5	10^{-5}～10^4	10^{-4}～10^3
线性区(10^{-2} Sv)	(0.01～5)×10^2	0.001～10^3	(0.005～5)×10^3	—10^4	0.01～50	10^{-5}～10^4	—5×10^3

续表

指标	LiF	$Li_2B_4O_7$ (Mn)	LiF_2 (天然)	CaF_2 (Mn)	BeO	$CaSO_4$ (Mn)	$CaSO_4$ (Dy)
能量响应 (30keV/^{60}Co)	1.25	0.9	13	13	1.26	10	10
衰退	第1小时20%，以后每年5%	第1月10%	可忽略	三个月内13%	三个月内10%	8小时30% 8天65%	一个月内1%～2% 六个月内5%～8%
热中子响应	4.8×10^2	2.4×10^2	0.69	0.87～2.40	0.74～3.0		

注：热中子响应指单位剂量热中子(3.7×10^{10}个热中子/cm^2)的发光量与单位剂量$^{60}Co\gamma$的发光量之比。

4.热释光元件对射线的测量方法

在利用热释光个人剂量计进行测量时，往往还需要在了解测量对象辐射特性的基础上，要求能够区分不同射线的剂量；有时由于热释光的材料特性不能达到测量要求还需要对个人剂量计进行优化设计，因此，利用热释光个人剂量计进行测量时除所需要设备外还需要完成一些测量的相关工作。下面简要介绍有关内容。

(1)对X或γ射线剂量的测量。在实际应用中，有些热释光体和荧光玻璃的能量响应不是很好的。以荧光玻璃为例，图4.5画出了M_J型玻璃的能量响应。可看出，1 mm塑料盒包装的玻璃对55 keV左右的射线有最大响应(图中用o表示的线)，约相当于对^{60}Co辐射响应的5倍。用1 mm厚的锡箔(Sn)过滤后，响应有了改善(图中用·表示的线)，在100 keV以上，响应基本上和能量无关，但在低能端(小于100keV)，对射线吸收太多了，能量响应仍不理想。实际测量X和γ射线的剂量计可用两块玻璃组成，一块包锡，另一块不包锡，它们共同装在一个塑料盒中。首先可由两块玻璃的读数比值来确定射线的有效能量(E_{eff})范围，然后再按以下方法求出剂量：

设用D_{Sn}和D_L分别表示包锡和不包锡的玻璃的响应。若$D_L/D_{Sn}\leqslant3$，则$E_{eff}\geqslant100$ keV。这时的γ剂量可直接由包锡的玻璃给出。若$D_L/D_{Sn}>3$，则$E_{eff}<100$ keV。根据D_{Sn}和D_L随能量变化的实验曲线，可拟合出下列公式：

$$D_\gamma=C_1(D_{Sn}+C_2D_L) \tag{4.1}$$

式中，D_γ为γ射线的剂量；C_1和C_2是拟合常数，例如$C_1=0.44$，$C_2=0.45$。图中用虚线画出的曲线就是按上式计算的结果，可以看出其能量响应有很大改善。

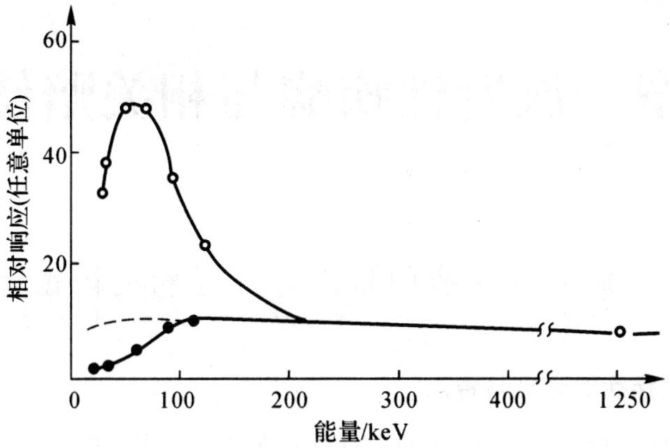

图 4.5　M_J 型玻璃的能量响应

(2)对中子剂量的测量。有些热释光体和荧光玻璃含有^{6}Li，^{10}B，^{109}Ag 等核素。这些材料对中子是灵敏的。改变^{6}Li 等成分的含量可以改变对中子的灵敏度。利用这些材料的特性就可以实现对中子的个人剂量监测。

在中子和 γ 射线的混合场中，通常可以采用如下方法区分中子和 γ 射线。若使用 LiF 热释光体，可使用一对由^{6}LiF 和^{7}LiF 组成的剂量计。它们对 γ 射线的响应是相同的，但对中子，^{6}LiF 是灵敏的而^{7}LiF 却不灵敏。因此，由^{7}LiF 的读数可给出 γ 射线剂量，而由它们的读数之差给出中子(包括热中子和中能中子)剂量。

为了分别测出热中子、中能中子和 γ 射线的剂量，原则上可以选用 A，B，C 三个元件：A 元件，由^{6}LiF 组成，它测到热中子、中能中子和 γ 射线三者的剂量之和；B 元件，由^{6}LiF 再包以镉片组成，热中子被镉吸收了，所以它测到的是中能中子和 γ 射线两者的剂量之和；C 元件，由^{7}LiF 再包以镉片组成，它测到的基本上就是 γ 射线的剂量。由 B，C 读数之差给出中能中子剂量，由 A，B 读数之差给出热中子剂量。

第5章　放射性疾病与相关赔偿问题

5.1　放射性疾病的诊断与处理相关国家标准

5.1.1　放射性疾病的含义与特点

放射性疾病是指病因明确、病种多样的一类疾病，即电离辐射所致不同类型和不同程度的损伤和疾病的总称。此类疾病是从19世纪末发现，在利用X射线、铀和镭之后出现并被人类所认知。随着核科学技术和人类社会的发展，人类受到电离辐射照射的范围更加广泛。电离辐射对人体危害的研究也成为核科学技术应用过程重要的研究问题。

放射性疾病的分类方法较多。按受照剂量的大小、作用时间的长短和发病的急缓分为急性、亚急性和慢性放射病。按受照范围的大小和部位的不同分为全身性和局部放射损伤。按是否伴有其他致病因素所致的损伤分为单纯放射性损伤和放射性复合伤。按辐射效应出现效应的时间早晚分为近期效应和远期效应。按发病与职业的关系分为职业性照射放射性疾病和非职业性放射性疾病。

放射性疾病的特点：放射性疾病大部分属于确定性效应，如各种类型的放射病、眼晶体混浊、非癌性皮肤损伤、生育障碍、造血功能减退等，其损伤的严重程度与发病概率都随受照剂量的增加而增加且存在剂量阈值。放射性疾病另一部分属随机性效应，其发生概率与受照剂量大小有关，一般认为不存在剂量阈值，这种效应通常指受照后可能发生的癌症。

上述两类确定性效应和随机性效应放射性疾病从诊断角度考虑还需要说明的是：放射性急性放射病的剂量－效应关系较为明确，但一般而言在有明确的全身大剂量照射史的情况下根据临床表现及剂量估算的结果时对其诊断并不十分困难，但在不明确照射史的情况下由于此类疾病尚未被广大非放射性专业医务人员所熟知，近年国内外都曾有误诊的问题。而对于随机性效应的放射性疾病如辐射诱发的肿瘤，由于缺乏特异的临床和病理特征，目前在判断中尚无法肯定受照射后若干年确诊为恶性肿瘤的个体所患肿瘤与既往受照射史有无因果关系，只能通过有关参数，如患者性别、受照射时年龄、发病的潜伏期和受照射剂量等因素，按一定的计算方法计算出病人所患肿瘤来源于照射的可能性或病因概率。

5.1.2　放射性疾病诊断国家标准

放射性疾病诊断作用意义无论在方法学上或其实际意义上都与一般疾病诊断作用意义不同。放射性疾病特别是职业性放射性疾病的诊断不仅技术要求很高而且政策性要求也极强，涉及患者诊断、治疗、待遇、工作环境劳动卫生评价、业主与工作人员关系、政府放射性疾病统计与管理决策等方面。

为了保障放射工作人员的健康和放射性疾病的正确诊断和处理，我国于 20 世纪 50 年代末组建了放射医学专业机构，开展了有关放射医学的科研和临床工作。卫生部于 20 世纪 70 年代末组织有关单位在总结 20 多年实践经验的基础上，参考国外资料编制了《放射性疾病诊断标准及处理原则》(GBW1－80)。1981 年卫生部成立了全国卫生标准委员会下设放射性疾病诊断标准委员会，现改称全国卫生标准委员会放射性疾病诊断标准专业委员会。目前，我国已完成并已正式实施的标准有 33 项。表 5.1 给出了我国放射性疾病诊断国家职业卫生标准。表 5.2 给出我国放射性疾病诊断国家标准和行业标准。根据 2002 年我国卫生部、劳动和社会保障部发布的《职业病目录》(卫法监发[2002]108 号)的职业性放射性疾病共有 11 项：外照射急性放射病、外照射亚急性放射病、外照射慢性放射病、内照射放射病、放射性皮肤疾病、放射性肿瘤、放射性骨损伤、放射性甲状腺放射病、放射复合伤、放射性白内障、其他可以诊断的放射性损伤。

表 5.1　放射性疾病诊断国家职业卫生标准

标准编号	标准名称
GBZ95－2002	放射性白内障诊断标准
GBZ96－2002	内照射放射病诊断标准
GBZ97－2002	放射性肿瘤诊断标准
GBZ98－2002	放射工作人员健康标准
GBZ99－2002	外照射亚急性放射性诊断标准
GBZ100－2002	外照射放射性骨损伤诊断标准
GBZ101－2002	放射性甲状線疾病诊断标准
GBZ102－2002	放冲复合伤诊断标准
GBZ103－2002	放烧复合伤诊断标准
GBZ104－2002	外照射急性放射病诊断标准

续表

标准编号	标准名称
GBZ105－2002	外照射慢性放射性诊断标准
GBZ106－2002	放射性皮肤疾病诊断标准
GBZ107－2002	放射性性腺疾病诊断标准
GBZ108－2002	急性铀中毒诊断标准
GBZ109－2002	放射性膀胱疾病诊断标准
GBZ110－2002	急性放射性肺炎诊断标准
GBZ111－2002	放射性直肠炎诊断标准
GBZ112－2002	职业性放射性疾病诊断标准
GBZ/T151－2002	放射事故个人外照射剂量估算原则
GBZ/T156－2002	职业性放射性疾病报告格式及内容

表 5.2　放射性疾病诊断国家标准和行业标准

标准编号	标准名称
GB/T12715－1991	染色体畸变分析估算生物剂量的方法
GB/T16148－1995	放射性核素摄入量及内照射剂量估算规范
GB/T16149－1995	外照射慢性放射病剂量估算规范
GB/T18196－2000	过量照射人员的医学检查规范
GB/T18197－2000	放射性核素内污染人员的医学处理规范
GB/T18198－2000	矿工氡子体个人累积暴露量估算规范
GB/T18199－2000	外照射事故受照人员的医学处理规范和治疗方案
GB/T18201－2000	放射性疾病名单
WS/T117－1999	X,γ,β射线和电子束所致眼晶体剂量估算规范
WS/T186－1999	人体体表放射性核素污染去污处理规范
WS/T187－1999	淋巴细胞微核估算受照剂量的方法
WS/T188－1999	X,γ射线和中子所致皮肤损伤的剂量估算规范
WS/T204－1999	用稳定性染色体畸变估算职业受照者剂量方法

5.2　核损害赔偿问题

5.2.1　核损害民事责任法律制度的产生与发展

为推进核能和平开发和利用，既达到保护公众，使公众在受到核损害时能得到充分合理的赔偿，又达到保护投资者利益，使其不致因核损害责任而招致重大经济损失(如1957年美国原子能委员会一份报告估计一次核事故所造成的财产损失可能达70亿美元)甚至破产，愿意向核工业投资，美国于1957年首先建立了一部称为《普莱顿－安德森法》(Price－Anderson Act)的核责任法，成为世界上第一部关于核损害民事责任的法律。之后，西欧一些积极发展核电的国家在20世纪50年代末到代60年代初、前苏联和东欧等一些国家在20世纪90年代也在此领域立法。

由于核事故可能造成跨国界的损害，从20世纪60年代开始了核损害民事责任国际公约的发展。1960年欧洲经济发展组织的主持下，西欧一些国家率先签订了《关于核能领域的第三方责任公约》，成为第一个为核损害民事责任建立国际互助机制的地区性国际条约。1963年在国际原子能机构的主持下，通过了《关于核损害民事责任的维也纳公约》。1997年通过了修正《关于核损害民事责任的维也纳公约》的议定书和《核损害补充赔偿公约》。

我国为解决核电发展中涉及的第三方核责任问题，国务院与1986年发布了《国务院关于处理第三方核责任问题的批复》，对核电站及运输中的核材料可能发生的核事故所引发的第三方责任问题做出了规定。它是一个行政法规的文件，但实际上是我国处理第三方核责任问题的基本法律依据。该文件的主要特点有：①文件只适用于本国境内发生核事故所造成的核损害。②文件遵循绝对责任和惟一责任。营运人对直接由于武装冲突、敌对行动、暴乱或特大自然灾害所引起的核事故造成的核损害不承担责任。③文件规定对一次核事故所造成的核损害，营运人对全体受害人的最高赔偿额合计为人民币1800万元。④规定的一般诉讼时效为10年，主观诉讼时效为3年。⑤如核损害的应赔总额超过了规定的营运人的最高赔偿额，政府将提供必要的有限的财力补偿，其最高限额为3亿元。

5.2.2　国际核事故核损害理赔实践

美国三里岛核事故的理赔实践：

(1)事故概况：1979年3月28日4时，美国宾夕法尼亚洲哈里斯堡的三里岛核电站2号机组发生核电史上的第一次反应堆堆芯熔化的严重事故。该机组于

1978 年 12 月 30 日投入商业运行，电功率为 960 MW。事故经过是：1979 年 3 月 28 日晨，三里岛核电站 2 号机组正在进行近满功率运行，由于蒸汽发生器的冷却丧失，核反应堆和汽轮机自动停止运行，三个辅助给水泵自动起动，但因给水泵的阀门在检修后忘了打开，蒸汽发生器得不到必要的冷却，致使蒸汽发生器烧干和不能冷却一回路冷却剂。一回路的温度和压力上升，过压使得卸压阀自动打开，但是这个未能回座，造成一回路三分之一的冷却剂（约 121 m^3）从系统中流失（失水事故）。压力在继续下降，在初始事件后两分钟，应急堆芯冷却系统投入，将冷却水注入一回路系统。然而运行错误认为一回路已经注满了水，因而在几分钟后他们关闭了高压应急注入系统，在事故开始后大约两小时八分钟，运行人员发现稳压器阀门是打开的，他们关闭阀门才停止了反应堆冷却剂的流失。在事故后大约三小时由于大量高压冷却水的注入结束了堆芯的过热。大量水注入反应堆容器，才没有扩大为灾难性的事故。由于事故发生时安全壳的压力不高，漏气率很小，漏到大气中的放射性气体很少，只有从溢流到地板上的含放射性的水中挥发出来的少量放射性气体经通风系统排入大气。据实测资料，排放到环境中的放射性总量为 9.25×10^{16} Bq。核电厂周围 80 km 半径内的 200 万居民受到的集体剂量当量约为 20 Sv/人，最大的个人剂量小于 1 mSv。核电厂职工中只有 3 人受到略高于职业照射季度限值，无人员死亡，表明此次事故造成的辐射影响是很小的。但由于当时对反应堆内的氢气数量和氢气爆炸的可能性估计过高，州政符于 3 月 30 日发布通告，要求在 8km 范围内的学龄前儿童及孕妇撤离，由此引起人们的恐慌，导致约 8 万居民自发撤离了疏散三里岛地区。

（2）理赔情况：核事故发生后，保险公司根据州政府发布的学龄前儿童及孕妇疏散通告后立即派人到所在地区进行应急支付，两天后在离反应堆厂址 15 英里的 Harrisburg 设立理赔办公室。办公室通过各种媒体公布工作地点和运行方式。疏散的人群可通过办公室立即得到食品、衣服、住所、交通工具及应急医疗等援助，补助按该地区的生活水平一次性发给。在疏散期间共为 3000 个家庭提供了约 1300 万美元的应急补助。保险公司之所以能迅速作出反应是因为平时即为理赔工作作了充分准备，如编有应急响应手册、备有索赔表格和所需支票、定期进行应急训练。事故后不久就有几类索赔诉讼提出包括商业经营中断、工资损失、癌症及其他疾病。1981 年为方圆 25 英里半径内的商业和个人损失提供了 2000 万美元的赔偿。1985 年又为 280 多人的身体伤害、情绪伤害等各种索赔提供了 1425 万美元的赔偿。与此同时，还建立了一个 5000 万美元的公众健康基金来研究所在地区的公众健康受到的影响。这次事故给所在地区的商业和个人造成了经济损失，但由于释放的放射性水平非常的低，并未给任何人员造成直接的伤害。实际上，当时同意给一些人员提供损害是企业的决定,但从事后看此决定并不妥当。因为决定一发布,就有2200起同类索赔诉讼提出,对于这些认为没有根据的赔偿要求保险公司进行了抗辩,1996年地区中级法院还做出了有利于被告的判决。

日本东海村核燃料加工厂临界事故的理赔实践:

(1)事故概况:1999年9月30日,日本茨城县东海村的一个核燃料转换厂发生临界事故。该厂由日本住友金属矿开采有限公司所属的全资子公司(JCO)经营。临界状态断断续续了约20个小时,到10月1日6时30分恢复正常。根据国际原子机构制定的核事故分级标准中该事故属于4级,表明对现场以外没有大的危险。在事故中有3名工人受到严重辐射,其中2名随后死亡。24名参与事故处理的JCO人员受到了不同程度的辐射,另有145JCO雇员、60名政府官员、207名当地居民受到了不同程度的照射。在其周围350 km半径内的约50户居民共161人按要求进行了疏散(到10月2日18时30分),在周围10km半径内的约30万居民被要求留在户内(到10月1日16时30分),交通运输暂时中断,邻近学校和其他公共场所也临时关闭。虽然事故对于周围的地面和环境几乎未造成放射性污染,大部分损害来自于不良因素的影响(被称为有害谣言),但却造成了重大的社会和经济后果,导致农产品销售下降,给当时农产品生产者造成了巨大的经济损失,也给当时居民生活带来的不便。

(2)理赔情况:到2001年12月31日共收到索赔8030件。达成协议的赔偿总额为147.2亿日元,相当于1.227亿美元。受事故影响并得到赔偿的人员和活动有:①工人:JCO有3名事故现场受到严重辐射,其中有2名已经死亡。依照《工人事故赔偿保险法》由日本政府提供赔偿包括医疗费及工资收入损失,死亡者的丧葬费和抚恤费。②公众:JCO最初依据日本的法律传统而非依据《核损害赔偿法》自行决定为厂区周围半径350m范围内的住户提供2000万日元的慰问金,但许多居民认为不足以赔偿损失,故又要求就疏散和医学检查费用进行赔偿。③工业和农业活动:赔偿要求包括种植业、渔业和工业在事故期间造成的损失,以及东海村为处理事故后果所发生的费用,其中农业损失主要为事故后食品需求减少,在3天中收割运输中断,渔业暂停和食品加工业运输暂停等损失。